外治六经论

主编　鲍身涛

中国健康传媒集团
中国医药科技出版社

内 容 提 要

　　本书作者根据中医基本理论创立六经外治法，全书引经据典阐述立论依据，并通过案例介绍了如何运用外治方法调节体内阴阳平衡，从而达到"六经同治，脏腑同调"的目的，对于中医临床工作者具有一定的启发意义。

　　全书共四篇，分别为总论、圆机、活法、验案，依次介绍了外治法从古至今的发展变化、外治六经的理论来源、现代外治法的种类，以及通过外治六经法治疗疾病的具体案例，全面系统地阐述了外治六经论的产生、发展、过程、应用。本书面向临床，注重实用，充分体现了中医外治法优势，有助于读者运用外治六经知识，开辟出解决临床难点的思路和方法。

图书在版编目（CIP）数据

外治六经论 / 鲍身涛主编 . — 北京：中国医药科技出版社，2021.12

ISBN 978-7-5214-2733-2

Ⅰ . ①外… Ⅱ . ①鲍… Ⅲ . ①中医临床—经验—中国—现代 Ⅳ . ① R249.7

中国版本图书馆 CIP 数据核字（2021）第 203160 号

美术编辑 　陈君杞
版式设计 　也　在

出版　**中国健康传媒集团** ｜ 中国医药科技出版社

地址　北京市海淀区文慧园北路甲 22 号

邮编　100082

电话　发行：010-62227427　邮购：010-62236938

网址　www.cmstp.com

规格　710×1000mm $^1/_{16}$

印张　18 $^3/_4$

字数　330 千字

版次　2021 年 12 月第 1 版

印次　2021 年 12 月第 1 次印刷

印刷　三河市万龙印装有限公司

经销　全国各地新华书店

书号　ISBN 978-7-5214-2733-2

定价　**49.00 元**

获取新书信息、投稿、为图书纠错，请扫码联系我们。

编 委 会

前言

《内经》云："五脏相通，移皆有次"；"五脏有病，则各传其所胜"；"今风寒客于人……弗治，病入舍于肺……弗治，肺即传而行之肝……弗治，肝传之脾……弗治，脾传之肾……弗治，肾传之心……弗治，满十日，法当死"。古人认为五脏之中任何一个脏腑出现疾病，就会传给各自所克之脏，随着疾病的发展，后期病变可涉及多个脏腑，甚者"传五脏而当死"。但疾病也存在不按照五脏生克次序传变的，疾病可以受情志影响而直接传到相应脏腑，"故病有五，五五二十五变，及其传化"。

临证中发现，疾病的复杂程度远甚于古时，患者症状往往表现为多经同病，或即使表现为一经之病，但单对这一经进行治疗并不能收到令人满意的效果。鉴于《金匮要略》"夫治未病者，见肝之病，知肝传脾，当先实脾"，恩师毛雨泽教授和我相继经过60年的临床实践和沉淀，总结提出了"外治六经，六经同治，内调脏腑"的治疗理念，简称外治六经，即在重点治疗某一个或几个脏腑的同时，兼顾调理其他脏腑，既可治疗当前的疾病，又能达到截断病邪传播途径，防止疾病恶化的效果。其特点是可以同时对五脏六腑施加影响，发挥五脏六腑的协同作用，促进人体的状态重新达到平衡。

经络与脏腑是相互关联的，"夫十二经脉者，内属于脏腑，外络于肢节"，那么是否可以把脏腑同调理论应用到经络上面来，用六经（古代六经多指十二经络）同治的方法来治疗疾病，阻止疾病传变呢？事实上古代医家也用到了六经同治的方法，如明代杨继洲《针灸大成·八脉图并治症穴》中提出治疗血证取五脏俞加血会、六腑俞加血会的方法。而通过查阅古籍，惊奇地发现背部的五脏俞早先并不是归属膀胱经的，是分属各个经脉的。近代金针大师王乐亭教授在临床实践中更进一步发挥了"五脏俞加膈俞""六腑俞加膈俞"的治疗作用，并创立了"背部老十针""十全大补方"等增强人体免疫功能，恢复五脏虚损的良方，此可为六经同治的最好佐证。

人体是一个统一的有机整体，人一旦生病，就是一个全身性、系统性疾病，有的疾病尽管重点在局部，但因受整体的影响仍属整体疾病。人体的任何一部分发生异常，都会影响脏腑功能，并通过经络把各种病理现象反映在体表，同时经络也是外邪由表入里以及脏腑之间病变相互影响的途径。外治六经就是采用中医外治的方法，通过六经改善经络间的循环灌注、同名经表里经相互联系，共同提高脏腑经络的功能，将机体恢复到生理平衡点，即当时人体的阴阳平衡状态，从而达到治疗疾病的目的。

治疗疾病的关键，在于将身体的气血阴阳调节到动态平衡。阴平阳秘，疾病也就治愈了。《灵枢·刺节真邪》曰："六经调者，谓之不病，虽病谓之自已也。"如何调节经脉呢？在《灵枢》首篇即明确提出："余哀其不给，而属有疾病。余欲勿使被毒药，无用砭石，欲以微针通其经脉，调其血气，营其逆顺出入之会。"这是古人用"微针"的方法来治疗疾病的实例。然而外治法发展到现阶段是多样、无痛、便捷的，因此可以通过多元化的外治法同时刺激人体十二经脉从而使五脏六腑同调，在接受无痛、便捷体验舒适化治疗服务的同时达到未病先防、既病防变的治疗目的。

为了守正创新中医外治法，提高中医施治技术，我们组织编写了本书。书中依次介绍了外治法从古至今的发展变化、外治六经的理论来源、现代外治法的种类，以及通过外治六经法治疗疾病的具体案例，全面系统地阐述了外治六经论的产生、发展、过程、应用。本书面向临床，注重实用，充分体现了中医外治法优势，有助于读者运用外治六经知识，开辟出解决临床难点的思路和方法。

在本书编写过程中，我们参阅了大量的中医古籍文献资料，在此向以上文献资料的作者致以衷心的感谢。由于我们水平有限，书中不妥之处尚难避免，敬请广大读者提出宝贵意见，以便再版时修订，使之日臻完善。

编　者

2020 年 12 月

目 录

第三篇　活　法

第四篇 验 案

第一篇 总论

"形乐志苦，病生于脉，治之以灸刺。形苦志乐，病生于筋，治之以熨引。形乐志乐，病生于肉，治之以针石。形苦志苦，病生于咽嗌，治之以药。形数惊恐，筋脉不通，病生于不仁，治之以按摩醪药。"

——隋·杨上善《黄帝内经太素·设方·知形志所宜》

第一章　外治源流

中医治疗疾病的方法包括内治法和外治法，外治法是起源最早的治疗疾病方法。中医外治法可以分为广义和狭义两种，广义的外治法是指除了中药内服之外的所有治疗疾病的方法。狭义的外治法则是以中医基础理论为指导，将药物以不同的治疗方法直接作用于皮肤、孔窍、经络、腧穴等部位，以发挥其疏通经络、调节气血、解毒化瘀、扶正祛邪等作用的治疗方法。在漫长的发展过程中，中医外治法理论逐渐成熟、方法应用灵活、剂型不断丰富，适用于内外诸病及疑难杂症，另外该方法使用简便、见效迅速、费用低廉、安全稳妥，故备受历代医家和患者的青睐。

一、先秦时期

先秦时期的医学典籍，已有中医外治法的论述。其中最早记述中药外治作用的史籍，当属《山海经》，书中有"熏草佩之，已疬"的记载；《周礼·天官》记载了用外敷药物治疗疮疡，"疡医掌肿疡、溃疡、金疡、折疡之祝药劀杀之剂"。祝药亦即外敷药，说明外敷药（法）已经应用于外科疾病。公元前1300多年前的甲骨文《殷墟卜辞》中记载有22种外治法，多为经皮给药内容，其中灸法和药物外治各5条。

马王堆汉墓出土的《五十二病方》是我国现存最早的方书，其中所载的283个方法中，用于外敷的方剂达140余首，外治法涵盖敷贴法、熏蒸法、熨法、药浴法、涂敷法、烟熏法等，剂型包括沐浴剂、糊剂、熏蒸剂、熨剂、烟熏剂等。该书对敷法的用途、敷药的剂型、方法及注意事项也作了较为详细描述，并首次提出外伤愈后留有瘢痕及用药物外敷以预防之。还有部分手术疗法，如拔疣的方法，采用灸疗麻醉疣末，趁热拔之。

《史记·扁鹊仓公列传》："扁鹊乃使弟子子阳厉针砥石，以取外三阳五会。有闲，太子苏。乃使子豹为五分之熨，以八减之剂和煮之，以更熨两胁下。太子起坐。更适阴阳，但服汤二旬而复故。故天下尽以扁鹊为能生死人""扁鹊名闻天下。过邯郸，闻贵妇人，即为带下医；过洛阳，闻周人爱老人，即为耳目痹医；来入咸阳，闻秦人爱小儿，即为小儿医，随俗为变"。扁鹊是一位内、外、妇、儿各科兼长的医家，而且能根据各地群众的需要行医，治病的方法也多种多样，不仅善用汤药，还用砭法、针灸、按摩、熨贴及手术疗法等。

出土的战国时期的玉佩铭文载："行气，深则蓄，蓄则伸，伸则下，下则定，定则固，固则萌，萌则长，长则退，退则天。天几舂在上，地几舂在下。顺则生，逆则死。"《行气玉佩铭》、马王堆汉墓出土的帛画导引图以及《庄子·外篇·刻意》"吹呴呼吸，吐故纳新，熊经鸟申，为寿而已矣，此道引（晋·李颐注：导气令和，引体令柔）之士，养形之人，彭祖寿考者之所好也"，说明导引术逐渐完善。

《庄子·逍遥游》载"不龟手之药"，说"宋人有善为不龟手之药者，世世以洴澼絖（kuàng，漂洗丝絮）为事。客闻之，请买其方百金……"讲的是一位常年以漂洗丝絮为生的工人，配制了一种在寒水中漂洗丝絮时手足也不会冻裂的"不龟手之药"。有一位远方来的商人看中了该药的军事价值，不惜用"百金"买下这个方剂。商人带着这个方剂去说服吴王，让吴王冬天与越人水战。吴王接受了建议，聘商人为大将，将"不龟手之药"配备给全军，保证吴军将士在水战时手足不会皲裂，士气必然旺盛。果然，冬天与越军水战，越兵因手足皲裂，难以应战而大败。该药主要用药当为动物之膏脂类。"不龟手之药"即当今冻疮膏、防冻油的祖方。

战国时期问世的中医经典著作《黄帝内经》对外治方法、外治理论进行了详细的描述。《素问·至真要大论》中明确指出"内者内治，外者外治"，为外治法的形成和发展奠定了理论依据。另外对于中药经皮给药方法的运用，书中也作了较多描述，如《素问·阴阳应象大论》云"其邪者，渍形以为汗"，即用药物熏蒸、浸浴等方法，在取汗以祛其邪的同时使药物更好地透过皮肤从而达到治疗目的。《内经》中讲述放血疗法 89 处，治疗疾病 48 种，有理论依据，有放血方法，有注意事项。《灵枢·刺节真邪论》："善行水者，不能往冰，故行水者，必待天温冰释冻解……人脉犹是也，治厥者，必先熨调和其经"，在"必先熨调和其经"的前提下接着讲"火气已通，血脉乃行，然后视其病"，这里将水遇寒冷结冰与风寒致病结合起来类比，引出了采用热熨治疗某些疾病的合理性，对临床治疗医学具有深远而广泛的指导意义。

《素问·异法方宜论》："黄帝问曰：医之治病也，一病而治各不同，皆愈何也？岐伯对曰：地势使然也。故东方之域……其病皆为痈疡，其治宜砭石。故砭石者，亦从东方来。西方者，金玉之域……其病生于内，其治宜毒药。故毒药者亦从西方来。北方者，天地所闭藏之域也……脏寒生满病，其治宜灸熵。故灸熵者，亦从北方来。南方者，天地所长养，阳之所盛处也……其病挛痹，其治宜微针。故九针者，亦从南方来。中央者……故其病多痿厥寒热。其治宜导引按蹻，故导引按蹻者，亦从中央出也。故圣人杂合以治，各得其所宜，故治所以异而病皆愈者，得病之情，知治之大体也。"首先分析五方地势、地形、地质、气候、物产等各自的特点，引出五方居民逐渐形成的不同的生活习惯和生活状况，在各自不同的地理环境和生活习惯的长期作用下，其体质也形成差异，所患的常见病、多发病亦不同，因而五方所发展起来的治疗方法也各具特色，体现了因地制宜的治疗原则。

《内经》中记载的浸渍、热浴、熏蒸、放血等治法和熨剂、膏剂、洗剂等剂型，以及对中医外治基础理论的阐述，说明中医外治法开始自成体系并逐渐多样化。从文献研究可以看出，先秦时期，外治方药味数较少，方法简单，但其理论已经初步形成，为后世外治法的发展，奠定了坚实的基础。

二、秦汉时期

西汉淳于意的《诊籍》记载了25例病例，包括治愈病例15例，不治病例10例，涉及西医学消化、泌尿、呼吸、心血管、内分泌、脑血管、传染病、外科、中毒以及妇产科、儿科疾病。对于患者的病情，不仅仅采用药物治疗，还广泛运用各种物理疗法及针灸术。

东汉时期张仲景的《伤寒杂病论》是我国医药史上第一部集"理、法、方、药"于一体的医学典籍。书中内容涉及内、外、妇、皮肤诸科，其剂型有丸、散、膏等10余种。本书首次运用妇科外治坐药及阴道冲洗药物，且详细描述了冲洗药物、坐药的制作，如《金匮要略·妇人杂病脉证并治》："妇人阴寒，温阴中坐药，蛇床子散主之。"即蛇床子仁为细末，加白粉少许，和药如枣大，以绵裹纳入阴道内，每用1丸。张仲景为后世中医外治学科的发展作出了重要贡献，这种直接的坐药疗法成为现代妇科常用治疗方法之一。

东汉时期的华佗精通内、外、妇、儿、针灸各科，尤以外科著称。早在1700多年以前，他就应用中药全身麻醉剂——麻沸散，施行了腹部手术。据《后汉书》本传记载："若疾发结于内，针药所不能及者，乃令先以酒服麻沸散，既醉无所觉，因刳破腹背，抽割积聚。若在肠胃，则断截湔洗除去疾秽；既而缝合，敷以神膏，四五日创愈，一月之间皆平复。"这种全身麻醉手术，在我国医学史上是空前的，在世界麻醉学和外科手术史上也有重要地位。他在继承古代气功导引的基础上，模仿虎、鹿、熊、猿、鸟等五种动物的活动姿态，创制了一套体操，名为"五禽戏"。这种五禽戏可使头、身、腰、四肢及各个关节都得到活动。他说："人体欲得劳动，但不当使极耳。动摇则谷气得消，血脉流通，病不得生，譬犹户枢，终不朽也。"华佗的五禽戏对后世影响颇大，历代依法进行锻炼者不乏其人，至今犹有专门研究者。

三、三国两晋南北朝时期

晋代葛洪编著的《肘后备急方》是目前发现最早的急救专著。据统计，《肘后备急方》中记载的剂型种类除汤剂外，还有丸剂、膏剂、散剂、酒剂、栓剂、洗剂、搽剂、含漱剂、滴耳剂、眼膏、灌肠剂、熨剂、香囊及药枕等10余种，约350个品种。其中栓剂在继承《伤寒杂病论》肛门栓、阴道栓的基础上，增加了尿道栓、耳栓及鼻栓等，是当时记载栓剂最多的医籍。书中创立的外治法多简便易行，如生地黄或栝楼根捣烂外敷治金疮；黄连浸浓汁拭治泪出不止；再如"治痈肿瘰疬核不消，白蔹贴方"，方用"白蔹、莽草、大黄、黄连、黄芩、吴茱萸、芍药、赤石脂八味各等份捣筛，以鸡子黄和如泥涂布上，随核大小贴之，燥易"，该方药至今在临床上仍加减应用，效如桴鼓。《肘后备急方》一书充分体现了中医外治"简、便、验、廉"的优势。

《南史·徐嗣伯》载："时直阁将军房伯玉服五石散十许剂，无益，更患冷，夏日常复衣。嗣伯为诊之，曰：'卿伏热，应须以水发之，非冬月不可。'至十一月冰雪大盛，令二人夹捉伯玉，解衣坐石，取冷水从头浇之，尽二十斛；伯玉口噤气绝，家人啼哭请止。嗣伯遣人执杖防阁，敢有谏者挝之。又尽水百斛，伯玉始能动，而见背上彭彭有气。俄而起坐，曰：'热不可忍，乞冷饮。'嗣伯以水与之，一饮一升，病都瘥。"可见水疗法之一斑。

南朝时期成书的我国现存第一部外科著作《刘涓子鬼遗方》有内外治处方140多个，涉及金疮、痈疽、疮疖、瘰疬、疥癣及其他皮肤疾患。对外伤治疗，有止血、止痛、收敛、镇静、解毒等法，还有用黄连、大黄、水银等多种药物配成软膏治疗痈疽。当时外科病的内消治则尚未形成，该书载内治法，且讲究辨证论治，为后世外科"消、托、补"三大治疗法则奠定了基础。书中介绍了诊断痈疽的辨脓法、治疗痈疽的针烙排脓法，并将活血化瘀法用于创伤外科。

四、隋唐时期

隋唐时期是我国历史上中药与方剂发展的盛世，应用中医外治法治疗疾病已经相当普遍。这个时期，按摩疗法颇受重视，甚至设有按摩博士。唐代按摩术更发展成独立的一科，设于"太医署"。《唐六典》中，载有按摩可除"八疾"，即风、寒、暑、湿、饥、饱、劳、逸，并说"凡人肢节脏腑积而疾生，宜导而宣之，使内疾不留，外邪不入。若损伤折跌者，以法正之"，可见按摩疗法的治疗范围，已包括内、外、伤等科各种疾病的治疗。

隋·巢元方的《诸病源候论》，通常简称为《巢氏病源》，全书共50卷，分67门，论述了1739种病候。该书内容丰富，总结了魏晋以来的医疗经验。它对诸病之源与九候之要进行了细致的论述，主要说明各科疾病的病因和症状、诊断和预后。每个疾病之后，大多附有"补养宣导"的具体方法，说明本书对"补养宣导"的重视。

新旧《唐书》都有关于许胤宗的记载。许胤宗，一作引宗，约生于南朝梁大同二年（536年），卒于唐武德九年（626年），享年90余岁。许氏乃常州义兴（今江苏宜兴）人，曾事南朝陈，初为新蔡王外兵参军、义兴太守；陈亡后入仕隋，历尚药奉御，唐武德元年（618年）授散骑侍郎。《旧唐书·许胤宗》："柳太后病风不言，名医治皆不愈，脉亦沉而噤。胤宗曰："口不可下药，宜以汤气熏之，令药入腠理，周理即瘥"，乃造黄芪防风汤数十斛，置于床下，气如烟雾，其夜便得语。这是很有名的一例治验，江瓘《名医类按》、俞东扶《古今医案按》两书的第一案就是此案。本案开中药熏蒸疗法之先河。

《新修本草》载有山楂汁"洗头及身治疮痒"。《本草拾遗》则首载鸭跖草疗疔肿、小儿丹毒、蛇犬咬、痈疽等。孙思邈的《千金方》涉及内、外、妇、儿各种病证，收集医方4500多首，其中有1200余首外治方，运用了50多种外治法，书中记载的剂型就有汤（饮）、散、丸、膏、糊、汁、酒、乳、澡豆、泥、粥、枕等20余种。该书为隋唐时期的代表作，对后世中医学发展具有不可磨灭的贡献。王焘在《外台秘要》中也收集了大量外治方，如用苦参煎汤淋浴治小儿身热等。《外台秘要》眼疾24门中，载方148首，外治者达90首，丰富了眼科外治的内容。隋唐时期，还发明了许多脐疗膏药，如今仍沿用的有紫金膏、太乙膏、阿魏化痞膏等，脐疗同时体现了穴位外治的雏形。另外，这一时期的《药性论》对外治论述颇多，如补充了苦参疗"赤癞屑脱"的作用。

隋唐时期中医外治理论逐渐形成，外治方药种类增多，方法开始丰富，为后世中医外治的专科化创造了有利条件。

五、宋金元时期

宋代工商业发达，中药生产规模的日益扩大，尤其金元四大家的出现及其学术流派的形成，都有力地推动了当时中医学的发展，中医外治内容也进一步丰富充实起来。

宋代沈括《苏沈良方》中有许多薄贴的记述，如术膏方，用白术配伍松脂、附子等熬膏，治疮痛肉烂坏死，是用白术外治的最早记述；该书含有川芎的方剂 50 余首，其中数首用川芎祛腐生肌，可见川芎已被视为外科疮疡的重要药物；对久病疥癣诸恶疮毒用五黄膏，金疮出血用金疮止血散，既可内服，又可外用，其治疗范围涵盖整个外科疾病。

王执中《针灸资生经》撰于 1165 年，共 7 卷。卷一分部论述头、胸、腹各部腧穴，分经论述四肢腧穴，附临证有效的别穴及附图 46 幅。卷二论述针灸法，尤以灸法居多，以及定穴、宜忌等。卷三至卷七，全部论述各种证的取穴与施治，对各科都有记载。如卷三叙述虚损、生殖、泌尿、消化系统疾病；卷四叙述神志、精神、风疾、呼吸等方面诸证以及积聚、癥瘕、腹满、水肿等证；卷五叙述诸痛证与手足筋骨疾患；卷六叙述头面五官疾患；卷七叙述伤寒、黄疸、妇人胎产经带及疮疡等外科诸证，共 193 种。故本书为宋以前所未见的一部因证配穴、内容丰富的临证针灸专著。

宋代官方颁布的第一部成药专书《太平惠民和剂局方》对中医外治方法，尤其剂型、制法有详细的论述。书中所载剂型以丸剂、散剂为主，此外，还有汤剂、膏剂、丹剂、饮剂、饼剂、煎剂、锭剂、砂熨剂等。该书基本涵盖所有中医外治剂型，为后世剂型研究及应用奠定了基础。

陈自明的《妇人大全良方》广搜博采，汇集外治方药达 70 首之多，其中含有大量中药外治法给药制剂，涉及妇科疾病 20 余种，大大丰富了妇科经皮给药的内容。陈自明于 1263 年撰成《外科精要》三卷，强调外科用药亦应根据脏腑经络虚实因证施治，不可拘泥于热毒内攻之说，遍用寒凉克伐之剂。这种见解，在当时有独到之处，对后世也很有影响。

钱乙的《小儿药证直诀》已将经皮给药用于小儿百日内发搐、丹瘤、胎怯、胎热等各种小儿疾病。

《圣济总录》"治外者，由外以通内，膏熨蒸浴粉之类，藉以气达者是也"，指出了外治经皮给药首以通气行气为先。认为渍浴法能"疏其汗孔，宣导外邪"，熨法则是"因药之性，资火之神，由皮肤而行血脉，使郁者散，屈者伸"。

元代齐德之《外科精义》对外治经皮给药在外科治疗中的机制作了分析研究，如在论外洗方时说："夫塌渍疮肿之法，宣通行表，发散邪气，使疮内消也，汤水有荡涤之功……此为疏导腠理、调理血脉使无凝滞也。"金代张子和把众多外治方药归于汗、吐、下三法，认为汗法的治疗机制在于"开玄府而逐邪气"，并把当时灸、蒸、洗等经皮给药方法均归之于汗法。

《急仙方》，撰年不详，原书早佚，《四库全书》重辑为六卷本。内容有发背、疔疮、眼病、痔瘘、杂疮与杂证，还包括内、妇、儿各科一些治疗方剂等。这时期，一般认为痈疽为内热证。《太平圣惠方》最早记载了"内消"与"托里"的治法。《圣济总录》提出"痈疽内热，甚于焚溺之患，治之不可缓"，并主张内外兼治；又提出痈疽初起时，要区分疽、痈、疖的差别，按病变过程采用不同治法；其手术器械已有刀、针、钩、镊等；还总结出"五善""七恶"做为判断预后的依据。《卫济宝书》一卷约撰于12世纪初年，原撰人佚名，东轩居士增注。书中主要论述痈疽证治，癌、瘭、疽、瘤、痈五发图说，以及长肉、溃脓法、打针法、骑竹马灸、灸恶疮法等，并介绍了40首外科方剂的应用。

宋金元时期，中医外治剂型不断丰富、外治方法不断创新、外治机制始具雏形，为中医外治体系形成奠定了坚实的基础。

六、明清时期

明清时期，中医药发展到历史最高水平，大量知名医学家涌现，著名外治专著问世，中医外治法已经进入到一个全新的时期。

明代李时珍的《本草纲目》记载了不少穴位敷药疗法，收载数量众多的外治或内外并治单验方，其中有大量的外治法，如涂、扑、擦等，其范围涉及临床各科，仅小儿外治方就有232首，书中述及外贴膏药治疗痈疽、风湿之证。书中收载的外治剂型有30多种，包括浸膏剂、流浸膏剂、含漱剂、膏滋剂、洗剂、浴剂、熏洗剂、散剂、熏烟剂、吸入烟剂、嗅剂、熨剂、灰剂、栓剂、条剂、糊剂、膏药剂、软膏剂、膜剂、搽剂、泥笔剂、油膏剂、油浸剂、丹剂、棒剂、锭剂、药捻剂、滴鼻剂、滴耳剂、眼药膏、眼药粉、眼药水、乳剂、芳香水剂等。《本草纲目》中剂型最多，列证最详。其中多数剂型现仍被广泛应用，部分剂型已被改进，对现代中药剂型的多元性产生了极为深远的影响。

明代薛己的《校注妇人良方》中收载外治方67首，运用了22种外治法，使用药物101种，包括芳香走窜、收敛固涩、行气活血、泻火解毒、温里祛寒等十二类药物，广泛地运用外敷、冲洗、坐药等法，如治疗湿痒、阴蚀、阴疮等症，多采用熏洗法。

明代《普济方》仅在风门卷有关风瘙痒提到的外治方药就有犀角竹沥膏、乌蛇膏等 10 余首。陈复正的《幼幼集成》特设神奇外治法一章，将外治方药的应用方法分为 9 种。

明代著名医家张介宾在其著作《类经图翼》中对脐的生理及重要性作了理论上的阐述，并载有一些验方，如隔盐、川椒灸脐治疗不孕症等。此外《寿世保元》《万病回春》《古今医鉴》等均有外治法的运用内容。

清代徐大椿著《医学源流论》（1757 年），把疾病分为"有形"和"无形"两种，他认为邪在筋骨肌肉间的"有形"之疾，尤宜用膏贴之，以"闭塞其气，使药性从毛孔而入，其腠理通经贯络，或提而出之，或收而散之，较之服药尤有力"。

清代赵学敏的《本草纲目拾遗》（1765 年），不仅补《本草纲目》之遗，而且还首载了不少药物的外治作用，如言鼻烟"通关窍，治惊风，明目，定头痛，辟疫"；又言普洱茶膏"受暑擦破皮血者，研熬立愈"。

清代嘉庆十年（1805 年），程鹏程所撰的《急救广生集》是迄今为止最早的一部外治专著，该书收集了清代嘉庆以前千余年的外治经验和方法，存方1500 余首，大部分属于经皮给药制剂，内容十分丰富，因其"为救急而设"，故书中载方简便易得，有不少方剂沿用至今。如在虚汗门中，详细介绍了一些外治法，自汗不止，用何首乌末敷脐中；盗汗者取五倍子末填脐中等。又如卷二黄疸篇"热病发黄，瓜蒂为末，以大豆许吹鼻中，轻则半日，重则一日，流出黄水乃愈"的记载，发展了仲景的鼻疗法，至今在临床上仍被应用。

七、近现代

（一）近代

近百年来（公元 1840—1949 年），尤其是从辛亥革命到中华人民共和国成立前，在帝国主义、封建主义和官僚资本主义统治下，医学受到严重摧残。吴尚先在 1864 年精心研究前贤外治经验和从医以来研制膏药等外治法所获经验的基础上，对外治方药进行了系统的整理和理论探讨，终于写成了《理瀹骈文》一书，治病范围涉及内、外、妇、儿、皮肤、五官等科。该书提出了较为完整的系统的外治理论，"外治之理，即内治之理，外治之药，即内治之药，所异者，法耳"，阐明了内治与外治原理的一致性，是我国目前发现最早、最详细的中医外治法理论阐述。书中提出"内病外取，须分三焦论治。""三焦分治法"将内治理论巧妙地运用到外治法上，给向来不重"理"的外治法丰富了理论的内容。又云"外治必如内治者，先求其本。本者何明阴阳，识脏腑也"，故在外治法的运用中，强调中医外治必须以中医基础理论为指导，诊病当"先辨证，次论治，次论药"，并申明辨证包括5个方面，一审阴阳，二察四时五行，三求病机，四度病势，五辨病形，如此方可辨证分明，做到明阴阳，识脏腑，故内治外治其理同一。在外治疾病时始终将各种外治法纳之于中医基本理论指导下，而且在外治药物的选择上，"就中去平淡无力味，易于他方厚味之品"；"假猛药、生药、香药，率领群药，开结行滞，直达其所"。

《理瀹骈文》剂型以膏药为主，还包括洗剂、浴剂、熏洗剂、散剂、熏烟剂、嗅剂、熨剂、灰剂、栓剂、条剂、糊剂、膜剂、搽剂、泥笔剂、油浸剂、丹剂、配剂、棒剂、锭剂、药捻剂、滴鼻剂等，剂型丰富。书中对膏药的应用有着独到之处，如云"膏与药分为二，临证活变在此。有但用膏而不必药者，有竟用药而不必膏者，有膏与药兼用者"；又云"膏，纲也。药，目也"；"膏中用药味，必得通经走络，开窍透骨，拔毒外出之物为引"，等等，这些论述至今仍被视为中药外治的重要理论依据。书中根据疾病不同，随证加减，充分体现中医辨证论治理念，如治疗上焦风热及表里俱热之清阳膏，当四时感冒，清阳膏贴两太阳穴，同时以上清散"嗅鼻取嚏"；如治疗下焦寒湿及表里俱寒之散阴膏，若"黄疸色暗身冷自汗者，（散阴）膏掺附子、干姜、茵陈末，贴脐上，并用一料炒熨并缚"。由此可以看出，吴氏在中医外治中充分利用"整体观念和辨证论治"精髓，将中医外治法理论发展成熟，为后世医学发展作出了卓越贡献。其他如张贞庵所著的《外科医镜》（公元1883年）、马培之所纂的《外科传薪集》（公元1892年）、张山雷所撰的《疡科纲要》（公元1927年）等，亦有一定的参考价值。

（二）现代

20世纪八九十年代先后出版了《穴位贴药疗法》《中医外治法》《中草药外治验方选》《内病外治》《穴敷疗法聚方镜》《中国民间敷药疗法》《中医外治法集要》《内病外治精要》《小儿外治疗法》等十余本外治法专著，对中医外治法的继承、发展作出了有益贡献。此外，广大中医工作者陆续在中医期刊上发表了不少外治法的文章，有的用传统外治法同现代科学技术结合，在剂型改革、使用方法及外治法的机制探讨等方面作了一些探索和阐述。外治法取得了较快的进展的同时也积累了很多有益的经验。

　　中医外治法起源于原始社会，来源于社会实践，历经千载，逐渐成熟，为人类的健康事业作出了卓越的贡献。纵观中医外治发展历史，可以看出外治方药由单味药到复方药，外治方法从简单的外敷到多种剂型应用，外治应用从经验到理论升华，逐步形成系统的中医外治理论体系。目前医疗科研院所已经对中医外治方药、方法进行了深入的研究，正朝着三效（高效、速效、长效）、三小（毒性小、不良反应小、用量小）和五方便（生产方便、运输方便、使用方便、保管方便、携带方便）的方向努力，以满足现代社会医疗需求。

第二章 内经"六经"

《中医大辞典》:"六经:太阳、阳明、少阳、太阴、少阴、厥阴,六经之经脉也。"《黄帝内经》中多次提到六经,其中《灵枢》7处,《素问》4处,共计11处。六经为人体的重要组成部分,起到运行气血、沟通上下表里、协调阴阳、联络脏腑的作用。

11处原文:

《素问·阴阳应象大论篇第五》:"天气通于肺,地气通于嗌,风气通于肝,雷气通于心,谷气通于脾,雨气通于肾。六经为川,肠胃为海,九窍为水注之气。"

《素问·厥论篇第四十五》:"善。愿闻六经脉之厥状病态也……巨阳之厥,则肿首头重……阳明之厥,则癫疾欲走呼……少阳之厥,则暴聋颊肿而热……太阴之厥,则腹满膜胀……少阴之厥,则口干溺赤……厥阴之厥,则少腹肿痛……"

《素问·气交变大论篇第六十九》:"五运更治,上应天期,阴阳往复,寒暑迎随,真邪相薄,内外分离,六经波荡,五气倾移,太过不及,专胜兼并……"

《素问·阴阳类论篇第七十九》:"三阴者,六经之所主也。交于太阴,伏鼓不浮,上空志心。"

《灵枢·终始第九》:"所谓平人者,不病。不病者,脉口人迎应四时也,上下相应而俱往来也,六经之脉不结动也,本末之寒温相守司也,形肉血气必相称也,是谓平人。"

《灵枢·经脉第十》:"经脉十二者,伏行分肉之间,深而不见;其常见者,足太阴过于外踝之上,无所隐故也。诸脉之浮而常见者,皆络脉也。六经络手阳明少阳之大络,起于五指间,上合肘中。"

《灵枢·周痹第二十七》:"故刺痹者,必先切循其下之六经,视其虚实,及大络之血结而不通,及虚而脉陷空者而调之,熨而通之。其瘛坚,转引而行之。"

《灵枢·口问第二十八》:"余已闻九针之经,论阴阳逆顺六经已毕,愿得口问。"

《灵枢·卫气第五十二》："能别阴阳十二经者，知病之所生。候虚实之所在者，能得病之高下。知六腑之气街者，能知解结契绍于门户。能知虚石之坚软者，知补泻之所在。能知六经标本者，可以无惑于天下。"

《灵枢·百病始生第六十六》："留而不去，传舍于经，在经之时，洒淅喜惊。留而不去，传舍于输，在输之时，六经不通，四肢则肢节痛，腰脊乃强。"

《灵枢·刺节真邪第七十五》："用针者，必先察其经络之实虚，切而循之，按而弹之，视其应动者，乃后取之而下之。六经调者，谓之不病，虽病，谓之自已也。一经上实下虚而不通者，此必有横络盛加于大经，令之不通，视而泻之，此所谓解结也。"

《素问》4处中的六经除了可解释为脏腑、经络之气血、寒暑燥湿风火之六气等，也可解释为三阴三阳之经脉。《灵枢》7处均可作三阴三阳经脉解释。可见在《内经》中分而言之为太阳、阳明、少阳、太阴、少阴、厥阴，合而言之则为六经。

《内经》基于古代天人相应的思想提出了"六经"，对于"六"字的来源是有依据的。《灵枢·九针论第七十八》指出："六者，律也。律者，调阴阳四时而合十二经脉，虚邪客于经络而为暴痹者也。"《灵枢·经别第十一》："余闻人之合于天道也，内有五脏，以应五音五色五时五味五位也；外有六腑，以应六律，六律建阴阳诸经而合之十二月、十二辰、十二节、十二经水、十二时、十二经脉者，此五脏六腑之所以应天道。"古人认为天数与人数是一一对应的，六律为古代音乐，在校定古代各乐器音调上，制定六律（阳）六吕（阴），六律六吕高低有节，阴阳相生而协调，以对应人体的十二经络。手足六经以六律为基础使经络与阴阳相结合。

"医易同源"，古代医家受易理的影响把阴阳太极变化之理结合到人体的生杀终始当中，如《素问·阴阳应象大论篇第五》："阴阳者，天地之道也，万物之纲纪，变化之父母，生杀之本始，神明之府也。治病必求于本。"《素问·四气调神大论篇第二》："夫四时阴阳者，万物之根本也。所以圣人春夏养阳，秋冬养阴，以从其根……故阴阳四时者，万物之终始也……"《素问·生气通天论篇第三》："夫自古通天者，生之本，本于阴阳。"认为世间一切事物皆可分阴阳，一切事物的发展变化都是在阴阳的相互作用下发生的，不仅把人之生死理解为阴阳存亡，且欲把人体五脏六腑、气血经络均套入阴阳模式进行划分。古代医家更是在《易经》一分为二和一分为三的思想上，提出三阴三阳六经模式。

一、三阴三阳的来源

《易经·系辞下》："天下同归而殊途，一致而百虑，天下何思何虑？日往则月来，月往则日来，日月相推而明生焉。寒往则暑来，暑往则寒来，寒暑相推而岁生焉。"日代表阳，月代表阴，阴阳是化生万物之本源，是世间万物之总括，即任何事物和现象都可以用阴阳解释。同时阴阳也有着相互依存、相互转化的对立统一关系。《易经·系辞上》："是故易有太极，是生两仪，两仪生四象，四象生八卦，八卦定吉凶，吉凶生大业。"这里两仪指的是阴阳，阴阳又进一步分四象，即太阳、少阴、太阴、少阳，分别代表天之四季春、夏、秋、冬，人之生、长、老、死等自然界事物和现象的 4 个不同阶段。四象分八卦，即乾、坎、艮、震、巽、离、坤、兑。八卦中"—"代表阳，"--"代表阴，用这两种符号，按照物象阴阳属性的不断变化平行组合，从而组成 8 种不同的形式。每一卦形代表自然界的一种物质，乾代表天，坤代表地，巽代表风，震代表雷，坎代表水，离代表火，艮代表山，兑代表泽。其中四象中的太阳在八卦中为乾、兑，少阴在八卦中为离、震，少阳在八卦中即是巽、坎，太阴在八卦中即是艮、坤（图 1-1）。

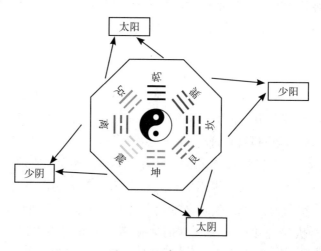

图 1-1　四象八卦图

八卦代表 8 种自然界的物质，如果想表达不同的事物和现象，就需要把两卦相合成为复卦，以代表自然物质的相互组合产生更多的事物和现象，故有八八 64 种复卦。《易经·系辞上》："变化者进退之象也，刚柔者昼夜之象也，六爻之动，三极之道也。"其中"六爻"代表复卦中的 6 个爻位，是 6 个基本单位。六爻分别为初爻、二爻、三爻、四爻、五爻、上爻，其中初爻、二爻为地；三爻、四爻为人；五爻、上爻为天。天、地、人这三部分称为"三才"。三极之道即"三才"之道。其中天、地、人又各可一分为二，即天有阴阳、地有阴阳、人有阴阳，故而有六位，一卦有六爻。故《易经·说卦传》又说："昔者圣人之作《易》也，将以顺性命之理。是以立天之道曰阴与阳，立地之道曰柔与刚，立人之道曰仁与义。兼三才而两之，故《易》六画而成卦。"《内经》正是通过《易经》"太极生两仪""三极之道"，即"一分为二""一分为三"的思想创立了"三阴三阳"。其认为"一分为二"是事物的阴阳属性对立统一；"一分为三"是事物生成的空间属性和时间秩序；"三阴三阳"是"兼三才而两之"的结果，是中医时、物、性三者的完美结合。《素问·至真要大论篇第七十四》："帝曰：善。愿闻阴阳之三也何谓？岐伯曰：气有多少，异用也。帝曰：阳明何谓也？岐伯曰：两阳合明也。帝曰：厥阴何也？岐伯曰：两阴交尽也。"即在太阳、少阳的基础上增加了阳明，在太阴、少阴的基础上增加了厥阴。

附：三焦理论的形成亦受易理一分为三思想的影响

作为六腑之一的三焦亦是古人受"一分为三"思想的影响而创立的。《素问·灵兰秘典论》："三焦者，决渎之官，水道出焉。"《灵枢·本输》："三焦者，中渎之府也，水道出焉……"《灵枢·邪气脏腑病形》："三焦病者，腹气满，小腹尤坚，不得小便，窘急，溢则水，留即为胀……"《灵枢·津液五别》："阴阳气道不通，四海闭塞，三焦不泻，津液不化，水谷并于肠胃之中，别于回肠，留于下焦，不得渗膀胱，则下焦胀，水溢则为水胀……"说明三焦具有通调周身水道的功能，三焦的生理功能下降，则水道不通、津液不化而腹部胀满。《灵枢·营卫生会》："愿闻三焦之所出……上焦出于胃上口，并咽以上贯膈而布胸中，走腋，循太阴之分而行……中焦亦并胃中，出上焦之后……下焦者，别回肠，注于膀胱而渗入焉。故水谷者，常并居于胃中，成糟粕，而俱下于大肠，而成下焦……"此即表明了上、中、下三焦各自的位置，其后又说"上焦如雾、中焦如沤、下焦如渎"，而《灵枢·决气》曰："上焦开发，宣五谷味，熏肤，充身泽毛，若雾露之溉，是谓气……中焦受气取汁，变化而赤，是谓血。"可以看出上焦主行心肺的功能，宣发、营养皮毛；中焦行脾胃的功能，化食物为精微，并受气取汁而为血；下焦行肠、膀胱的功能，主要为传导糟粕。三焦是古人在天、地、人三才思维模式影响下，把这一整体功能人为地划分为三个子功能。正如明朝李梴所说："观三焦妙用，而后知脏腑异而同，同而异，分之则为十二，合之则为三焦。约而言之，三焦亦一焦也。焦者，元也，一元之气而已矣。"（《医学入门·卷之一·脏

腑条分》)

二、三阴三阳的划分

（一）三阴三阳在人体结构和部位的划分

按照阴阳理论，古人把人体进行了划分：肢体内侧为阴，外侧为阳；躯干表为阳、里为阴，上为阳、下为阴，前为阳、后为阴；头面无内外与表里之分，故有阳无阴。

"今三阴三阳，不应阴阳，其故何也？岐伯对曰：阴阳者，数之可十，推之可百，数之可千，推之可万，万之大不可胜数，然其要一也。"（《素问·阴阳离合论篇第六》）

"未出地者，命曰阴处，名曰阴中之阴；则出地者，命曰阴中之阳。阳予之正，阴为之主，故生因春，长因夏，收因秋，藏因冬，失常则天地四塞。阴阳之变，其在人者，亦数之可数。"（《素问·阴阳离合论篇第六》）

"帝曰：愿闻三阴三阳之离合也。岐伯曰：圣人南面而立，前曰广明，后曰太冲，太冲之地，名曰少阴，少阴之上，名曰太阳，太阳根起于至阴，结于命门，名曰阴中之阳。中身而上，名曰广明，广明之下，名曰太阴，太阴之前，名曰阳明，阳明根起于厉兑，名曰阴之绝阳。厥阴之表，名曰少阳，少阳根起于窍阴，名曰阴中之少阳。是故三阳之离合也，太阳为开，阳明为阖，少阳为枢。三经者，不得相失也，搏而勿浮，命曰一阳。

帝曰：愿闻三阴。岐伯曰：外者为阳，内者为阴，然则中为阴，其冲在下，名曰太阴，太阴根起于隐白，名曰阴中之阴。太阴之后，名曰少阴，少阴根起于涌泉，名曰阴中之少阴。少阴之前，名曰厥阴，厥阴根起于大敦，阴之绝阳，名曰阴之绝阴。是故三阴之离合也，太阴为开，厥阴为阖，少阴为枢。三经者不得相失也，搏而勿沉，名曰一阴。"（《素问·阴阳离合论篇第六》）

此篇将人体按照立体模式依据三阴三阳理论进行划分。其中三阴是不能超过中身的，"未出地者，命曰阴处，名曰阴中之阴"，故太阴为阴中之阴，少阴为阴中之少阴，厥阴为阴中之绝阴。"则出地者，命曰阴中之阳""太阳起于至阴，结于命门"（《灵枢·根结》篇："命门者，目也。"）故太阳起于足、止于头，为阴中之阳。三阳均是起于足（阴）而到头的，所以阳明为阴之绝阳，少阳为阴中之少阳。"内者为阴，然则中为阴"，故足三阴经循行于下肢内侧，并上行于躯干中而不走体表。"外者为阳"，故足三阳经循行于下肢外侧，并上行

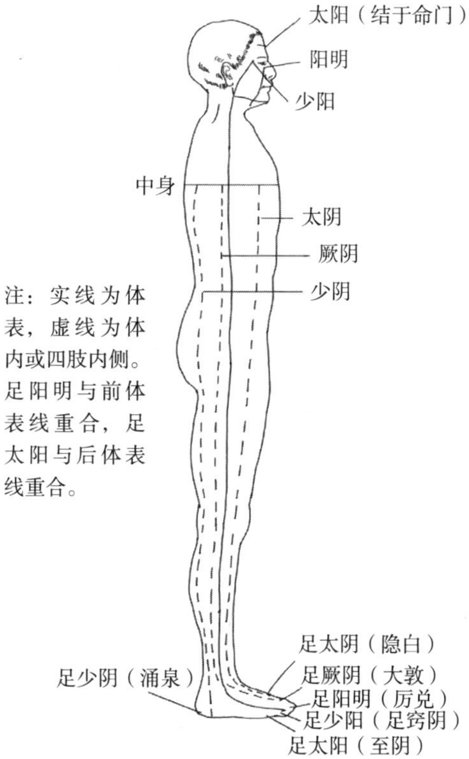

于躯干外表而不入内。少阴之上，太阴之前，厥阴之表，其中上、前、表皆为阳位。继而从人体的矢状面谈了三阳的分布，即少阴之上为太阳，太阴之前为阳明，厥阴之表为少阳（图1-2）。"外者为阳，内者为阴，然则中为阴"，外为阳，内为阴，而躯干的中间为阴，提示我们应该以横断面去分析三阴，太阴之后为少阴，少阴之前为厥阴（图1-3）。

"肾足少阴之脉，起于小趾之下，邪走足心……出腘内廉，上股内后廉，贯脊属肾络膀胱；其直者，从肾上贯肝膈，入肺中，循喉咙，夹舌本。"（《灵枢·经脉第十》）

"脾足太阴之脉，起于大趾之端，循趾内侧白肉际……上膝股内前廉，入腹属脾络胃，上膈，夹咽，连舌本，散舌下。"（《灵枢·经脉第十》）

太阳（结于命门）
阳明
少阳
中身
太阴
厥阴
少阴

注：实线为体表，虚线为体内或四肢内侧。足阳明与前体表线重合，足太阳与后体表线重合。

足太阴（隐白）
足厥阴（大敦）
足阳明（厉兑）
足少阴（涌泉）
足少阳（足窍阴）
足太阳（至阴）

图1-2 三阴三阳人体划分矢状图

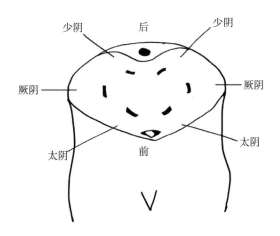

少阴 后 少阴
厥阴 厥阴
太阴 太阴
太阴 前 太阴

图1-3 三阴三阳人体划分横断面图

"肝足厥阴之脉，起于大趾丛毛之际，上循足跗上廉……上腘内廉，循股阴入毛中，环阴器，抵小腹，夹胃属肝络胆，上贯膈，布胁肋……"（《灵枢·经脉第十》）

《灵枢·经脉》中足三阴经从足内侧上行于胸腹腔内部（中），由此可见，其述阴经走行亦遵循《素问·阴阳离合论篇》"内者为阴，然则中为阴"的理论，仍符合其三阴三阳的划分法。

1. 足三阴经经络走行

"外者为阳，内者为阴，然则中为阴"（《素问·阴阳离合论篇》），表内（中）不分，则阴阳不明，更无法调理阴阳之平衡。《内经》时代足三阴经在胸腹部是循行于体内（中）的。

元朝末年滑寿《十四经发挥》首次对《内经》经脉的循行路线采用穴位名称辅注的方式加以注解，如足太阴脾经位于胸部的循行："上循膝股内前廉，入腹，属脾络胃。髀内为股，脐上下为腹。自阴陵泉上循膝股内前廉之血海箕门，迤逦入腹，经冲门府舍，会中极关元，复循腹结大横会下脘，历腹哀，过日月期门之分，循本经之里，下至中脘下脘之际，以属脾络胃也"（图1-4）。

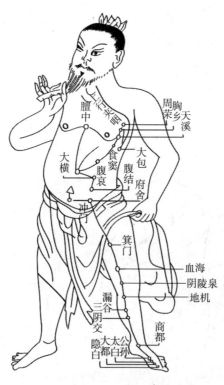

古本《十四经发挥》足太阴脾经之图

图1-4 足太阴脾经经脉图

足少阴肾经："上股内后廉，贯脊属肾，络膀胱。由阴谷上股内后廉，贯脊会于脊之长强穴。还出于前，循横骨、大赫、气穴、四满、中注、肓俞，当肓俞之所，脐之左右属肾，下脐下，过关元，中极而络膀胱也"（图1-5）。

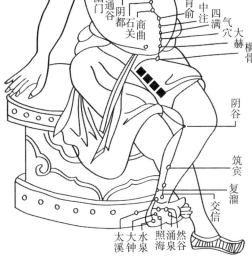

图 1-5 足少阴肾经经脉图

足厥阴肝经："循股，入阴中，环阴器，抵小腹，夹胃属肝络胆。髀内为股。脐下为小腹。由曲泉上行，循股内之阴包、五里、阴廉，遂当冲门、府舍之分，入阴毛中，左右相交，环绕阴器，抵小腹，而上会曲骨、中极、关元，复循章门，至期门之所，夹胃属肝下日月之分，络于胆也"（图1-6）。

2. 足三阳经经络走行

《素问·气府论篇》："足太阳脉气所发者……其浮气在皮中者凡

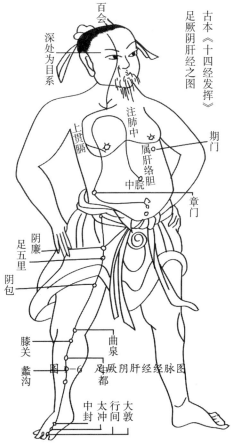

图 1-6 足厥阴肝经经脉图

五行、行五，五五二十五，项中大筋两旁各一，风府两旁各一，夹脊以下至尻尾二十一节十五间各一，五脏之俞各五，六腑之俞各六。""凡五行、行五，五五二十五"是指上浮于头部的经脉之气，共有五行，五五计二十五个穴位。其中行，则为脑户、前顶、百会、后顶、强间五穴；次夹旁两行为五处、承光、通天、络却、玉枕左右各五穴；又次旁两行为头临泣、目窗、正营、承灵、脑空左右各五穴，共二十五穴，皆归为足太阳经。又言"足少阳脉气所发者六十二穴：两角上各二，直目上发际内各五，耳前角上各一，耳前角下各一，锐发下各一，客主人各一，耳后陷中各一，下关各一，耳下牙车之后各一，缺盆各一……"，其中把"直目上发际内各五"即头临泣、目窗、正营、承灵、脑空归为足少阳胆经。显然，这里存在矛盾。

然杨上善在《黄帝内经太素》中关于此处写道："足少阳脉气所发者五十二穴：两角上各二，耳前角上各一，客主人各一，下关各一，耳下牙车之后各一，缺盆各一。"其中无"直目上发际内各五"。现存保留《黄帝明堂经》原貌的《针灸甲乙经》这样描述："临泣，当目上眦直入发际五分陷者中，足太阳、少阳、阳维之会……目窗，一名至荣，在临泣后一寸，足少阳、阳维之会……正营，在目窗后一寸，足少阳、阳维之会……承灵，在正营后一寸五分，足少阳、阳维之会……脑空，一名颞颥，在承灵后一寸五分，侠玉枕骨下陷者中，足少阳、阳维之会。"其明确地把头临泣、正营、目窗、承灵、脑空归为足少阳胆经。《素问·气府论》现行版与《黄帝内经太素》对比见表1-1。

表1-1 《素问·气府论》现行版与《黄帝内经太素》对比

	足太阳脉气所发	足少阳脉气所发
《素问·气府论》现行版	足太阳脉气所发者七十八穴：两眉头各一，入发至项三寸半，旁五，相去三寸，其浮气在皮中者凡五行，行五，五五二十五，项中大筋两旁各一，风府两旁各一，夹脊以下至尻尾二十一节十五间各一，五脏之俞各五，六腑之俞各六，委中以下至足小趾旁各六俞	足少阳脉气所发者六十二穴：两角上各二，直目上发际内各五，耳前角上各一，耳前角下各一，锐发下各一，客主人各一，耳后陷中各一，下关各一，耳下牙车之后各一，缺盆各一，腋下三寸、胁下至胠八间各一，髀枢中旁各一，膝以下至足小趾次趾各六俞
《黄帝内经太素》杨上善	足太阳脉气所发者七十三穴：两眉头各一，入发项二寸间半寸，旁五，相去二寸，其浮气在皮中者凡五行行五，五五二十五，项中大筋两旁各一，风府两旁各一，夹脊以下至尻二十一节十五间各有一，委中以下至足小指旁各六俞	足少阳脉气所发者五十二穴：两角上各二，耳前角上各一，客主人各一，下关各一，耳下牙车之后各一，缺盆各一，腋下三寸、胁下下至胠八间各一，髀枢中旁各一，膝以下至足小指、次指各六俞

《素问·气府论》："足阳明脉气所发者六十八穴：额颅发际旁各三，面鼽骨空各一，大迎之骨空各一，人迎各一，缺盆外骨空各一，膺中骨间各一，夹鸠尾之外，当乳下三寸，夹胃脘各五，夹脐广二寸各三，下脐二寸夹之各三，气街动脉各一，伏兔上各一，三里以下至足中指各八俞，分之所在穴空。"

《素问·气府论》中将头上五行二十五穴皆归为足太阳。将面部的两侧及躯干、下肢的两侧皆归为足少阳。将正面、前胸、腹归为足阳明。其穴位归经与《素问·阴阳离合论》三阳的划分相一致。《灵枢·根结》也有对于足三阳、足三阴划分的描述，其开篇还突出了经脉"终始"的重要性，进一步对三阴三阳经脉起止点进行描述，应与《素问·阴阳离合论》互参，见表1-2。

表1-2 《灵枢·根结》与《素问·阴阳离合论》六经划分对比

	《灵枢·根结》	《素问·阴阳离合论》
足太阳经	太阳根于至阴，结于命门。命门者目也	少阴之上，名曰太阳，太阳根于至阴，结于命门
足阳明经	阳明根于厉兑，结于颡大，颡大者钳耳也	太阴之前，名曰阳明，阳明根于厉兑
足少阳经	少阳根于窍阴，结于窗笼，窗笼者耳中也	厥阴之表，名曰少阳，少阳根于窍阴
足太阴经	太阴根于隐白，结于太仓	其冲在下，名曰太阴，太阴根于隐白
足少阴经	少阴根于涌泉，结于廉泉	太阴之后，名曰少阴，少阴根于涌泉
足厥阴经	厥阴根于大敦，结于玉英，络于膻中	少阴之前，名曰厥阴，厥阴根于大敦

综上所示，三阴三阳经络划分法贯穿于《素问·阴阳离合论》《素问·气府论》《灵枢·根结》三篇之中。隋唐以前医家以三阴三阳划分命名经络，使经络系统更加规范，有规律可循，但也存在弊端。因为按照三阴三阳划分，三阳经走体表，失去了与腑的联系；同样三阴经走胸腹内，失去了与体表的联系。因此隋唐时期医家又增加了经别，使阴经阳经与体表、脏腑均相互关联。

（二）三阴三阳的次第分析

《灵枢·官能》："用针之理，必知形气之所在，左右上下，阴阳表里，血气多少，行之逆顺，出入之合，谋伐有过。"不论针刺或者艾灸等外治之法，重点在于调畅气血，平衡阴阳，故临床需知形气之所在，辨别经络阴阳表里，通晓经络气血盛衰及顺逆终始，才能施以不同的外治手法，所以明辨经脉气血之盛衰，对于了解疾病变化的规律和治疗预后有非常重要的意义。

《内经》对三阴三阳的气血多少有着具体的描述，如《素问·至真要大论》："愿闻阴阳之三也何谓？岐伯曰：气有多少，异用也。"《素问·天元纪大论》："阴阳之气各有多少，故曰三阴三阳也。"《素问·血气形志》："夫人之常数，太阳常多血少气，少阳常少血多气，阳明常多气多血，少阴常少血多气，厥阴常多血少气，太阴常多气少血。此天之常数。"其按照各经气血多少来划分三阴三阳，而对于三阴三阳的具体量化细分，历来医家也存在争议，少阴为二阴、厥阴为一阴、太阴为三阴、少阳为一阳，大家对此观点较统一，争论在于阳明和太阳。

《素问·阴阳类论》："所谓三阳者，太阳为经，三阳脉至手太阴，弦浮而不沉，决以度，察以心，合之阴阳之论。所谓二阳者，阳明也，至手太阴，弦而沉急不鼓，炅至以病皆死。一阳者，少阳也，至手太阴，上连人迎，弦急悬不绝，此少阳之病也，专阴则死。"

《素问·经脉别论》："太阳脏独至，厥喘虚气逆，是阴不足阳有余也，表里当俱泻，取之下俞。阳明脏独至，是阳气重并也，当泻阳补阴，取之下俞。少阳脏独至，是厥气也，跷前卒大，取之下俞。少阳独至者，一阳之过也……帝曰：太阳脏何象？岐伯曰：象三阳而浮也。帝曰：少阳脏何象？岐伯曰：象一阳也，一阳脏者，滑而不实也。帝曰：阳明脏何象？岐伯曰：象大浮也。太阴脏搏，言伏鼓也。"

《阴阳类论》和《经脉别论》规定少阳为一阳，阳明为二阳，太阳为三阳，厥阴为一阴，少阴为二阴，太阴为三阴。

《灵枢·终始》："人迎一盛，病在足少阳，一盛而躁，病在手少阳。人迎二盛，病在足太阳，二盛而躁，病在手太阳。人迎三盛，病在足阳明，三盛而躁，病在手阳明。"

《灵枢·禁服》："人迎大一倍于寸口，病在足少阳，一倍而躁，在手少阳。人迎二倍，病在足太阳，二倍而躁，病在手太阳。人迎三倍，病在足阳明，三倍而躁，病在手阳明。"

《素问·六节脏象论》："故人迎一盛病在少阳，二盛病在太阳，三盛病在阳明，四盛以上为格阳。寸口一盛病在厥阴，二盛病在少阴，三盛病在太阴，四盛以上为关阴。"

《素问·腹中论》："岐伯曰：病热者，阳脉也，以三阳之动也，人迎一盛少阳，二盛太阳，三盛阳明，入阴也。"

《灵枢·终始》《灵枢·禁服》《素问·六节藏象论》等篇论述人迎、寸口脉诊，均以人迎的一盛、二盛、三盛分别对应于少阳、太阳、阳明经脉。按阳气多少来划分的话，阳气最多的应属阳明，故阳明为三阳。就三阴三阳的表里对应关系而言，《灵枢·九针论》："足阳明太阴为表里，少阳厥阴为表里，太阳少阴为表里，是谓足之阴阳也。手阳明太阴为表里，少阳心主为表里，太阳少阴为表里，是谓手之阴阳也"，这里三阴之太阴对应三阳之阳明显然更为合理。

在针刺深度方面，《灵枢·经水》："十二经之多血少气，与其少血多气，与其皆多血气，与其皆少血气，皆有大数。其治以针艾，各调其经气，固其常有合乎……足阳明，五脏六腑之海也，其脉大血多，气盛热壮，刺此者不深勿散，不留不泻也。足阳明刺深六分，留十呼。足太阳深五分，留七呼。足少阳深四分，留五呼。足太阴深三分，留四呼。足少阴深二分，留三呼。足厥阴深一分，留二呼"，可见阳明脉多气多血针刺最深，应为三阳。《素问·太阴阳明论》更是指出："帝曰：脾与胃以膜相连耳，而能为之行其津液何也？岐伯曰：足太阴者里也，其脉贯胃属脾络溢，故太阴为之行气于三阴。阳明者表也，五脏六腑之海也，亦为之行气于三阳。"三阴三阳阴阳气血多少的划分，是人体和四时阴阳结合的产物。《黄帝内经太素·经脉病解》："阳明，三阳之长也。午为五月，阳之盛也。在于广明，故曰阳明。"所以综观《内经》全文，其所表达的三阳的阳气应为最多最盛，"三盛病在阳明"，故阳明应为三阳，太阳为二阳。

（三）三阴三阳的功能及作用

《素问·阴阳离合论》云："太阳为开，阳明为阖，少阳为枢……太阴为开，厥阴为阖，少阴为枢。"《素问·阴阳类论》曰："三阳为经，二阳为维，一阳为游部。三阴为表，二阴为里，一阴至绝作朔晦""三阳为父，二阳为卫，一阳为纪。三阴为母，二阴为雌，一阴为独使"。马莳[①]在《黄帝内经素问注证发微》中云："三阳经之离合也，其离有太阳、阳明、少阳之分，然太阳者三阳也，为阳之表，其义曰开。阳明者二阳也，为阳之中，其义曰阖。少

---

①：笔者不认同其以太阳为三阳的观点，仅赞同其对开阖枢及阴阳离合的认识。

阳者，一阳也。为阳之里，其义曰枢。非枢则无所立，非阖则无所入，非开则无所出，诚离之不能以无合也，此三阳经之所以不得相失也。其脉搏击于手，脉宜主浮，然勿至太浮，彼此相似方为一体，虽有三阳之分，而不得有三阳之异，其实名之曰一阳也。一阳者，脉之皆为阳也，所谓三阳之离合者如此……三阴经之离合也，其离者有太阴、少阴、厥阴之分。然太阴者三阴也，为阴之外，其义为开，厥阴者一阴也，为阴之尽，其义为阖；少阴者二阴也，为阴之中，其义为枢。非枢则无所主，非阖则无所入，非开则无所出，诚离之不能以无合也，此三阴经之所以不得相失也。其脉搏击于手，脉宜主沉，然勿至太沉，彼此相似，方为一体，虽有三阴之分，而不得有三阴之异，其实名之曰一阴也。一阴者，脉之皆为阴也，所谓三阴之离合者如此。"其认为六经分则三阴三阳，各司开合枢，各为其用；合则一阴一阳，表里同为一气，是为一个整体。

马莳曰："此即六经而示以阴阳雌雄之义也。三阳者，即太阳也，太阳为表之经，复庇群生，尊犹父也。二阳者，即阳明也。阳明为表之维，捍卫诸部，所以为卫也。一阳者，即少阳也，少阳为表之游部，布络诸经，所以为纪也。三阴者，即太阴也，太阴为里之经，长养诸经，尊犹母也。二阴者，即少阴也，少阴为里之维，生由此始，所以为雌也。一阴者，即厥阴也，厥阴为里之游部，将军谋虑，所以为独使也。"进一步阐明了三阴三阳的含义、功用及主次关系。

（四）三阴三阳六经模式的完善

在《内经》的六经分类病证中，往往多以足六经为主，而不谈手经。因足部经络是六经从胸腹部的直接延伸，符合六经三阴三阳在人体胸腹部的划分方式，即三阳经，太阳在后、阳明在前、少阳在外侧，"外者为阳，内者为阴"，故足三阴经在下肢的内侧。又因手部经络在最初阶段还不够完整，也未有直行于胸部的文献记载，所以足六经不仅从数目还是经络的划分都比较符合三阴三阳理论，从而率先引用为三阴三阳的命名方式。

1.《内经》六经通为十二经

"帝曰：愿闻十二经脉之终奈何？岐伯曰：太阳之脉，其终也，戴眼反折瘛疭，其色白，绝汗乃出，出则死矣。……少阳终者……阳明终者……少阴终者……太阴终者……厥阴终者……此十二经之所败也。"（《素问·诊要终经论》）

虽然黄帝问"十二经脉之终奈何"，但岐伯仅回答了六经的临终证候，而文章结尾又总结性指出"此十二经脉之所败"。

"帝曰：善。愿闻六经脉之厥状病态也。岐伯曰：巨阳之厥……阳明之厥……少阳之厥……太阴之厥……少阴之厥……厥阴之厥……太阴厥逆……少阴厥逆……厥阴厥逆……手太阴厥逆……手心主少阴厥逆……手太阳厥逆……手阳明少阳厥逆……"（《素问·厥论》）

黄帝问"六经脉之厥状病态"，岐伯不仅论述了六经之厥，还兼论了手太阴厥逆、手少阴、手太阳、手阳明少阳厥逆。

"帝曰：能知六经标本者，可以无惑于天下。岐伯曰：博哉圣帝之论！臣请尽意悉言之。足太阳之本……足少阳之本……足少阴之本……足厥阴之本……足阳明之本……足太阴之本……手太阳之本……手少阳之本……手阳明之本……手太阴之本……手少阴之本……手心主之本……"（《灵枢·卫气》）

黄帝虽说"知六经标本者，可以无惑于天下"，但岐伯却详细阐述了十二经的标本，可见《内经》在当时常以六经通指十二经络。

2. 六经从足到手的演变

马王堆出土医帛《阴阳十一脉灸经》中以三阴三阳命名的只有八脉：钜（太）阳脉、少阳脉、阳明脉、大（太）阴脉、厥阴脉、少阴脉，臂钜（太）阴脉和臂少阴脉（其余三脉分别称作"肩脉""耳脉""齿脉"）。八脉中两臂脉之名为后来加入，原始的名称只有太阳脉、少阳脉、阳明脉、太阴脉、厥阴脉、少阴脉六个，先与三阴三阳配应的是足六经，以后加上了臂太阴和臂少阴二脉。肩脉、耳脉、齿脉可能是其他更早的命名方式，如《素问·刺腰痛》中的"解脉""会阴之脉""昌阳之脉""飞阳之脉"亦可认为是三阴三阳之外的原始命名方式。《足臂十一脉灸经》臂三阳经的出现是《阴阳十一脉灸经》按三阴三阳的进一步命名化，其较后者多了"臂泰（太）阳""臂少阳""臂阳明"，可以认为是"肩脉""耳脉""齿脉"的演变，《阴阳十一脉灸经》的"钜阳脉"的术语很有可能是《素问·热论》的遗留，其太阴脉是"被胃"，而《素问·热论》篇中太阴脉是"布胃中"，说明两者存在共性。故其理论先后形成顺序可能为：《素问·热论》篇的"六经"在先，然后为《阴阳》《足臂》的"十一经"，最后发展为完善的《灵枢·经脉》"十二经"。

总之，经脉从足六经到十一经，再到十二经，不断发展，并按照三阴三阳的理论框架逐步完善。然而《素问·热论》中关于六经与脏腑关系的描述还很简单，不够完善，如"少阳主骨""太阴脉布胃中""少阴脉贯肾络于肺"和"厥阴脉循阴器而络于肝"，直至《灵枢·经脉》十二经脉循行描述才更为精确，经络与脏腑的关系才趋于完善，至此，六经以三阴三阳模式完全建成。

第三章 伤寒"六经"

张仲景（公元150-219年），南郡涅阳人。《明医录》载："南阳人，名机，仲景乃其字也。举孝廉，官至长沙太守。始受术于同郡张伯祖。时人言，识用精微，过其师。所著论，其言精而奥，其法简而详，非浅闻寡见所能及。"东汉末年疾疫流行，仲景家族两百多人，不到十年时间死亡了三分之二，其中死于伤寒病的则占十分之七，此为张仲景著书的动机。其勤求古训，博采众方，结合自己的临证经验，终于写成对后世影响极深的著作——《伤寒杂病论》。《伤寒杂病论》原著十六卷，建安末年仲景去世后随之散乱，直至魏太医令王叔和整理残篇遗著（公元220-235年），命名为《张仲景方》十五卷。

《隋书·经籍志》记载：《张仲景方》十五卷，仲景后汉人；梁有《张仲景辨伤寒》十卷，亡；《张仲景评病药方》一卷；《张仲景疗妇人方》二卷。

《旧唐·经籍志》记载：《张仲景药方》十五卷，王叔和撰。

《新唐书·艺文志》记载：王叔和《张仲景药方》十五卷，又《伤寒卒病论》十卷。

以上说明《张仲景方》已经演变分离出多个版本。至北宋年间，政府指令林亿等人校正医书，把开宝年间节度使高继冲进上的古《伤寒论》传本加以校正并颁行于世，成为现在通行的《伤寒论》版本。

《伤寒论》从问世至今已有约2000年，后世研究仲景学说的专著超过1000种，论文多达2万余篇，形成了中国历史上蔚为壮观的《伤寒论》研究现象。因其为我国第一部理法方药完备的医书，对临床治疗有着巨大的指导意义，故被历代医家所重视。日本汉方医界的汤本求真给予极高的评价："本于伤寒之诊断、疗法，推述万病之证治，能悟其真髓，则万病之治如示诸掌。""伤寒"的这一概念，源于《内经》"今夫热病者，皆伤寒之类也……"（《素问·热论》）综观《伤寒论》十卷二十二篇，皆言辨病、辨脉、辨证论治，病分三阴三阳病，而未曾直接提及"六经"。宋代朱肱在其《类证活人书》中，首次将《伤寒论》中的"三阴三阳"以"六经"称之，"伤寒诸家方论不一，独伊尹、仲景之书，犹六经也。其余诸子百家，时有一得，要之不可为法，又况邪说妄意"。自此，伤寒"六经"的实质便成为历代中医学家研究《伤寒论》不可跨越的焦点。

一、《伤寒论》的学术源流

《内经》"六经"体系的出现早于《伤寒论》的"六经",对于《伤寒论》的学术源流目前有以下两种说法：

一是来源于《内经》，即《伤寒论》序中说："撰用《素问》《九卷》《八十一难》《阴阳大论》《胎胪药录》，并平脉辨证，为《伤寒杂病论》合十六卷……"另外《伤寒例》也引用了《素问·热论》中的部分内容，如："若两感于寒者，一日太阳受之，即与少阴俱病，则头痛、口干、烦满而渴……；二日阳明受之，即与太阴俱病，则腹满身热、不欲食、谵语……；三日少阳受之，即与厥阴俱病，则耳聋，囊缩而厥，水浆不入，……不知人者，六日死。若三阴三阳、五脏六腑皆受病，则荣卫不行，脏腑不通，则死矣。"

二是来源于《汤液经法》，即《针灸甲乙经》序中说："仲景论广伊尹《汤液》为数十卷，用之多验。近代太医令王叔和撰次仲景，选论甚精，指事可施用。"

二、《内经》与《伤寒论》之"六经"异同

《素问·热论》篇指出："今夫热病者，皆伤寒之类也……"，并进一步论述了六经的发病证候及其传变次序。《内经》"六经"病与《伤寒论》中的"六经"病的名称及排列次序相同。但症状不尽相同，见表1-3。

表1-3 《素问·热论》与《伤寒论》的"六经"对比

	《素问·热论》	《伤寒论》
太阳	头项痛，腰脊强	恶寒发热、头痛、身疼、项背强等
阳明	身热目痛而鼻干，不得卧也	身热汗出、口渴、便结腹满等
少阳	胸胁痛而耳聋	往来寒热、胸胁苦满、口苦、咽干、目眩、耳聋等
太阴	腹满而嗌干	腹满、吐利、食不下、时腹自痛等
少阴	口燥舌干而渴	但欲寐、恶寒身蜷、四肢厥逆等
厥阴	烦满而囊缩	消渴、气上冲心、心中疼痛、下利、厥热往复等

　　两者对照，有相同点（太阳、太阴相同），也有不同之处（阳明、少阳部分相同，少阴、厥阴完全不同）。且《素问·热论》诸证与《伤寒论》诸证对比，只有热证和实证，而无虚证、寒证，之所以症状有同有异，清代医家程郊倩认为，热病与伤寒传经同，但病因不同，故症状不同。其在《伤寒论后条辨》中解释说："热病之状，其得类于伤寒者，以六经之所主，及其脉之所夹、所络、所循、所布、所贯、所系等，同于伤寒，人可于此识腑脏之经脉耳。究竟伤寒是寒，热病是热，类中自有不类处。人当于此别见症之源头也。一日巨阳受之，头项痛，腰脊强，类也；其不类者，伤寒必恶寒，此不恶寒，表里皆热故也。二日阳明受之，身热目痛鼻干不得眠，类也；其不类者，伤寒入胃，此不入胃，入胃则不传故也。三日少阳受之，胸胁痛而耳聋，类也；其不类者，伤寒则往来寒热，此不往来寒热，有半里热，无半表寒故也。伤寒则三阳为尽，三阴方受邪，热病则三阳证不罢，三阴证紧挨上；伤寒则三阳经属热，三阴经属寒，热病则三阳三阴，只有热而无寒。盖此热自冬不藏精而伤于寒时，已从脏气酿成，至春阳发动，从前所酿之脏气，尽成病气，分布出来，虽经络有三阳三阴之不同，而所受者，只此阳热之一气为布现。四日轮太阴受之，则腹满嗌干，全不类伤寒腹满吐利食不下之太阴也。五日轮少阴受之，则口燥舌干而渴，虽类伤寒少阴负趺阳之一证，而总不类伤寒脉微细、但欲寐之少阴也。六日轮厥阴受之，则烦满而囊缩。在伤寒烦或有之，而却不类伤寒食不下、下即吐蛔之厥阴也。伤寒三阴受病，不及三阳，三阳受病，不及三阴，以五脏六腑表里各别故也……视伤寒何啻天渊，岂可混也？"清代医家柯琴在其《伤寒论翼·六经正义》中说："夫热病之六经，专主经脉为病，但有表里之实热，并无表里之虚寒。虽因于伤寒，已变成热病，故竟称热病，而云伤寒之类。要知《内经》热病，即温病之互名，故无恶寒症，但有可汗可泄之法，并无可温可补之例。观温病名篇，亦称评热病论，其义可知矣。"从其论述中可见热病与温病无异，虽以经脉为病，但只有热证并无寒证，不可温补，故与伤寒六经有异。

三、《伤寒论》之"六经"传变

《伤寒论》：

"伤寒一日，太阳受之，脉若静者，为不传；颇欲吐，若躁烦，脉数急者，为传也。"

"伤寒二三日，阳明、少阳证不见者，为不传也。"

"伤寒三日，三阳为尽，三阴当受邪，其人反能食而不呕，此为三阴不受邪也。"

"伤寒三日，少阳脉小者，欲已也。"

"传"是指病证循着一定的趋向发展，"变"则是指病证在某些特殊条件下不循一般规律而出现性质的改变，传变常互称。"伤寒一日，太阳受之，脉若静者，为不传；颇欲吐，若躁烦，脉数急者，为传也""伤寒二三日，阳明、少阳证不见者，为不传也"，从此可看出其与《素问·热论》的传变次序相同，即一日巨阳，二日阳明，三日少阳。"太阳病，头痛至七日以上自愈者，以行其经尽故也。若欲作再经者，针足阳明，使经不传则愈。"此条按《素问·热论》日传一经解释从太阳、阳明最后到厥阴，七日后再次传阳明，实属矛盾。"伤寒三日，三阳为尽，三阴当受邪，其人反能食而不呕，此为三阴不受邪也""伤寒三日，少阳脉小者，欲已也"，此两条又似乎与《素问·热论》日传一经的说法相吻合。

章太炎在其《论〈伤寒论〉原本及注家优劣》说："《伤寒论》自王叔和编次逮及两宋，未有异言。叔和之失，独在以《内经》一日一经之说强相附会，遂失仲景大义。按《论》云：'病有发热恶寒者，发于阳也；无热恶寒者，发于阴也。发于阳，七日愈，发于阴，六日愈。'此为全书起例。阳即太阳，阴即少阴。七日愈，六日愈，则未传经甚明。病有发于阴者，则阴病不必自阳而传又甚明。"

1. 越经传、直中及表里传

《伤寒论》还有不同于《内经》特殊的传经模式——越经传、直中及表里传。太阳之邪不解，传经可循经传阳明，也可越经传入少阳，至于先传哪条经无固定模式，如第 56 条 "伤寒不大便六七日，头痛有热者，与承气汤"。第185 条 "本太阳病，初得病时发其汗，汗先出不彻，因转属阳明也。伤寒发热，无汗，呕不能食，而反汗出濈濈然者，是转属阳明也"。第 266 条 "本太阳病，不解，转入少阳者，胁下硬满，干呕不能食者，往来寒热，尚未吐下，脉沉紧者，与小柴胡汤"。太阳之邪也可以不经阳明与少阳而传入少阴，如太阳病篇第 61 条 "下之后，复发汗，昼日烦躁不得眠，夜而安静，不呕，不渴，无表证，脉沉微，身无大热者，干姜附子汤主之"。有病邪不经三阳次序，发病即为少阴的直中传经形式，如第 304 条 "少阴病，得之一二日，口中和，其背恶寒者，当灸之"。元代王好古在《阴证略例》中云："何谓少阴证？少阴肾之经，主脉微细，心烦但欲寐，或自利而渴。经云：一二日少阴病者，何也？谓初中病时，腠理寒，使入阴经，不经三阳也。"此外还有脏病还腑、阴病出阳，如 293 条 "少阴病、八九日，一身手足尽热者，若热在膀胱，必便脓血也",此为少阴肾病,化生内热,热移膀胱。

2. 合病与并病

（1）合病

伤寒病可二经或三经同时受邪,起病无先后顺序,即同时出现各经主症,称为"合病"。《景岳全书·伤寒典》曰:"合病者,乃两经三经同病也。如初起发热恶寒头痛者,此太阳之证,而更兼不眠,即太阳阳明合病也;若兼呕恶,即太阳少阳合病也。若发热不眠,呕恶者,即阳明少阳合病也。若三者俱全,便是三阳合病。"

太阳与阳明合病,如第 32 条"太阳与阳明合病者,必自下利,葛根汤主之";第 33 条"太阳与阳明合病,不下利但呕者,葛根加半夏汤主之";第 36 条"太阳与阳明合病,喘而胸满者,不可下,宜麻黄汤"。太阳与少阳合病,如第 172 条"太阳与少阳合病,自下利者,与黄芩汤;若呕者,黄芩加半夏生姜汤主之"。少阳与阳明合病,如第 256 条"阳明少阳合病,必下利,其脉不负者,为顺也;负者,失也。互相克贼,名为负也。脉滑而数者,有宿食也,当下之,宜大承气汤"。三阳合病,如第 219 条"三阳合病,腹满,身重,难以转侧,口不仁,面垢,发汗则谵语,遗尿。下之则额上生汗,手足厥冷。若自汗出者,白虎汤主之";第 268 条"三阳合病,脉浮大,上关上,但欲眠睡,目合则汗"。

（2）并病

伤寒一经病证未解,又出现另一经病证,其病证出现有先后顺序,称为"并病"。《景岳全书·伤寒典》曰:"并病者,一经先病,然后渐及他经而皆病也。如太阳先病,发热头痛,而后见目痛、鼻干不眠等症者,此太阳并于阳明也;或后见耳聋胁痛,呕而口苦等证者,此太阳并于少阳也。"

太阳与阳明并病,如第 48 条"二阳并病,太阳初得病时,发其汗,汗先出不彻,因转属阳明,续自微汗出,不恶寒";第 220 条"二阳并病,太阳证罢,但发潮热,手足漐漐汗出,大便难而谵语者,下之则愈,宜大承气汤"。太阳与少阳并病,如第 142 条"太阳与少阳并病,头项强痛,或眩冒,时如结胸,心下痞硬者,当刺大椎第一间、肺俞、肝俞,慎不可发汗。发汗则谵语,脉弦。五六日谵语不止,当刺期门";第 150 条"太阳少阳并病,而反下之,成结胸,心下硬,下利不止,水浆不下,其人心烦";第 171 条"太阳少阳并病,心下硬,颈项强而眩者,当刺大椎、肺俞、肝俞,慎勿下之"。

四、《伤寒论》之"六经"次序

《素问·热论》的次序为太阳→阳明→少阳→太阴→少阴→厥阴。《伤寒论》的次序与《素问·热论》相同。对此有些学者提出质疑，如明代戴元礼在《证治要诀》中说："兼太阳在表，少阳表里之间，阳明在里，自外渐入内，次第正当如此。果如伤寒论中所说，一日太阳，二日阳明，三日少阳，岂可第二日病在里，第三日方半表半里乎。"陆渊雷在《伤寒论今释·卷三》中云："仲景次少阳篇于阳明篇后，沿热论之名也。然仲景之少阳，来自太阳，传诸阳明……次少阳篇于阳明篇之后者。仲景之不得已，亦仲景之不彻底也。"日人山田氏云："盖邪之中人，始于太阳，中于少阳，终于阳明，自表入里，由轻而重，势之必然也。"戴元礼、陆渊雷及山田氏均认为少阳顺序应该在阳明之前。

成都中医学院主编《伤寒论讲义》（1964年版），认为六经的顺序是太阳、阳明、少阳、太阴、厥阴、少阴。理由如下：①自然界季节阴阳更迭的理论为冬至一阳生，夏至一阴生和"少"、"太"为阴阳消长的"始"与"极"，认为自然界的情况是少阳（1–2月）、阳明（3–4月）、太阳（5–6月）、少阴（7–8月）、厥阴（9–10月）、太阴（11–12月）。②《内经》有"太阳为开，阳明为阖，少阳为枢""太阴为开，厥阴为阖，少阴为枢"。③从实际情况分析，少阴病的病情多较厥阴为重，故将少阴病列于厥阴病之后。

也有学者主张《伤寒论》六经无次第，如清代高学山在《伤寒辨似》中说："仲景伤寒论原书。必不从六经分篇。当只是零金碎玉。挨次论去耳。分从六经者。其王叔和之臆见。而后人承其陋耶。盖病虽不能逃六经。而六经亦何能限病哉。既从六经分篇。则一病而界于两经之间。及一条而有二三经之变症者，将何所收受乎。且不必逐条冠之。曰太阳病、阳明病等之字样矣。"

《伤寒论》是包含外感热病与杂病的，太阳—阳明—少阳—太阴—少阴—厥阴的六经顺序是共性，代表着外感病邪进入人体，与人体正气相抗衡所出现的不同情况，其有共性也有特殊性，虽然大部分多从太阳开始，但也可以从各经自发，其不一定是按照六经常规次序进行传变，所以不要把每一种疾病的传变认为是固定不变的。即有的可以从太阳病始发，有的可以从阳明病或少阳病始发，甚至有的可以直接发于三阴病。因此，不可能每一种病的传变方式都是固定不变的，即使同一种病，在它的整个传变过程中，也并不是六经证候全部出现。

五、历代医家对《伤寒论》六经实质诠释

章太炎曾说："《伤寒论》自王叔和编次，逮及两宋，未有异言。"说明对于《伤寒论》的诠释自宋朝才开始兴盛，而对于《伤寒论》"六经"实质的诠释，各家观点不一，但各有发挥，形成了众多的学说，现大致归纳如下。

（一）经络说

对《伤寒论》"六经"的诠释始于宋代朱肱，其以经络释伤寒，在《类证活人书》中设经络图，并提出："治伤寒先须识经络，不识经络，触途冥行，不知邪气之所在，往往病在太阳，反攻少阴，证是厥阴，乃和少阳，寒邪未除，真气受毙。"其还提出根据《素问·热论》《素问·经脉篇》中所涉及的经络相关症状，进而辨《伤寒论》六经之病，如"发热恶寒，头项痛，腰脊强，则知病在太阳经也。身热目疼，鼻干不得卧，则知病在阳明经也。胸胁痛耳聋，口苦舌干，往来寒热而呕，则知病在少阳经也。腹满咽干，手足自温，或自利不渴，或腹满时痛，则知病在太阴经也。引饮恶寒，或口燥舌干，则知病在少阴经也。烦满囊缩，则知病在厥阴经也""足太阳膀胱之经，从目内眦上头连于风府，分为四道，下项并正别脉上下六道以行于背……必发热而恶寒，缘头项腰脊，是太阳经所过处，今头项痛，身体疼，腰脊强，其脉尺寸俱浮者，故知太阳经受病也"。汪、尤二人皆倡其说。另清代汪琥在《伤寒论辨证广注》中曰："伤寒之病必传经络，则十二经之在手足者，不可不兼图也……""伤寒经络仲景书止分六经，不言手足，其实则合手经而皆病……"清代尤在泾在《伤寒贯珠集》中说："人身十二经络，本相联贯，而各有畔界。是以邪气之中，必各有所见之证与可据之脉。仲景首定太阳脉证曰脉浮头项强痛恶寒，盖太阳居三阳之表，而其脉上额交巅，入络脑，还出别下项。故其初病，无论中风伤寒，其脉证皆如是也。"

运用经络的六经来解释《伤寒》的六经也有着许多牵强附会之处，如经络的六经其实是手足各六经合为十二经，而《伤寒》只有六经，所以数不相符，于是就出现了传足不传手之说。如北宋名医韩祗和在《伤寒微旨论》说："今经中论其伤寒病所传受，而不传于手之三阳三阴，古今未见其说焉。且人之生也，禀天地阴阳气，身半以上同天之阳，身半以下同地之阴，或四时有不常之气，阳邪为病，则伤于手经也；阴邪为病，则伤于足经也。故冬毒之气则中于足经矣。易云'水流湿，火就燥'是也。《太阴阳明论》：'阳受风气，阴受湿气。'注云：'同气相求尔。'又曰：'伤于风者，上先受之；伤于湿者，

下先受之.'注云:'阳气炎上故受风,阴气润下故受湿,盖同气相合尔.'《至真要大论》云:'身半以上,其气三天之分也,天气主之;身半以下,其气三地之分也,地气主之.'注云:'当阴之分,冷病归之;当阳之分,热病归之.'《脉要精微论》云:'故中恶风,阳气受之也.'以此为证,即寒毒之气只受于足之三阳三阴明矣."此为"传足不传手"之说首倡。

(二)脏腑说

施家珍:"《伤寒论》六经和脏腑经络有一定关系。从《内经》关于阴阳学说的大法来看,则阳主外,阴主内,阳道实,而阴道虚,两者是一致的。三阴之证皆主里,非里虚寒证,即里虚热证,以阴道虚也。三阳之证皆为实,有热实,有寒实(如三物白散证、瓜蒂散证),以阳道实也。五脏以心、肺为阳,故仲景以心肺之证系之于三阳,六腑为阳,故仲景以六腑之证属之三阳。"施家珍以脏腑释六经,但只提出三阳,并未提及三阴。鲁福安同意施家珍的观点,其说:"六经之中除表现有本经所属脏腑的病变以外,还包括有不少他经所属脏腑的病变。"并进一步补充了三阴,"六腑为阳而五脏为阴,五脏又以心(心包)、肺为阳,故心(心包)、肺以及六腑这九经的病证,大多系于三阳,而肝、脾、肾三经的病证,则常系于三阴"。

何志雄认为:"《伤寒论》六经,是为认识外感疾病的需要,在藏象学说的基础上,对人体功能作出的另一层次的概括。首先将脏腑功能分为阴阳两大类;五脏属阴,六腑属阳;然后再根据各脏腑的不同功能以及所属的经络不同的循行部位,分为三阴三阳,名之曰太阳、阳明、少阳、太阴、少阴、厥阴,这便是伤寒六经……《伤寒》六经是以阴阳五行学说,脏腑经络气血学说为指导,对人体功能活动所作的一种概括,是认识外感疾病的需要,这些功能,以脏腑为主,旁及经络。"

(三)六部说

明代方有执在《伤寒论条辨》中说:"六经之经,与经络之经不同。六经者,犹儒家六经之经,犹言部也。部,犹今六部之部,手足之分上下,犹宰职之列左右。圣人之道,三纲五常,百行庶政,六经尽之矣。天下之大,事物之众,六部尽之矣。人身之有,百骸之多,六经尽之矣""太阳者,风寒之着人,人必皮肤当之,当之则发热,热在皮肤,皮肤在躯壳之外,故曰表。有汗无汗在荣卫,荣卫亦在表,表合太阳足膀胱经""阳明者,风寒之邪过皮肤而又进,接皮肤者肌肉也,不曰肌肉而曰阳明者,肌肉居五合之中,为躯壳之正，内与阳明足胃合也""少阳者，邪过肌肉而又进，则又到躯壳之内，腑脏之外，所谓半表半里者，少阳足胆经之合也""太阴脾也，脾居中而阴事，故次少阳而为三阴之先受，少阴肾也，厥阴肝也"，方有执把六经比喻成六个职能部门，并按部位解释疾病的传变过程。

（四）六气说

古人发现以经络释《伤寒》六经理论并不完善，故根据《素问·六微旨大论》"少阳之上，火气治之，中见厥阴。阳明之上，燥气治之，中见太阴。太阳之上，寒气治之，中见少阴。厥阴之上，风气治之，中见少阳。少阴之上，热气治之，中见太阳。太阴之上，湿气治之，中见阳明。所谓本也。本之下中之见也，见之下气之标也。本标不同，气应异象"及《素问·至真要大论》"少阳太阴从本，少阴太阳从本从标，阳明厥阴不从标本，从乎中也。故从本者化生于本，从标本者有标本之化，从中者以中气为化也"中的标本中气互见理论及天人相应的整体观念，结合《伤寒论》的辩证思想创立了六气说，其以张志聪、张令韶为代表。

张志聪在《伤寒论集注》中说："本论太阳、阳明、少阳，三阳也，太阴、少阴、厥阴，三阴也。三阳三阴谓之六气，天有此六气，人亦有此六气。无病则六气运行，上合于天，外感风寒，则以邪伤正，始则气与气相感，继则从气而入于经。世医不明经气，言太阳便曰膀胱，言阳明便曰胃，言少阳便曰胆。迹其有形亡乎无形，从其小者，失其大者，奚可哉""太阳、阳明、少阳，太阴、少阴、厥阴，乃人身经气，而各有分部。太阳分部于背，阳明分部于胸，少阳分部于胁，太阴分部于腹，少阴分部于脐下，厥阴分部于季胁、少腹之间，如七政丽天，各有方位"。其认为天之六气内合于人体之六气，人体六气是气化、经络、脏腑的统一体。

张令韶《伤寒论直解》中说："三阴三阳，上奉天之六气，下应地之五行，中合人之脏腑，合而为一，分而为三""仲景序云，撰用《素问》《九卷》《阴阳大论》，是以本文中无非阐发五运六气、阴阳交会之理，故解内亦以经解经，罔敢杜撰，以贻天下后世之讥。"

陈修园亦赞同以六气理论释六经，其认为"六气之标本中气不明者，不可以论《伤寒论》"。刘渡舟教授也指出："标本中气的气化学说，有辩证法思想和唯物论的观点，它能系统地分析六经的生理病理以及发病之规律而指导临床，并为历代医家所重视。"

（五）画限辖病说

程郊倩在《伤寒论后条辨》中说："经犹言界也，经界既正，则彼此可以分疆；经犹言常也，经常既定，则徒更辄可穷变。"并指出"伤寒之定六经，无非从深浅而定部署，以皮肤为太阳所辖，故署之太阳，肌肉为阳明所辖，故署之阳明，筋脉为少阳所辖，故署之少阳云耳；所以华佗曰，伤寒一日应皮，二日在肤，三日在肌，四日在胸，五日在腹，六日入胃，只就躯壳间约略及浅深，而并不署太阳、阳明等名，然则仲景之分太阳、阳明等，亦是画限之意，所以辖病也。"程郊倩认为《内经》的"六经"与《伤寒论》的"六经"有所不同，并指出后者之"六经"仅仅是统属证候的代名词。

（六）地面经界观说

柯韵伯认为："六经之理因不明，而仲景平脉辨症，能尽愈诸病之权衡废矣。夫热病之六经，专主经脉为病，但有表里之实热，并无表里之虚寒。"其在认同经界观的同时，进一步提出："夫仲景之六经，是分六区地面，所赅者广，虽以脉为经络，而不专在经络上立说……请以地理喻，六经犹列国也。腰以上为三阳地面，三阳主外而本乎里。心者三阳夹界之地也。内由心胸，外自巅顶，前至额颅，后至肩背，下及于足，内合膀胱，是太阳地面。此经统领营卫，主一身之表证，犹近边御敌之国也。内自心胸至胃及肠，外自头颅，由面至腹，下及于足，是阳明地面。由心至咽，出口颊，上耳目，斜至巅，外自胁内属胆，是少阳地面。此太阳差近阳明，犹京畿矣。腰以下为三阴地面，三阴主里，而不及外。腹者三阴夹界之地也。自腹由脾及二肠魄门，为太阴地面。自腹至两肾及膀胱溺道，为少阴地面。自腹由肝上膈至心，从胁肋下及于小腹宗筋，为厥阴地面。此经通行三焦，主一身之里证，犹近京夹辅之国也。太阴阳明，同居异治，犹周、召分政之义。四经部位，有内外出入，上下牵引之不同，犹先王分土域民，犬牙相制之理也。"柯韵伯认为《伤寒论》的"六经"包含的不仅仅是经络，还包括了有联系的脏腑器官组成的大的地面，是脏腑经络及与病理相关组织功能的高度概括。

（七）脏腑经络气化说

全国中医学院试用教材重订本《伤寒论讲义》（上海科技出版社出版）指出：六经实际上包括十二经，联系着整个五脏六腑，它们之间有着不可分割的相互关系。气化又是脏腑经络生理功能活动的表现，气化的正常与异常，在一定程度上可以说明生理或病理的现象。也就是说，气化离开了脏腑经络，就失去了物质基础；脏腑经络离开了气化，就反映不出其功能活动。

（八）脏腑气机升降说

刘保和认为："气机升降的基本形式是阴升、阳降、阴出、阳入，并为以中土为枢轴，火、金、水、木为轮周的协调运转所体现。人体生理和病理状态，是气机升降正常和异常的反应。"并提出太阳病是营卫出入之机的失调，阳明病是阳土之气的不降，少阳病是气机升降道路的不畅，太阴病是阴土之气的不升，少阴病是水火升降的失常，厥阴病是气血升降的逆乱。

（九）证候群说

最早提出这一观点的是陆渊雷，其在《伤寒论今释》中说："太阳阳明等六经之名，其源甚古，而其意义所指，递有不同。最初盖指经络……其次指气化……最后则指热病之证候群，为汤液家所宗，《伤寒论》及《素问·热论》是也。"

陈邦贤、俞长荣皆执此说，陈邦贤认为："伤寒六经，它是从阴阳而发生的，太阳、阳明、少阳，叫做三阳；太阴、少阴、厥阴，叫做三阴；三阴三阳统称为六经；就是六类证候群，一切外感疾病，都可以分做六大类。"俞长荣在其《伤寒论汇要分析》中说："《伤寒论》虽援用《内经》六经之名，但内涵已经改变。太阳、阳明、少阳、太阴、少阴、厥阴是作为病证名，每个病都有它独具的某些症状和体征，即证候，因此把它们理解为外感发热疾病过程中某一阶段所出现的证候群是对的。"

牛元起亦有所发挥，其认为："把六经理解为证候类型的抽象概括，并不是否认它与脏腑、经络、气血、营卫……有关系；恰恰相反，它能更准确、更客观地反映脏腑、经络、气血、营卫的病理而不囿于经络之狭。临床诊病也正是从证候入手，从分析辨别证候中得出病因、病位、病性、病势，得知脏腑经络气血营卫的病理变化，得知证属何经。"

（十）综合体说

姜春华认为："《伤寒论》六经之名来自《内经》，但其内容实质已非经络之旧，作者融会《内经》全部阴阳概念，包括了表里寒热虚实经络脏腑营卫气血邪正消长等，成为一个多种概念的高度综合体。它不是单纯的经络，也不是单纯的地区和病程划分，更不是简单的证候群。后人不从六经全部精神与《内经》的全部阴阳概念来联系体会，而拘于《伤寒》六经中某些符合于《内经》经络途径的证状为说，因此不能阐明仲景六经的实质。吾人欲认识仲景六经，必须从《内经》的全部阴阳概念（包括经络脏府气血营卫等）来理解，决不可单纯地用某些观点来理解，否则就会陷于片面。"

（十一）三焦说

何廉臣于《重订通俗伤寒论》中勘曰："张长沙治伤寒法，虽分六经，亦不外三焦。言六经者，明邪所从入之门，行经之径，病之所由起所由传也。不外三焦者，以有形之痰涎水饮瘀血渣滓为邪所搏结，病之所由成所由变也。窃谓病在躯壳，当分六经形层，病入脏腑，当辨三焦部分。详审其所夹何邪，分际清析，庶免颟顸之弊。其分析法，首辨三焦部分，膈膜以上，清气主之，肺与心也。膈膜以下，浊气主之，脾胃二肠内肾膀胱也。界乎清浊之间者为膈膜，乃肝胆部分也。"其以三焦释六经，认为《伤寒》六经辨证中涵盖着三焦辨证的思想内容。

（十二）营卫说

营卫理论源自《内经》，《灵枢·营卫生会》："人受气于谷，谷入于胃，以传于肺，五脏六腑，皆以受气。其清者为营，浊者为卫，营在脉中，卫在脉外。营周不休，五十而复大会，阴阳相贯，如环无端。"《灵枢·营气》："营气之道，纳谷为宝。谷入于胃，气传之肺，流溢于中，布散于外，精专者，行于经隧，常营无已，终而复始，是谓天地之纪。"《伤寒论》原文中亦有涉及营卫理论的具体描述，如第53条"病常自汗出者，此为荣气和。荣气和者，外不谐，以卫气不共荣气谐和故尔。以荣行脉中，卫行脉外，复发其汗，荣卫和则愈"；第95条"太阳病，发热汗出者，此为荣弱卫强，故使汗出，欲救邪风者，宜桂枝汤"。徐培平教授从营卫角度探讨《伤寒论》六经的实质，其认为脏腑是六经的基础，而其基本的病理环节是六经中运行的血气失和，更深入一步讲是营卫气化失和导致气血津液的紊乱。结合营卫谈气化，气化方不玄虚，结合营卫气化谈脏腑经络气血津液变化，才能揭示六经发病的底蕴，才不失仲景创立之大旨。

（十三）正邪相争阶段说

祝味菊《伤寒质难》中说："师曰：疾病之来，引起体工之反应，不出五种阶段，于意云何？太阳之为病，正气因受邪激而开始合度之抵抗也；阳明之为病，元气偾张，功能旺盛，而抵抗太过也；少阳之为病，抗能时断时续，邪机屡进屡退，抵抗之力未能长相继也；太阴、少阴之为病，正气懦怯，全体或局部之抵抗不足也；厥阴之为病，正邪相搏，存亡危急之秋，体工最后之反抗也。一切时感，其体工抵抗之情形，不出此五段范围，此吾卅年来独有之心得也。"其根据人体正邪抗争的强弱程度，认为六经是伤寒转变的 5 个阶段，并把太阴、少阴之病合为一个阶段。笔者认为，这种划分方法主观地把六经传变的先后次序，固定为疾病发展的各个阶段，完全抛开经络、脏腑、气化等理论，更与外感疾病的越经传变、直中等伤寒理论不符。

（十四）阴阳胜负说

主张依据阴阳失衡的病理变化过程来分析六经实质，如柯雪帆说："外感热病的病变部位虽然离不开脏腑、经络，并且在某个阶段有可能主要表现为某一脏腑、经络的病理变化，但外感热病毕竟是一种全身性的疾病，仅仅用一两个脏腑或一两条经络，显然不能作出完满的解释。众所周知，邪正斗争是外感热病的主要矛盾，而阴阳胜复是邪正斗争的具体表现，它反映了病邪的性质及其变化，人体正气的变化以及邪正双方力量的对比，用阴阳胜复来解释伤寒六经辨证就抓住了邪正斗争这个主要矛盾。用阴阳胜复解释伤寒六经辨证，是从整体出发，从动态变化看问题，比较符合外感热病是全身性疾病、外感热病发展有阶段性这两个特点。因此认为阴阳胜复是《伤寒论》六经辨证的理论基础。"时振声认为："《伤寒论》的六经辨证，是从大量的临床实践中，以阴阳相互消长来说明急性热病的动态变化的，正邪之间的斗争反映了阴阳消长的变化，同时贯穿于整个急性热病的全过程。"

（十五）八纲说

日·喜多村直宽说："本经无六经字面，所谓三阴三阳，不过假以表里寒热虚实之义，因非脏腑经络相配之谓也。此义讨究本论而昭然自彰，前注动辄彼是纽合，与经旨背而驰也……凡病属阳、属热、属实者，谓之三阳；属阴、属寒、属虚者，谓之三阴。细而析之，则邪在表而热实者，太阳也；邪在半表里而热实者，少阳也；邪入胃而热实者，阳明也。又邪在表而虚寒者，少阴也；邪在半表里而虚寒者，厥阴也；邪入胃而虚寒者，太阴也。"

以上将各家的论述，简要分为十五类，精细可达四十余种。但也不是绝对的，各家学说的内容都有着相互关联性，如谈论经络也会涉及脏腑；谈及气化也会涉及脏腑和经络，只是强调的重点不同罢了。所以，《伤寒论》的"六经"是仲景在治疗疾病中提供的一种思维方式，并且与《内经》中的其他理论所不同，需要运用它来达到辨证论治的目的，并合理运用"六经"的辨证论治体系去阐述并治疗复杂的疾病。

第四章　外治六经

一、外治六经的概念

外治六经是通过改善经络间的循环灌注、相互联系及生理特性，以提高脏腑经络功能，恢复人体的平衡状态。其以整体观为基础，结合经络、脏腑、三焦等学说以达到"外治六经、内调脏腑；六经同治、脏腑同调"的目的。通过判断患者外部症状、体征，诊断疾病具体影响的经络（即病经），在治疗病经的同时，兼顾其他经脉，即选取人体三阳经与三阴经进行治疗，以求同时调理六经，提高脏腑经络功能，恢复人体动态平衡，达到治疗疾病的目的。

二、外治六经的意义

中医学认为"人与天地相参，与日月相应"。指出人是"天地合气"的产物，是自然界的一部分。手足三阴三阳经合之为十二条经脉，因左右手（足）相对应的缘故，实际上为二十四条经脉，但同一名称且对称的两条经脉的分布、走行、功能、发病病理等一致，所以也称十二经。中医圣贤发现，一天的十二个时辰是对应人体十二条经脉的。五脏六腑、四肢百骸亦通过经脉相互联系。时辰在变，不同的经脉在不同时辰也有兴衰。所以古人在不同时辰应用针灸等外治法刺激相应的经络穴位，达到调理五脏六腑之平衡。

外治六经即是以调理脏腑气血的阴阳动态平衡为目的，充分发挥外治手段，综合运用多种外治方法，如针刺、艾灸、药熨、熏洗、渍渍、膏药、箍围、推拿、刮痧、拔罐等，从而治疗疾病。

当脏腑气血的阴阳消长处于一种动态平衡的相对稳定状态时，人不容易生病，当这种阴阳平衡失调时，则生疾病，需要通过调理气血、疏通经络，使之恢复平衡，进而达到祛除疾病的目的。但脏腑之间又互含生克制化的关系，所以一旦平衡被打破，往往影响的不仅仅是某一个脏腑或者某一经络，其他脏腑及经络均会受到影响，病程越长受影响的脏腑及经络越多、越广泛。我和恩师毛雨泽先生根据大量临床实践，提炼、总结出"外治六经"，即通过外治调理气血的方法对每个脏腑及每条经络同时进行治疗，进而使身体在较短的时间内恢复平衡。

三、外治六经体系的建立

人体作为一个有机整体，经络之间、脏腑之间、经络与脏腑之间均可相互关联，这便为外治经络、内调脏腑提供了理论依据。例如手足三阴三阳十二条经脉之间存在着"手足同名经脉同气的病理关系"（简称手足阴阳同气理论），即在三阴三阳中，手与足阴阳属性相同的两个脏腑经脉，在生理功能及病理变化上，具有同步变动趋势。

（一）同气为病、同气相诊

同气指的是同名经的同气，经名相同，其气亦同。内经《素问·热论》中的六经是手足经脉"同气"理论的高度概括。

《素问·热论》曰："伤寒一日，巨阳受之，故头项痛，腰脊强。"《灵枢·经脉》指出："小肠手太阳之脉……是主液所生病者……颊肿，颈颔肩臑肘臂外后廉痛""膀胱足太阳之脉……是主筋所生病者……项背腰尻腘腨脚皆痛，小指不用"。可看出太阳经受邪同时包括了手太阳小肠经颈痛和足太阳膀胱经项、背痛的相应症状。

《素问·热论》提出："二日阳明受之，阳明主肉，其脉夹鼻络于目，故身热目疼而鼻干，不得卧也。"《灵枢·经脉》："胃足阳明之脉……是主血所生病者，狂疟，温淫，汗出，鼽衄，口喎唇胗，颈肿喉痹""大肠手阳明之脉……是动则病齿痛颈肿。是主津液所生病者，目黄口干，鼽衄，喉痹，肩前臑痛，大指次指痛不用"。阳明经在手属大肠经，在足属胃经，在生理上，胃与大肠相连，在病理上也息息相关。故阳明经感受热邪，包含了大肠经与胃经的相应受邪症状。

《素问·热论》说："三日少阳受之，少阳主骨，其脉循胁络于耳，故胸胁痛而耳聋。"《灵枢·经脉》曰："胆足少阳之脉……是动则病口苦，善太息，心胁痛……是主骨所生病者……胸胁肋髀膝外至胫绝骨外踝前及诸节皆痛""三焦手少阳之脉……是动则病耳聋浑浑焞焞……是主气所生病者……耳后肩臑肘臂外皆痛"。即由于手足少阳经脉皆从耳后入耳中，出走耳前，布于胸胁之故。

《素问·热论》提出："四日太阴受之，太阴脉布胃中络于嗌，故腹满而嗌干（指咽喉干燥）。"《灵枢·经脉》指出："脾足太阴之脉……是动则病……腹胀善噫……是主脾所生病者，舌本痛，体不能动摇，食不下""肺手太阴之脉……是主肺所生病者，咳，上气喘喝，烦心胸满……"手太阴经脉起于中焦，下络大肠，还循胃口，上膈属肺，从肺系横出腋下（肺系指咽喉）。足太阴经脉上腹，属脾络胃，上膈夹咽。故太阴受邪同时包含了肺经与胃经两经的病理改变。

《素问·热论》说："五日少阴受之，少阴脉贯肾络于肺，系舌本，故口燥舌干而渴。"《灵枢·经脉》提出："肾足少阴之脉……是主肾所生病者，口热舌干""心手少阴之脉……是动则病嗌干心痛，渴而欲饮……"手少阴经脉挟咽，舌乃心之苗窍，足少阴经脉挟舌本，络于心。心为君火，肾属寒水，水火相济，则心肾协调，水不制火，使阴虚火旺，虚热内扰。

《素问·热论》说："六日厥阴受之，厥阴脉循阴器而络于肝，故烦满而囊缩。"《灵枢·经脉》指出："肝足厥阴之脉……是动则病腰痛不可以俯仰，丈夫㿗疝，妇人少腹肿……是肝所生病者……狐疝遗溺闭癃""心主手厥阴心包络之脉……是动则病手心热……甚则胸胁支满，心中憺憺大动……是主脉所生病者，烦心……"肝经受邪则㿗疝、少腹肿，心包经受邪则胸胁支满、烦心。两经受邪合为厥阴病证。

《内经》中的六经证治，说明手足经脉之间在生理功能和病理变化方面有着密切的关系。外治六经理论也认为"六经"同气为病、同气相诊。

以阳明经为例：手阳明、足阳明，二者为同名经，故属同气。同理如太阴经，足太阴与手太阴，属同气。十二经的其余八经，以此类推。在治疗某些经络外候疾病时，手阳明大肠经某循行区域出现状况，不论是痛、痒还是其他症状，可以选择同侧或对侧的足阳明胃经相应区域进行治疗，相关穴区对照见表1-4。

表1-4 手足阳明经相关穴区对照表

	部位	穴位		部位	穴位
	腕	阳溪		踝	解溪
手阳明大肠经	肘	曲池	足阳明胃经	膝	犊鼻
	肩	肩髃		胯	髀关

同理当手太阴肺经某循行区域出现状况，不论是痛、痒还是其他症状，可以选择同侧或对侧的足太阴脾经相应区域进行治疗，见表1-5。

表 1-5 手足太阴经相关穴区对照表

	部位	穴位		部位	穴位
手太阴肺经	腕	太渊	足太阴脾经	踝	商丘
	肘	尺泽		膝	内膝眼

（二）同名经相互衔接

十二正经除了顺逆相接以外，手足同名的三阴经、三阳经也是相互衔接的。这种衔接关系，对人体的病理生理均有影响，生理上，如心肾之气相交即是手足少阴相连的关系；脾气散精，上归于肺，即是因手足太阴相接的缘故；包络相火可以寄附于肝胆，专赖手足厥阴经通连而为之维系。病理上，前文已经提及伤寒六经，也是以此为基础来辨证论治的。手足三阴三阳同名经连接，见表1-6。

表 1-6 手足三阴三阳同名经连接

手经	相接处（或穴）	足经
手太阴	中府穴	足太阴
手少阴	心中	足少阴
手厥阴	天池穴	足厥阴
手太阳	睛明穴	足太阳
手少阳	瞳子髎穴	足少阳
手阳明	迎香穴	足阳明

综上所述，手足经脉之间在生理功能和病理变化方面有着密切的关系，可以在《灵枢》十二经脉的基础上将手足同名经合称六经（图1-7）。

1. 手太阳小肠经和足太阳膀胱经合称太阳经。

2. 手阳明大肠经和足阳明胃经合称阳明经。

3. 手少阳三焦经和足少阳胆经合称少阳经。

4. 手太阴肺经和足太阴脾经合称太阴经。

5. 手少阴心经和足少阴肾经合称少阴经。

6. 手厥阴心包经和足厥阴肝经合称厥阴经。

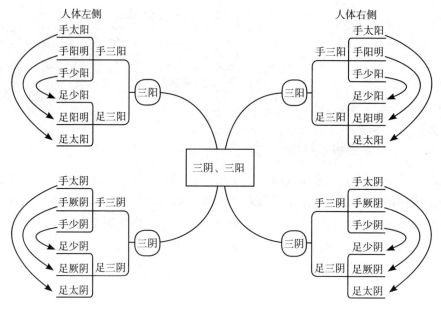

图 1-7　二十四经转归六经图

四、外治六经的特点

临证时研究和解决的是疾病的个性，即某病的特点和治疗方法。前人也研究疾病发展变化规律，但强调其层次和阶段性；也重视脏腑之间的密切关系，但重点仍是某些症状突出的脏腑。故虽有整体意识，但仍然主要是为疾病的个性服务的。前人也有系统治疗思想的萌芽，如伤寒合病、并病思想；脾胃学说升阳、补脾胃、泻阴火的综合运用，还有一些具有系统治疗思想的著名方剂，如防风通圣散、五积散，等等，但其理论和实践还不够完整、成熟，辨证施治、一证一方，仍是中医治疗疾病的基本方法。

而"外治六经，内调脏腑"要解决的是疾病的共性，即同一机体多种疾病对其影响的共同规律，以及通过"外治六经，内调脏腑"调整整体功能来治疗各种疾病。"外治六经，内调脏腑"也重视疾病的个性，但这是在整体战略指导下的战术处理，其观察思考，治疗始终离不开整体。

五、外治六经的选穴

俞募穴、原穴、五输穴均为调理脏腑的要穴，此外腑病还多取下合穴。如《针灸甲乙经》载治疗脏腑胀所取腧穴，五脏胀皆为相应背俞穴和原穴（心脏除外）："心胀者，心俞主之，亦取列缺。肺胀者，肺俞主之，亦取太渊。

肝胀者，肝俞主之，亦取太冲。脾胀者，脾俞主之，亦取太白。肾胀者，肾俞主之，亦取太溪……"《灵枢·九针十二原》提出五输穴为"五脏六腑所出之处"。《素问·奇病论》载治疗胆瘅取下合穴和募穴。"帝曰：有病口苦，取阳陵泉。口苦者病名为何？何以得之？岐伯曰：病名曰胆瘅。夫肝者中之将也，取决于胆，咽为之使。此人者，数谋虑不决，故胆虚气上溢，而口为之苦。治之以胆募俞，治在《阴阳十二官相使》中。"

（一）背俞穴

背俞穴即五脏六腑之气输注于背部的腧穴。《灵枢·背俞》："胸中大腧在杼骨之端，肺俞在三焦之间，心俞在五焦之旁，膈俞在七焦之间，肝俞在九焦之间，脾俞在十一焦之间，肾俞在十四焦之间，皆夹脊相去三寸所，则欲得而验之，按其处，应在中而痛解，乃其腧也。"

背俞穴原本是归属十二经脉的。《内经》以经脉标本形式提出了足三阴经及手少阴经之"标在背俞"。《灵枢·卫气》"足少阴之本，在内踝下上三寸中，标在背俞与舌下两脉也……足厥阴之本，在行间上五寸所，标在背俞也……足太阴之本，在中封前上四寸之中，标在背俞与舌本也……手少阴之本，在锐骨之端，标在背俞也"。《产经》在足太阳膀胱脉图中标注，自至阴上至扶承各十六穴，未包含背俞穴，而是把背俞穴归入相应各经（图1-8）。关于十二经脉与脏腑背俞穴之间的关系，杨上善理解为经脉的循行联系，如其解释足少阴、足厥阴根结："少阴先出涌泉为根，行至踝下二寸中为本，上行至结喉上廉泉为结，上至舌本及肾俞为标……厥阴先出大敦为根，行至行间上五寸所为本，行至玉英、膻中为结，后至肝俞为标，有此不同也。"（《太素·经脉根结》卷十）。

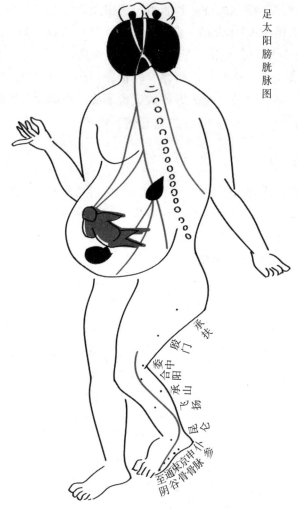

足太阳膀胱脉图

图 1-8 《产经》足太阳膀胱脉图

（二）原穴

原穴是五脏六腑原气在体表表现的位置，是本原的意思。十二经脉各有一原穴，故又名十二原。"五脏有六腑，六腑有十二原，十二原出于四关，四关主治五脏。五脏有疾，当取之十二原。十二原者，五脏之所以禀三百六十五节气味也。五脏有疾也，应出十二原，十二原各有所出，明知其原，睹其应，而知五脏之害矣……凡此十二原者，主治五脏六腑之有疾者也。胀取三阳，飧泄取三阴"（《灵枢·九针十二原》）。原穴位于十二经脉口中或脉口附近，为手足腕踝脉动处，古代医家在这些脉诊处给予相应的针刺或艾灸，以达到调理相应脏腑的治疗目的。所以原穴既是诊病部位，同时也是治疗部位。原穴除了可以治疗五脏病之外，也可以治疗六腑的疾病。

（三）募穴

募穴指脏腑之气汇聚于胸腹部的一些特定穴位。五脏、心包络及六腑各有募穴1个，共12个。十二募穴在胸腹部的位置，与相关脏腑在体内的位置大致对应。其中分布于任脉上的6个募穴为单穴，其余为双穴。《难经·六十七难》载："五脏募穴皆在阴……阳病行阴，故令募在阴……"属阳性的疾病，其病气多行于阴分募穴，故针刺胸腹部的募穴，以疏通行于阴分之病气，达到治疗阳病的目的。故此提示募穴虽可治疗相关脏腑证，但多用于治疗阳性之六腑病证。

（四）五输穴

五输穴首见于《灵枢》，是十二经中分布在肘膝关节以下，从四肢末端，向肘膝方向排列的井、荥、输、经、合五种腧穴的总称。五输穴虽离脏腑位置较远，但仍为脏腑所出之处，对脏腑功能亦有调节作用，故称为"脏俞""腑俞"。《灵枢·九针十二原》："黄帝曰：愿闻五脏六腑所出之处。岐伯曰：五脏五腧，五五二十五腧，六腑六腧，六六三十六腧。经脉十二，络脉十五，凡二十七气，以上下，所出为井，所溜为荥，所注为输，所行为经，所入为合，二十七气所行，皆在五腧也。"《素问·气穴论》："脏俞五十穴，腑俞七十二穴。"（五脏五腧，五五二十五腧，左右合之为五十穴。六腑六腧，六六三十六腧，左右合之七十二穴）

从《灵枢·经脉》"是动"与"所生病"之病候与《明堂经》五输穴所治之证，可见五输穴与相应的经脉、脏腑均有密切关系，故《灵枢·本输》中称其为"五脏六腑之腧"。

足少阴经是动病

是动则病饥不欲食，面如漆柴，咳唾则有血，喝喝而喘，坐而欲起，目䀮䀮如无所见，心如悬若饥状。气不足则善恐，心惕惕如人将捕之，是为骨厥。是主肾所生病者，口热舌干，咽肿，上气，嗌干及痛，烦心，心痛，黄疸，肠澼，脊股内后廉痛，痿厥嗜卧，足下热而痛。

足少阴五输穴主治

涌泉（井）：热中少气，厥寒，烦心不嗜食，咳而短气善喘，喉痹，身热痛，脊胁相引，忽忽善忘。足下清至膝。大便难。少腹中满，小便不利。喑不能言。癫疾。

然谷（荥）：至，互引，身热。寒热。石水。不嗜食，心如悬，戾而乱，善恐，嗌内肿，多羡出，喘，少气，吸吸不足以息。瘅疝。咳唾有血。痿厥，癫疾，洞泄。消渴，黄瘅，足一寒一热，舌纵烦满。喉痹。

太溪（输）：热病汗不出，默默嗜卧，溺黄，少腹热，嗌中痛，腹胀内肿，心痛如锥针刺。疟，咳逆心闷不得卧，呕甚，热多寒少，欲闭户牖而处，寒厥，足热。胞中有大疝瘕积聚，与阴相引而痛，苦涌泄上下出。消瘅，善噫，手足清，大便难，唾轿，口中热，唾如胶。

复溜（经）：疟热，少气，足行寒不能自温，腹真切痛引心。心如悬，阴厥，脚腨后廉急，肠澼便脓血，足跗上痛，舌卷不能言，善笑，足痿不收履。血痔，鼻孔中痛，腹中雷鸣，骨寒热无所安，汗出不休。嗌干，坐起目䀮䀮，善怒多言。风逆，四肢肿。乳难。

阴谷（合）：主男子如蛊，女子如阻，寒热腹遍肿。狂癫。脊内廉痛，溺难，阴痿不用，少腹急引阴及脚内廉（痛）。舌纵涎下，烦闷。妇人漏血，腹胀满不得息，小便黄。

（五）下合穴

下合穴为六腑之气汇注于足三阳经上的 6 个腧穴，与六腑关系密切。故在治疗六腑疾病时除了募穴、原穴、五输穴外，还可以取下合穴治之。

"黄帝曰：余闻五脏六腑之气，荥输所入为合，令何道从入，入安连过，愿闻其故。岐伯答曰：此阳脉之别入于内，属于腑者也。黄帝曰：荥输与合，各有名乎？岐伯答曰：荥输治外经，合治内腑。黄帝曰：治内腑奈何？岐伯曰：取之于合。黄帝曰：合各有名乎？岐伯答曰：胃合于三里，大肠合入于巨虚上廉，小肠合入于巨虚下廉，三焦合入于委阳，膀胱合入于委中央，胆合入于阳陵泉……大肠病者，肠中切痛而鸣濯濯，冬日重感于寒即泄，当脐而痛，不能久立，与胃同候，取巨虚上廉。胃病者，腹䐜胀，胃脘当心而痛，上支两胁，膈咽不通，食饮不下，取之三里也。小肠病者，小腹痛，腰脊控睾而痛，时窘之后，当耳前热，若寒甚，若独肩上热甚，及手小指次指之间热，若脉陷者，此其候也。手太阳病也，取之巨虚下廉。三焦病者，腹胀气满，小腹尤坚，不得小便，窘急，溢则水留，留即为胀，候在足太阳之外大络，大络在太阳少阳之间，亦见于脉，取委阳。膀胱病者，小腹偏肿而痛，以手按之，即欲小便而不得，肩上热若脉陷，及足小趾外廉及胫踝后皆热。若脉陷，取委中央。胆病者，善太息，口苦，呕宿汁，心下澹澹，恐人将捕之，嗌中吤吤然，数唾，在足少阳之本末，亦视其脉之陷下者灸之，其寒热者取阳陵泉。"（《灵枢·邪气脏腑病形》）

此外，《灵枢·经脉》曰："小肠手太阳之脉……络心，循咽下膈，抵胃属小肠……是动则病嗌痛颔肿，不可以顾，肩似拔，臑似折。是主液所生病者，耳聋目黄颊肿，颈颔肩臑肘臂外后廉痛。大肠手阳明之脉……络肺，下膈属大肠……是动则病齿痛颈肿。是主津液所生病者，目黄口干，鼽衄，喉痹，肩前臑痛，大指次指痛不用。"由此可见，手太阳小肠经只是络于小肠腑，而在"是动则病"和"所生病"中并未提及与小肠相关的病候。同样手阳明大肠经只是络于大肠腑，而在"是动则病"和"所生病"中并未提及与大肠相关的病候。《灵枢·终始》更是提出："从腰以上者，手太阴阳明皆主之；从腰以下者，足太阴阳明皆主之。"可以看出，手部的经络主要是用以调节腰以上部位的脏腑，而足部经络主要调节腰以下部位的脏腑。故手阳明经虽然络属大肠，但在治疗上，大肠病候仍取下肢部胃经穴；手太阳经虽络属小肠，而小肠病候仍取下肢胃经穴。

六、六经同治、脏腑同调

（一）调理脏腑取五脏俞

人体机能主要由脏腑的正常生理功能来维持，而脏腑的功能又以五脏为中心。人体的精、气、神皆来源于五脏所藏之精，正气虚弱，责之五脏。以五脏的腧穴进行气血、阴阳的调理，符合"治病必求其本"的基本原则。明代杨继洲《针灸大成·八脉图并治症穴》中提出，治疗血证取五脏俞加血会、六腑俞加血会的方法："五脏结热，吐血不已，取五脏俞，并血会治之：心俞、肺俞、脾俞、肝俞、肾俞、膈俞。六腑结热，血妄行不已，取六腑俞，并血会治之：胆俞、胃俞、小肠俞、大肠俞、膀胱俞、三焦俞、膈俞。"五脏俞同为足太阳膀胱经的腧穴，腧穴之间有着微妙的配伍效果。心俞配脾俞则健脾养心、养血安神；肺俞配肾俞则上下相生、益气培元；肾俞配心俞则水火相济、阴阳平衡；脾俞配肝俞则疏肝理脾、和胃调中。

《素问·阴阳应象大论》云："审其阴阳，以别柔刚，阳病治阴，阴病治阳，定其血气，各守其乡，血实宜决之，气虚宜掣引之。"五脏在腹在里为阴，其气注于背为阳，选背部五脏腧治疗相应的内脏病即是阴病治阳。这也是《难经》中所说的"五脏募皆在阴，而俞在阳者，何谓也？然，阴病行阳，阳病行阴，故令募在阴，俞在阳"。

（二）调理神志取五脏俞

《素问·灵兰秘典论》云："心者，君主之官也，神明出焉。"《灵枢·邪客》

言："心者，五脏六腑之大主也，精神之所舍也……"心与神的关系最为密切，心是精神活动的主宰，但精神活动又不仅仅与心一脏相关。《内经》进一步将神分为五种，即神、魂、魄、意、志，后世称之为"五神"，五神分藏于五脏。《素问·宣明五气》说："心藏神，肺藏魄，肝藏魂，脾藏意，肾藏志，是谓五脏所藏。"

神、魂、魄、意、志都是精神意识、思维活动的一部分，广义上涉及语言、脏腑、肢体以及全身的各项生命活动。魂、魄、意、志都不过是"神"的代名词，其内涵并无本质上的差异，或者说五脏神在本质上是同一的。它们都由心所主，之所以要分出"神藏五"，在于强调心神的活动不是孤立的，五脏皆参与神的活动，每个脏各负责一个部分，彼此相互关联，共同构成了神的功能活动。虽然心是神的主宰，但其主导地位不是一成不变的，当其他脏的功能出现异常，受病之脏对神的影响就上升为主要矛盾，占支配地位，就能够左右神的活动，使之发生异常。这就意味着，当任何一脏发生病变，足以影响到神的时候，都可能出现相同或相类似的神志方面的症状，如失眠、多梦、健忘、烦躁、癫狂、意识不清等。

治病以治神为本，"上工守神"，《素问·宝命全形论》："凡刺之真，必先治神"，病初神损轻者，以语言调其神，复其形，"告之以其败，语之以其善"；神损较重，则应"谨而调之"。治法上，神病同形病一样，从五神脏系统进行辨证论治，如药物、针灸、心理治疗等。神使与否，直接关系到临床疗效，《素问·汤液醪醴论》说："形弊血尽而功不立者何？岐伯曰：神不使也""精神不进，志意不治，故病不可愈"。

神藏于五脏之中，神的功能和五脏的功能相互为用，密切相关，五脏神是机体整体结构功能，而不仅仅是五脏功能的叠加。临床上从背俞穴的整体调理入手，治疗全身机能低下、功能性紊乱、神志病均收到显著的疗效。

综上，背俞穴能使人体从身心两方面恢复健康，所治患者除身体失调得到调整外，治疗后均有精神振作、心情愉悦的感觉。

（三）五脏相系，以外治内

五脏系统相互关联是中医学术思想的基本特征之一，古已有之。

如："五脏相通"（《素问·玉机真脏论》："五脏相通，移皆有次……"）；"五行互含"（敦煌遗书《辅行诀》："经云：在天成象，在地成形，天有五气，化生五味，五味之变，不可胜数。今者约列二十五种，以明五行互含之迹，以明五味变化之用。"）；"五脏互藏"（《类经图翼》："五行者，水火木金土也，第人皆知五之为五，而不知五者之中，五五二十五，而复有互藏之妙焉"）；"五脏穿凿"［明《医学入门》："心与胆相通（心病怔忡，宜温胆为主；胆病战栗癫狂，宜补心为主），肝与大肠相通（肝病宜疏通大肠，大肠病宜平肝经为主），脾与小肠相通（脾病宜泻小肠火，小肠病宜润脾土为主），肺与膀胱相通（肺病宜清利膀胱水，后用分利清浊；膀胱病宜清肺气为主，兼用吐法），肾与三焦相通（肾病宜调和三焦，三焦病宜补肾为主），肾与命门相通（津液胃虚，宜大补右肾），此合一之妙也。"］；"五脏互相关涉"（清《医碥》："五脏互相关涉，则五脏皆得为一脏之病，故有本脏自病者，有他脏传来者，何以别之……"）。

五脏相关学说认为：在人体中，心、肝、脾、肺、肾及其相应的六腑、四肢、皮毛、筋、肉、五官、七窍等组织器官分别组成五个脏腑系统。在生理情况下，本脏腑系统内部、脏腑系统与脏腑系统之间、脏腑系统与人体大系统之间、脏腑系统与自然界和社会之间，存在着横向、纵向和交叉的多维联系，相互促进与制约，以发挥不同的功能，协调机体的正常活动。临床实践证明，五脏的相互关联是客观存在的，并不是抽象的五行生克哲学观念。

基于以上五脏相互关联的理论，通过脏腑同调的办法突出局部，协调整体，让五脏重新达到平衡的同时，使五脏整体的功能水平上升到一个新的层次，使人体的免疫机能整体提高，才是脏腑同调的最终目的。

（1）外治与内治的相同点在于理论相通。《理瀹骈文》曰："外治之理即内治之理，外治之药亦即内治之药，所异者法耳。医理药性无二，而法则神奇变幻。上可以发泄造化五行之奥蕴，下亦扶危救急层见叠出而不穷……世有博通之医，当于此见其才""外治必如内治者，先求其本，本者何？明阴阳，识脏腑也……虽治在外，无殊治在内也"。由此可以看出外治与内治理同法异，因此可以把脏腑同调的内治思想借鉴到外治六经上来。

（2）外治与内治的区别在于外治更加灵活。《理瀹骈文》："至于膏之用药，有不得不与汤头异者，盖汤主专治分六经，用药一病一方，日可一易，故其数精而少。膏主通治统六经，用药百病一方，月才一合，故其数广而多……参诸偶方、复方，更层累其剂，喜其无所窒碍。因思天地之数起于一，而充之以至于十百千万，自有其要。五行亦有相生相制各安其位，以行其权之理。惟膏可不病其多，乃纵心博览，推古人极则变，合则化，有交养，无偏胜，母子相及，手足相关，彻上彻下，隔二隔三，或总或合，或通或移之义。"膏药可通治六经，而同时贴于身体各处，可见外治药物不受内治药物的约束，外治法更加灵活多样，安全系数更高。

（四）外治六经，内调脏腑

中医外治方法众多，由于背部治疗适应证广、疗效好、简便易行，故古代医家非常注重背部的施治，《理瀹骈文》提到："五脏之系咸在于背。前与后募俞亦相应，故心腹之病皆可兼治背，言背而心腹不必言也。背为胸之府也。未至于背则治胸，既至于背，尚必令还反胸膈，始得趋胃趋肠而顺下，岂不费手？治背极妙。"因此，将背部的五脏俞作为外治六经的首选取穴。在选择背俞穴的同时，除在本经上使用外，还可运用五行生克的理论，在相应的经络上使用。

如发现某一条或两条经络发生异常变化时（气虚或气实），根据五行属性选取本经的五输穴，用子母补泻法进行治疗。若肺经气虚，肺属金，当取本经手太阴肺之输穴太渊，太渊穴属土，土为金之母，补土即所以生金，故取太渊穴即"虚则补其母"。相反，若肺经气实，当取本经手太阴肺之合穴尺泽，尺泽穴属水，水为金之子，泻水即所以泻金，故取尺泽即"实则泻其子"的治疗方法。又如心经气虚，心属火，当取本经手少阴心经之井穴少冲，少冲穴属木，木为火之母，补木即所以生火，是"虚则补其母"的治法。心经气实，当取本经手少阴心经之输穴神门，神门穴属土，土为火之子，泻土则可泻火，是"实则泻其子"的应用。

1. 以肝木为例

在木实的情况下，火为木之子，亦必因之而实，火盛烁于金，金受火制而虚，金虚木侮，木无金所削则更实，从而出现脏腑功能失调。临床上肝气郁结的病人，善叹息，气郁日久至心火旺而引起心烦；心火刑肺金，又引起肺气逆而咳等症状。主张用泻子的方法来治疗，火为木之子，泻火则火不刑金，金无畏于火，则能伐木，木受金伐则疏而不实，因此就达到了泻实的治疗效果。

在木虚的情况下，由于木不疏土，而致土实，土旺乘水，故肾水必弱，肾水生肝木，母虚子亦虚。临床上肝血不足的病人，出现忧郁、胸胁痞痛，同时伴有食呆、呕恶、脘痞腹满（土实）及耳聋、耳鸣（肾虚水亏）等症状。治疗则主张用补其母的方法，即补肝木之母肾水，滋水涵木，木不虚则制土，使土不至太过而犯于水，水足则生木不已，故子虚而补其母。木实与木虚的实泻虚补见图1-9。

实则泻其子   虚则补其母

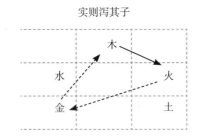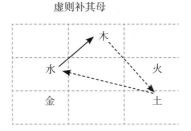

图 1-9 木实木虚实泻虚补图

注：实线为相生，虚线为相克。

2. 以心火为例

在火实的情况下，则母病及子，火气烁土，火多土焦，脾土克肾水，则肾水为其所涸不能制约心火，导致心火更加亢盛。临床上心火盛的病人出现目赤、目痛、口舌生疮，同时又有面黄、胸腹胀满及口渴唇燥等症状。这种情况应该泻其子。如《脾胃论·脾胃盛衰论》言："心火亢盛，乘于脾胃之位，亦至而不至，是为不及也。黄连（君），黄柏（臣），生地黄（臣），芍药（佐），石膏（佐），知母（佐），黄芩（佐），甘草（佐）。"脾不旺则无法乘肾水，水壮则火抑，因此达到脏腑平衡。

在火虚的病例中，心火不足，无以制肺金，强金伐木，木为火之薪，木虚则火亦虚。故临证时有心悸、胸闷、咳嗽、喘满（肺实）及两胁隐痛、胆怯易惊（肝虚）等症状。治疗上虚则补其母，故补心之母肝木，肝木得实，木为火之薪，则心不虚金受制，而无犯于木。木不少则火旺，五行得以平衡。

3. 以脾土为例

在脾实的情况下，肺金为子脏，脾土为母脏，母脏脾胃邪实，亦可导致其子肺金邪实，肺金太过，强金伐木，木受金克而虚，则木不能疏土，因此土无所畏而更实。《备急千金要方·脾脏方》曰："病苦脾脏腹坚，抢胁下痛，胃气不转……上冲肺肝，动五脏，立喘鸣，多惊……名曰脾胃俱实也。"其中喘鸣为肺金实所致，胁痛、多惊为肝木虚所致。治疗则用泻母土之子肺金，金受治而不能乘木，木无畏于金，则能疏土。

在土虚的病例中，由于土不制水，而致肾水有余，肾水乘心火，故心火必亏，火者土之母也，母虚无饲于子，因此脾土亦虚。临床多见食欲不振、腹胀便溏伴有肢体浮肿、腰酸（水实）及形寒、失眠、足冷（火虚）等症状。治疗上主张用虚则补其母的方法，即补土之母心火，火本亏，今补之使实，则子食母气而肥，故脾虚得治，土不虚则水受制，而无犯于火，因此火亦不亏，生土不已，所以虚补其母，五行得以平衡。

4. 以肺金为例

肺实的情况下，肾水为子脏，肺金为母脏，母实子亦实，金实可导致水实，肾水太过，乘心火，火受水乘而虚，火虚不能制金，而使金更实。故临床上肺源性心脏病出现咳嗽、咳痰、气急、心悸、怕冷（火虚）及下肢浮肿（水实）等症状。治疗上主张实则泻其子，肾水为肺金之子，泻肾水，使水不克火，火无畏于水，则能刑金，故五脏得以平衡。

金虚则不能伐木，使肝木有余，肝木乘脾土，疏土太过，使脾土虚，土虚则金无所生，金亦虚。临床多见于咳嗽变异性哮喘，可见发作性咳嗽，同时伴有面色灰滞或青，躁动，性急易怒（肝木实），睡卧不安，倦怠乏力（脾土虚）等症状。治疗上以补其母（脾土）的方法，土本亏，今补之使实，则子（金）亦实，故金虚得治，金不虚则伐木，使木不乘土，土不亏则生金不已即培土生金法。

5. 以肾水为例

肾实的情况下，肝木为子脏，水涵则木荣，母实则子壮，故可导致肝木实，肝木太过，则乘土，导致土虚，土虚则不能制水，而使水更实。故见腰脊强急、腰部灼热胀痛、小便频数、大便秘结（肾实）和心烦、急躁易怒、胸胁时痛（肝实），以及食欲不振（脾虚）等。治疗上主张泻其子，肝木为肾水之子，故泻肝木，使木不过于疏土，土无畏于木，则能制水，故五脏得以平衡。

水虚则不能抑火，火旺则刑金，乘金太过，使肺金虚，金虚不能生水，水亦虚。临床多见腰膝酸软（肾水虚）和心烦、失眠、舌尖红（心火实），以及咳嗽、痰黏不爽（肺金阴虚）。治疗上以补其母（肺金）的方法，金本虚，今补其金，使金生水，肾水足则能济心火，使心火不过于乘金，金不亏则生水不已。

子母补泻配合背俞穴的应用，如在治疗肝脏病时，先选择肝俞，肝病实时，可以取心俞、肺俞；肝病虚时，可以取肾俞、脾俞。同理治疗其余四脏疾病时，除本脏背俞穴以外，配以与之相关的其他背俞穴。

除了"子母补泻"以外，还有"泻南补北"法，《难经·七十五难》："经言东方实，西方虚，泻南方，补北方，何谓也；然，金木水火土，当更相平；东方木也，西方金也，木欲实，金当平之，火欲实，水当平之，土欲实，木当平之，金欲实，火当平之，水欲实，土当平之；东方肝也，则知肝实，西方肺也，则知肺虚；泻南方火，补北方水；南方火，火者木之子也，北方水，水者木之母也；水胜火；子能令母实，母能令子虚；故泻火补水，欲令金不（衍文）得平木也。"（图1-10）。李东垣解释为："子能令母实一句言病因也，母能令子虚一句言治法也，其意盖曰，火为木之子，子助其母，使之过分而为病；今将何以处之，惟有补水泻火之治而已，补水者，何谓也，盖水为木之母，若补水之虚，使力可胜火，火势退而木势亦退，此则虚子之义。"其认为，火为木之子，木实则火亦实，火盛则烁金，金受火侮，虚不制木，故木实而金虚，辗转而成恶性循环。治以补水以制火，壮水以制阳光，复泻心火使火衰而不烁金，金不虚则能制木，木因而平之。此治法未涉及补土，可能考虑到"见肝之病，知肝传脾，当先实脾，四季脾旺，不受邪，即勿补之"。后代医家充分发挥"子能令母实"，提出劳则补子法，如王焘在《外台秘要》中引用《删繁方》中说："五脏劳者，其源从脏腑起也，鼓生死之浮沉，动百病之虚实，厥阴阳，逆腠理，皆因劳瘠而生，故曰五脏劳也""凡肝劳病者，补心气以益之，心旺则感于肝矣……凡心劳病者，补脾气以益之，脾旺则感于心矣……凡脾劳病者，补肺气以益之，肺旺则感脾……凡肺劳病者，补肾气以益之，肾旺则感于肺矣……凡肾劳病者，补肝气以益之，肝旺则感于肾矣"。

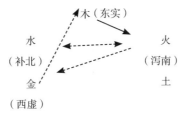

图 1-10 泻南补北图

注：实线为相生，虚线为相克。

此外，《素问·六节脏象论》曰"凡十一脏取决于胆也"，《素问·四气调神大论》曰"春三月，此谓发陈，天地俱生，万物以荣……"，《黄帝内经·素问集注》曰"胆主甲子，为五运六气之首，胆气升则十一脏腑之气皆升"。甲子为五运六气之首，其时应春，且为阳中之少阳，春气升则万物皆安。人体胆主甲子，胆气升发，则脏腑气机调畅。《素问·灵兰秘典论》曰"胆者，中正之官，决断出焉"。中正是官名，秦末陈胜自立为楚王时置，掌纠察群臣的过失。《史记·陈涉世家》："陈王以朱房为中正，胡武为司过，主司群臣。"胆为中正之官，正指出了胆的正直刚毅之特征，人体五脏六腑皆从胆而决断。《内经》云"中精之府"，胆的生理功能是储存和排泄胆汁，胆汁由肝之余气所化生，胆汁生成后，集于胆，排于小肠，助脾胃之运化，食物之消化吸收。所以人体十一脏功能的正常发挥，取决于胆的功能正常。少阳属胆，是三焦阳气升降出入的枢纽，胆气升发疏泄正常，则脏腑之气机升降出入正常；反之则诸气不畅，五脏六腑功能失调，人体的生命节律受到干扰，导致抗病能力下降。

《中藏经》曰："三焦者，人之三元之气也……总领五脏六腑，荣卫经络，内外左右上下之气也。三焦通，则内外左右上下皆通也。其于周身灌体，和内调外，荣左养右，导上宣下，莫大于此也。"《伤寒论》对少阳证记述有"口苦，咽干，目眩，两耳无所闻，目赤，往来寒热，胸胁苦满，默默不欲食，心烦，喜呕，或胸中烦而不呕，或渴，或腹中痛，或胁下痞硬，或心下悸，小便不利，或不渴，身有微热，或咳，热入血室"等。对上述症状稍作归纳，可看出其包括表证、上焦证、中焦证、下焦证、血分证各个方面。可见，气机升降、新陈代谢，其中胆与三焦的作用不可低估，而足少阳胆经与手少阳三焦经，同属于少阳经，同病相求，那么"外治六经，内调脏腑"可在着眼于整体调理五脏六腑的同时，兼顾选取少阳经相关穴位，起到疏通气机的作用。

综上所述，当一脏受病，其余四脏皆可受影响。考虑到虚则补其母（肾俞）、实则泻其子（心俞）、泻南补北法（肾、心、肺俞），故须同时选择十个背俞穴，即肝俞（双）、脾俞（双）、肺俞（双）、心俞（双）、肾俞（双），故此治法不是针对单独某一脏一腑，而是整体调节五脏气机。五脏俞合用，可以使五脏气机趋于平衡，提高机体功能；也可配合足少阳经相关穴位、六腑俞以及相应的原穴、募穴、下合穴。

七、续增略言

古人在通过肢体远端的腧穴来调节经脉和脏腑时，发现对疾病进行补虚泻实的治疗过程中，有的有效，有的无效，而无效的原因是经脉瘀阻，脉道不通，于是提出经脉畅通是实现虚实补泻的首要条件，如《素问·血气形志》："今知手足阴阳所苦，凡治病必先去其血，乃去其所苦，伺之所欲，然后泻有余，补不足。"《素问·三部九候论》："必先度其形之肥瘦，以调其气之虚实，实则泻之，虚则补之。必先去其血脉而后调之，无问其病，以平为期。"如果发现颜色青紫、形态怒张的小血管显于皮下，可视为气血运行不畅，瘀阻脉络，必须先进行刺络放血，然后才能调经脉之虚实。《灵枢·水胀》云："黄帝曰：肤胀鼓胀可刺邪？岐伯曰：先泻其胀之血络，后调其经，刺去其血络也。"刺血络法与补泻调经法同为调气血治疾的两种方法，而前者拥有更高的优先级别。

故运用外治六经内调脏腑时，是有先决条件的。《灵枢·九针十二原》曰：
"欲以微针通其经脉，调其血气，营其逆顺出入之会……""微针"这种早期的
外治手段主要用于通经脉，调气血。"血气不和，百病乃变化而生"，疾病的产
生主要为气血不和，而"百病之生，皆有虚实"，故对应之治疗必有补泻之法，
即"虚则补之，实则泻之"。《灵枢·官针》："病在脉，气少当补之者，取以鍉
针于井荥分俞……病在五脏固居者，取以锋针，泻于井荥分俞，取以四时。"

因此临床上要保证经脉的畅通性，然后取背俞穴、原穴、募穴、下合
穴、五输穴等多组穴位调理脏腑，同时兼取一到两个足少阳经相关穴位。如
外治专著《理瀹骈文》中提出："膏药贴法，不专主一穴，如经治热病五十九
刺，头上五行……五脏俞旁五十者，泻五脏之热。共五十九刺，所以分杀其
势也……膏药治太阳经外感，初起以膏贴两太阳……两足心分杀其势，即从
刺法推出。诸经可仿此推。"且外治方法众多，不只有针刺、艾灸、膏药、神
灯照射、激光治疗等，中医外治法统统可做为外治的一种手段，正如《理瀹
骈文》所说："《入门》云："针但能泻实，如虚损、危病、久病俱不宜用。盖
无，古人以自己精神消息也。艾灸只宜于阴寒证。若伤寒热病、头面诸阳之
会、胸膈二火之地，及阴虚有火者俱不宜用。推拿多系粗工，殊不可恃。余
谓炒熨、煎抹之法，实足以代三法。而看症用药精切简便，较三法尤善……
今外科亦有热汤淋洗，神火照法，不惜工夫，为人治病，何不可仿而行也。"

第二篇

圆机

"知机之道者，不可挂以发，不知机道，扣之不发。知其往来，要与之期，粗之暗乎，妙哉！工独有之。"

——《灵枢·九针十二原》

第一章　阴阳五行

阴阳五行是中国传统文化的重要组成部分，也是中医学的理论精髓。阴阳五行发端于远古先民的智慧，被广泛应用于医学、天文、气象等领域。阴阳学说认为，世界上任何事物都可以分为阴和阳两个方面。阴阳之间存在着对立制约、互根互用、消长转化的动态平衡。五行学说认为，世界是由木、火、土、金、水等五类事物组成的。木、火、土、金、水五大类事物之间存在着相生、相克、相乘、相侮的关系，由于事物间生克乘侮，才维持着宇宙中万事万物间的动态平衡。阴阳五行学说的特点赋予了外治六经一定的包容性，可以接受、容纳和同化新的知识或经验。

第一节　阴阳

阴阳，是对自然界和人体内的相关联的某些事物或现象及其属性的对立双方的概括。阴与阳，既可以标示自然界和人体内的一对相关联而对立相反的事物或现象，也可标示一事物或现象内部一对相关联而对立相反的属性。如《类经·阴阳类》说："阴阳者，一分为二也。"

一、阴阳的基本内容

（一）阴阳的起源

"阴阳"的概念源自伏羲的卦画，即阴爻"--"、阳爻"—"，也叫两仪。阴，古作"侌"，本意为"团聚的气"。阳，古作"昜"，本意为"发散的气"。这里的"气"即所谓的"先天一炁"，是世界的本原之气，也就是后来所说的"元气"。古人是从"气"的不同状态来定义"阴阳"的，可以这样理解："气聚为阴，气散为阳。"

易曰："一阴一阳之谓道。"阴阳是"道"的一体两面，彼此相反相成，互根互体。所谓"阴阳不二"，不可执一而定象。

"无极"一词在文言文中是表示"无边际，无穷尽"的意思，代表着上古人对宇宙诞生之前状态的抽象理解，是生成万物的本原。"无极"最早出自《道德经》，本来是老子用以指称"道"的终极性的概念："为天下式，常德不忒，复归于无极。"因此，无极即"道"。作为万物本源的"道"之玄妙，不可言表。无极是太极的根源，太极通常用"〇"表示。

太极初见于《易经》："易有太极，是生两仪。两仪生四象，四象生八卦。"按照《易》的观念，太极指宇宙最初浑然一体的本原。但是，老子在《易》的基础上又进行了细分，分成先后的"道"和"一"："道生一，一生二，二生三，三生万物。"这里的道就是"无极"，也就是"无"，是第一个层次；"一"就是太极，是第二个层次；"二"则指"阴、阳"，是第三个层次。

所以，阴阳混合未分为太极，分而为阴阳。周敦颐《太极图说》："无极而太极，太极动而生阳，动极而静，静而生阴，静极复动，一动一静，互为其根，分阴分阳。两仪立焉。"

《道德经》："万物负阴而抱阳，冲气以为和。"所谓"冲气为和"就是"阴阳中和"的意思。可见，关于"阴阳"的论述，最早出现在《易经》和《道德经》之中，其中较详细的当属《易》传里的一段："道统阴阳，盈天地间，不外阴阳二气之流行；阴阳之媾，冲气以为和，则万物生。独阳不生，孤阴不长，故举玄牝则阴阳赅矣。"

古人认为，元气是宇宙万物共同的本原。老子讲："道生一，一生二，二生三，三生万物。"道生一的"一"，指的就是元气，是一种无形而运动不息的极细微物质，是构成宇宙万物的本原能量。"元气一元论"认为，万物皆由元气化生。元气落入后天则分为天地阴阳二气。古人云："积阳为天，积阴为地。"阳主动，阴主静；阳化气，阴成形；阳气布散而为天，阴气凝聚而为地。"阴升阳降""阳升阴降"是宇宙和人体内阴阳之气共同的运行规律。人体内阴阳二气的升降协调，运行有序，相摩相错，推动着机体的新陈代谢，推动着人的生命进程。若人体之气的升降出入运动失调，则人就会进入疾病状态；若升降出入运动停止，则标志着生命的终止。因此，《素问·宝命全形论》说："天覆地载，万物悉备，莫贵于人。人以天地之气生，四时之法成……人生于地，悬命于天，天地合气，命之曰人。"《灵枢·本神》说："天之在我者，德也；地之在我者，气也；德流气薄而生者也。"《类经附翼·医易义》也说："天地之道，以阴阳二气而造化万物；人生之理，以阴阳二气长养百骸。"

（二）阴阳的概念

阴阳是中国古代哲学的范畴，凡是运动的、外向的、上升的、温热的、明亮的、无形的、兴奋的、外延的、主动的、刚性的、方的、山南水北都属于"阳";凡是相对静止的、内向的、下降的、寒冷的、晦暗的、有形的、抑制的、内收的被动的、柔性的、圆的、山北水南都属于"阴"。

古人用阴阳这个概念来解释自然界、人体以及人体内部的两种对立和相互消长的物质势力，并认为阴阳的对立和消长是宇宙、天地乃至人体运行的基本规律，也是世间万物本身所固有的。古人将观察到的自然界中各种对立又相连的现象，如天地、日月、昼夜、寒暑、男女、上下等，都纳入到阴阳范畴中。正如《素问·阴阳应象大论》所说，"阴阳者，天地之道也，万物之纲纪，变化之父母，生杀之本始"。

（三）阴阳的关系

阴阳的关系主要包括阴阳对立与互根、阴阳交感与互藏、阴阳消长与转化、阴阳和谐与平衡、阴阳偏颇这几个方面。

1.阴阳对立与互根

阴阳对立是指阴阳双方在一定限度内相互排斥、相互制约，以促进事物的发生、发展和变化。世间一切事物或现象都是相互对立、相互制约的，如上与下、天与地、动与静、升与降等。其中上属阳，下属阴；天为阳，地为阴；动为阳，静为阴；升为阳，降属阴。

阴阳互根是指阴阳相互依存、互为根本，双方各以对方为生存前提，阴阳双方具有相互滋生、促进和助长的关系。对立的阴阳双方又是互相依存的，任何一方都不能脱离另一方而单独存在。因为没有上也就无所谓下，没有冷同样就无所谓热。这就是阳依存于阴、阴依存于阳的阴阳互根。

阴阳之间的对立制约、互根互用并不是一成不变的，而是始终处于一种消长变化的过程中。因此，阴阳的消长变化是绝对的，而动态平衡则是相对的。比如白天阳盛，人体的生理功能也以兴奋为主；而夜间阴盛，机体的生理功能也相应地以抑制为主。从子夜到中午，阳气渐盛，因此人体的生理功能逐渐由抑制转向兴奋，即阴消阳长；而从中午到子夜，阳气渐衰，人体的生理功能则由兴奋渐变为抑制，这就是阳消阴长。

2.阴阳交感与互藏

阴阳交感是指阴阳之间相互感应而交合，发生相摩相错相荡的相互作用。这种作用发生的前提是阴升阳降。《素问·阴阳应象大论》说："阴阳者，万物之能始也。"这说明阴阳的交感相错是宇宙万物生成变化之本原。宋代周敦颐《太极图说》说："（阴阳）二气交感，化生万物。"阴升阳降不仅是宇宙本原，也是人体的主要运动形式。阴升阳降推动万物的生成和发展变化，协调并维持机体生命活动的稳定有序。如中医学所说的心肾两脏之气升降互济、肝肺两脏之气龙虎回环，就是运用阴升阳降、交感相错的规律来论说的。

阴阳互藏是指相互对立的阴阳双方中的任何一方都包含着另一方。阴阳互藏交感是指阴阳二气在运动中处于相互感应、相互作用的过程。《荀子·礼记》说："天地和而万物生，阴阳接而变化起""天地感而为万物化生"。故天地阴阳之间的相互作用乃是万物生成和变化的肇始，天之阳气下降，地之阴气上升，化生出万物与生命。《周易》在论述卦象时指出，天地交为"泰"，天地不交为"否"。天地交，卦象为坤上乾下；天地不交，卦象为乾上坤下。因天阳之气性本升上，地阴之气性本沉下，阴居上而阳在下，天地阴阳二气方能交感相错，才能维系大自然的生机勃勃的状态。若阳在上而阴居下，则天地阴阳二气不得交感相错而离析分崩，故称"否"，大自然的生机被遏制而出现异常变化。再就坎水离火来说，坎上离下，即水上火下，为"既济"；而离上坎下，即火上水下，为"未济"。因火性炎上，水性润下，水上火下，则水火交济，阴阳二气交感相错，故为常；而火上水下，则水火不得交济，阴阳二气不得相推相摩，故为变。可见只有阴上阳下，阴升阳降，阴阳二气方能交感相摩，自然界万物方能正常不断地化生和发展变化。《素问·六微旨大论》说："天气下降，气流于地，地气上升，气腾于天。故高下相召，升降相因，而变作矣。"

3. 阴阳的消长与转化

阴阳消长是指阴阳双方的对比变化，表现为此消彼长和此长彼消的制约关系，是阴阳的量变过程，是阴阳发生质变的前提和基础。阴阳消长的最终结果就是阴阳转化。

阴阳转化是指阴阳在一定条件下可以向其相反的方向转化。阴阳消长是阴阳转化得以发生的前提，即所谓物极必反。比如：某些急性温热病，由于热毒极重，大量耗伤机体元气，在持续高热的情况下，可突然出现体温下降、四肢厥冷、脉微欲绝等症状，这就是由阳证转化为阴证的表现。

4. 阴阳的和谐与平衡

阴阳的最佳状态是"和"，即天地阴阳升降有序，运行和谐，这也是宇宙万物正常地发生、发展和变化的理想状态。《淮南子·本经训》说："阴阳者，承天地之和，形万物之殊。"指出了阴阳二气和方能化生万物。阴阳自和是指阴阳双方自动维持和自动恢复其平衡状态的能力和趋势。阴阳平衡是指阴阳双方在相互斗争、相互作用中处于大体均势的状态，即阴阳协调、相对稳定的状态。

一般来说，世间万物均处于阴中有阳、阳中有阴的混合状态，而阴阳平衡是最佳状态。《老子·四十章》说："万物负阴而抱阳，冲气以为和。"《淮南子·氾论训》说："天地之气，莫大于和。和者，阴阳调……积阴则沉，积阳则飞，阴阳相接，乃成为和。"意思是说，天地阴阳二气最好的状态莫过于阴阳和合。和就是阴阳协调平衡。若阴气过于偏盛，则可使事物停止运动；若阳气过于亢盛，则导致事物过分发展。只有阴阳二气协调，升降有序，交感和合，万物才能正常产生和发展。故《淮南子·泰族训》又说："阴阳和，而万物生之。"《春秋繁露·循天之道》说："阳者，天之宽也；阴者，天之急也；中者，天之用也；和者，天之功也。"又说："和者，天之正也，阴阳之平也。其气最良，物之所生也。"认为"和"是阴阳之气固有的协调机制，是天地之道的根本内容，宇宙万物的发生、发展和变化，都遵循"和"的规则。若阴阳二气不得协调而出现了偏盛偏衰，或阴阳二气不得相互维系而导致了"独阴"或"独阳"，则万物万象的发生与变化就会出现失常或终止。故《春秋繁露·顺命》又说："独阴不生，独阳不长，阴阳与天地参然后生。"

阴阳交感互藏、消长转化、对立制约与互根互用，使阴阳能自动调整而达到氤氲和合，表现了事物矛盾双方的对立统一性。人身之阴阳如同天地之阴阳，既是相互对立和相互藏寓的，又是由阴升阳降的现象来维系其协调平衡的。

5. 阴阳偏颇

（1）阴阳偏胜　"胜"是指邪气盛。阴阳偏胜，即指阴邪或阳邪偏盛，属于阴或阳任何一方高于正常水平的病理状态。《素问·阴阳应象大论》指出："阴胜则阳病，阳胜则阴病，阳胜则热，阴胜则寒。"

阳胜则热，阳胜则阴病：阳胜是阳邪侵犯人体，"邪并于阳"而使"阳"亢盛所致的一类疾病。由于阳的特性是热，故说："阳胜则热。"由于阳能制约阴，故在阳胜时必然要消耗和制约机体的阴，即所谓"阳胜则阴病"。

阴胜则寒，阴胜则阳病：阴胜是阴邪侵犯人体，"邪并于阴"而使"阴"亢盛所致的一类疾病。由于阴的特性是寒，故说："阴胜则寒。"由于阴能制约阳，故在阴胜时必然会损耗和制约机体的阳气，导致其虚衰，故说"阴胜则阳病"。随着病情的发展，可出现"阴胜伤阳"或"阴胜阳衰"之证。

阴阳偏胜所形成的病证是实证，阳邪偏胜则导致实热证，阴邪偏胜则导致实寒证。故《素问·通评虚实论》说："邪气盛则实。"

（2）阴阳偏衰　即阴虚、阳虚，是属于阴阳任何一方低于正常水平的病理状态。《素问·调经论》指出："阳虚则外寒，阴虚则内热。"

阳虚则寒：阳虚泛指人体的阳气虚衰。根据阴阳相互制约的原理，阴或阳任何一方的不足，无力制约对方，必然会导致另一方的相对偏胜。阳虚不能制约阴，则阴相对偏亢而出现虚寒证。

阴虚则热：人体之阴气有制约阳热的功能，阴虚不能制阳，则阳相对偏亢而出现虚热证。

阴阳偏衰所导致的病证是虚证，阴虚则出现虚热证，阳虚则产生虚寒证。阴阳偏衰与体内的精气有关。故《素问·通评虚实论》说："精气夺则虚。"

综上所述，尽管疾病的病理变化复杂多端，但均可用阴阳失调、阴阳的偏胜或偏衰来概括说明。由于阴阳之间互根互用，所以在阴阳偏衰到一定程度时，就会出现阴损及阳、阳损及阴的阴阳互损的情况。阴虚至一定程度时，因阴虚不能生阳，继而出现阳虚的现象，称为"阴损及阳"；当阳虚至一定程度时，因阳虚不能生阴，进而出现阴虚的现象，称为"阳损及阴"；当"阳损及阴"或"阴损及阳"时，最终都会导致"阴阳两虚"。阴阳两虚并不是阴阳双方都处于低水平的平衡状态，而是还同样存在着偏于阳虚或偏于阴虚的不同。

二、阴阳学说在外治六经中的应用

疾病的证候表现是极其复杂的，如何从复杂的变化过程中，对各个症状作全面的了解、归纳和分析，找出疾病变化的规律性，确定其类型、病位、病性，预测其趋势，从而为治疗指出方向，这就需要运用阴阳、表里、寒热、虚实来归纳。

（一）阴阳

1. 阴证和阳证

阴证：其形成多由于年老体衰，或内伤久病，或外邪内传五脏，以致阳虚阴盛，脏腑功能降低。多见于里证的虚寒证。一般阴证见面色苍白、恶寒、四肢厥冷、声音低微、身体沉重、精神不振、口不渴、下利清谷、爪甲色青、舌淡苔白、脉沉微等。

阳证：其形成多由于邪气盛而正气未衰，正邪斗争处于亢奋阶段。常见于里证的实热证。一般阳证常见颜面潮红、身热、恶热不恶寒、心烦口渴、躁动不安、气高声粗、呼吸急促、小便短赤、大便秘结、舌质红绛、脉滑数有力等。

2. 阴证与阳证的鉴别要点

一般地说，阳证必见热象，以身热、恶热、烦渴、脉数为准；阴证必见寒象，以身寒肢冷、无热恶寒、精神萎靡、脉沉微无力为凭。但临床也有阳极似阴、阴极似阳的问题，很值得我们注意和警惕。

3. 治法

阴证治宜温阳散寒，多取任脉和三阴经穴，配合外治六经法。阳证治宜清泻实热，多取督脉和三阳经穴，配合外治六经法。

（二）表里

1. 表证与里证

表证：病位在表，病势较浅，一般是指外邪致病的初起阶段，是六淫从皮毛、口鼻侵入机体后，产生的一系列症状的综合。因此，表证往往具有起病急、病程短、病位浅的特点。临床表现以发热、恶风寒、舌苔薄白、脉浮等症状为主，以及头身疼痛、鼻塞、咳喘等症。

里证：是与表证相对而言，表示病变部位在脏腑，病势较深。因此，里证所包括的证候范围极广，这里着重介绍里证的基本特点。

里证的发生大致有三种情况：

一是由于表邪不解，内传入里，侵犯脏腑而成。如外感表邪不解，病情发展，出现高热、口渴喜冷饮、烦躁、谵语、舌红苔黄、大便秘结、小便黄赤等症时，说明邪已内传于里，形成了肠胃实热的里证。

二是外邪直接侵犯脏腑而发病。如腹部受冷，或过食生冷，以致寒湿邪气内伤脾胃，发生腹痛、吐泻等，形成了里寒证。

三是由情志内伤、饮食、劳倦等因素，使脏腑气血的功能失调，发病多属里证。如郁怒伤肝，使肝郁气滞，两胁胀满；思虑过度，劳伤心脾，可见食欲不振、气短、乏力、失眠、健忘等症。

从上述三种情况来看，里证的临床表现是多种多样的，但概括起来，是以脏腑的证候为主。具体内容将在脏腑辨证中介绍。

2. 表里证的鉴别要点

辨别表证和里证，要辨清发热是否伴有恶寒，舌苔是白是黄，脉象是浮是沉。一般以发热恶寒、苔薄白、脉浮，属表证；发热不恶寒、苔黄、脉数或沉滑，属里证。

3. 治法

表证多选取督脉，手太阴、阳明和足太阳经穴，配合外治六经法。里证多取脏腑所属经脉腧穴，配合外治六经法。

（三）寒热

1. 寒证与热证

寒证：常见恶寒喜暖、口淡不渴、面色苍白、手足厥冷、小便清长、大便溏泄、舌淡苔白而润滑、脉迟等一派阴盛症状。

热证：多见发热喜冷、口渴饮冷、面红目赤、小便短赤、大便燥结、舌红苔黄而干燥、脉数等一派阳盛症状。

2. 寒热证的鉴别要点

寒和热的鉴别，应从口渴、面色、四肢、二便、舌苔、脉象等几方面辨认。即恶寒喜热为有寒，恶热喜冷为有热；不渴为有寒，口渴为有热；面白为寒，面赤为热；手足厥冷为寒，手足烦热为热；小便清白、大便溏薄为寒，小便短赤、大便燥结或里急后重便脓血为热；脉沉迟为寒，脉滑数为热；等等。

3. 治法

寒证用温热法，多取任脉及三阴经穴，配合外治六经法。热证用清法，多取督脉和三阳经穴，配合外治六经法。

（四）虚实

1. 虚证与实证

虚证：其形成有先天、后天两方面的原因。但大部分的虚证是后天失调所致，如缺乏锻炼、消化吸收不好、年老体弱、妇女生育过多；或大病、久病之后，正气为邪气所伤；或患病过程中失治、误治等因素，均能使阴精阳气受损而致虚。虚证的常见的症状是：精神萎靡，面色㿠白，身倦无力；或五心烦热，形体消瘦，心悸气短，自汗盗汗，以及大便溏泄，小便频数或不禁，舌质淡，舌面光净无苔，脉象细弱等。

实证：其形成也有两方面。一方面是感受外邪；另一方面则是由于内脏功能活动失调，代谢障碍，以致痰饮、水湿、瘀血等病理产物停留体内所致。实证的临床表现范围很广，如邪闭经络或内结脏腑，或气滞血瘀，或痰、水、虫、积等都属实证范围，而其临床表现也各有其不同的特点。一般实证的常见症状是：呼吸气粗，烦躁，胸胁脘腹胀满、疼痛拒按，大便秘结，或热痢下重，小便不通或淋沥涩痛，舌苔厚腻，脉实有力等。

2. 虚实证的鉴别要点

一般地说，外感初病，证多属实；内伤久病，证多属虚。

临床症状表现为有余、亢盛的，属实；表现为不足、衰弱的，属虚。其中，声音气息的强弱、痛处的喜按与拒按、舌质的苍老与胖嫩、脉象的有力或无力等几个方面，对虚实证的鉴别，都有重要的临床意义。如病程短、声高气粗、痛处拒按、舌质苍老、脉实有力的，属实证；病程长、声低气短、痛处喜按、舌质胖嫩、脉虚无力的，属虚证。

3. 治法

虚证多取任脉、三阴经穴和背俞穴，配合外治六经法。实证多取督脉及三阳经穴，配合外治六经法。

第二节　五行

五行即木、火、土、金、水，原是古人对其认识到的天体中五行星的命名，意指五行星分别透射到大地上的五种星能的运行。鉴于古人对阴阳二气在运变中的演化认识，古人意识到：阴在运变过程中产生太阴与少阳，阳在运变过程中产生太阳与少阴，而五星能在经过日、月能化合作用后，使金星能接近少阴，水星能接近太阴，木星能接近少阳，火星能接近太阳，土星能接近混元之气（即所谓两仪化四象生五行）。故而将五星能对应阴阳四象按能性质进行了归类。后人根据五星能的不同特性将五行概念演化为五种基本属性，进而又根据古老的宇宙衍化观念进一步将其演化为五种基本物质元素。

五行学说是中国古代的一种朴素的唯物主义哲学思想，属元素论的宇宙观，是一种朴素的普通系统论。一方面认为世界万物是由木、火、土、金、水五种基本物质所构成，对世界的本原作出了正确的回答；另一方面又认为任何事物都不是孤立的、静止的，而是在不断的相生、相克的运动之中维持着协调平衡。所以，五行学说不仅具有唯物观，而且含有丰富的辩证法思想，是中国古代用以认识宇宙、解释宇宙事物在发生发展过程中相互联系法则的一种学说。

一、五行的基本内容

（一）五行的起源

1. 起源说

（1）"五材"源说　五行观念起源于民生日用不可或缺的五种物质，即

"五材"，进而以五材为构成世界的五种元素。作为佐证常被征引的文献有《左传·文公七年》记郤缺语："水、火、金、木、土、谷，谓之六府"；《左传·襄公二十七年》记子罕语："天生五材，民并用之，废一不可"；《国语·郑语》记史伯语："先王以土与金，木、水、火杂，以成百物"。

（2）"五工"源说　认为五行起源于上古的五种农业和手工生产活动。农业生产须治土，防止洪涝须治水，生产生活不离火，治金、治木是必要的手工活动，故有水工、火工、木工、金工、土工。如卜辞中有"帝五工臣""帝五臣正"；《左传·昭公十七年》记郯子云"五雉为五工正"的来历，五工的正长便是五官，以后被率祀为神。

此外，尚有"五星"说、"五方"说，都属于"远取诸物，近取诸身""仰则观象于天，俯则观象于地"。

2. 五行次序

《尚书·洪范》"一曰水，二曰火，三曰木，四曰金，五曰土"的"尚水""水火木金土"序；《国语·郑语》的"尚和""尚农""土金木火水"序；《左传》《月令》《吕氏春秋》五行、五神配五官的"木火金水土"序；五德终始说的"土木金火水"五行相胜序；《管子》《礼记·月令》《淮南子》的"木火土金水"五行相生序。

3. 五行五脏配属

五行配伍理论主要集中分布在《管子》的《幼官》《四时》《五行》，《淮南子》的《天文训》《坠形训》《时则训》，以及《吕氏春秋·十二纪》《礼记·月令》和《黄帝内经》的有关篇章中。

（1）《吕氏春秋》五行配属　《吕氏春秋》把长期生产管理经验的总结概括纳入到五行系统中，使之规范化、一元化，其五行配属统计如表2-1。

表2-1 《吕氏春秋》五行配属表

五行	五方	五色	五音	五嗅	五虫	五畜	五兽	五星	五脏	五官	五体	五液	五声	五谷	五果	五化	五气	五数	五器
木	东	青	角	膻	鳞	羊	青龙	岁星	肝	目	筋	泪	呼	麦	李	生	风	八	规
火	南	赤	徵	焦	羽	鸡	朱雀	荧惑	心	舌	脉	汗	笑	菽	杏	长	暑	七	衡
土	中	黄	宫	香	倮	牛	腾蛇	镇星	脾	口	肉	涎	歌	稷	枣	化	湿	五	绳

续表

五行	五方	五色	五音	五嗅	五虫	五畜	五兽	五星	五脏	五官	五体	五液	五声	五谷	五果	五化	五气	五数	五器
金	西	白	商	腥	毛	狗	白虎	太白	肺	鼻	皮	涕	哭	麻	桃	收	燥	九	矩
水	北	黑	羽	腐	介	猪	玄武	辰星	肾	耳	骨	唾	呻	黍	栗	藏	寒	六	权

（2）《黄帝内经》五行配伍（如表2-2） 中国古代的科学方法具有勤于观察、善于推类、精于运数、重于应用和长于辩证的特点。推类，即善于用举一反三、引而伸之的推类方法去研究自然界的未知事物。在"仰观天象，俯察地理""近取诸身，远取诸物"的"观物取象"的基础上，"以类族辨物"，并进一步"引而伸之，触类而长之"，即触类旁通，由已知事物推广到其他未知的事物。五行学说的归类和推演的思维方法是：观物——取象——比类——运数（五行）——求道（规律），即应象以尽意。触类可为其象，合义可为其征，立象类比是手段，尽意求道是目的。这是一种以直接观察为基础的综合类比的思维方法。

表2-2 《黄帝内经》五行配伍表

五行	五气	五时	五应	五脏	五体	五官	五志	五脉
木	风	平旦	生	肝	筋	目	怒	弦
火	暑	日中	长	心	脉	舌	喜	洪
土	湿	日西	化	脾	肉	口	忧	濡
金	燥	日入	收	肺	皮	鼻	悲	浮
水	寒	夜半	藏	肾	骨	耳	恐	沉

（3）古、今文经学五行配伍比较（见表2-3） 唐代孔颖达在其《礼记正义·月令疏》中说："肝，木也；心，火也；脾，土也；肺，金也；肾，水也。"古《尚书》说："脾，木也；肺，火也；心，土也；肝，金也；肾，水也。"许慎按：《月令》曰，春祭脾，夏祭肺，季夏祭心，秋祭肝，冬祭肾，与古《尚书》同。"郑玄云："《月令》祭四时之位，及其五脏之上下次之耳。冬位在后而肾在下，夏位在前而肺在上。春位小前，故祭先脾；秋位小却，故祭先肝。肾也、脾也俱在膈下；肺也、心也、肝也俱在膈上。祭者必三，故有先

后焉，不得同五行之气。今医疾之法，以肝为木，心为火，脾为土，肺为金，肾为水，则有瘳也。若反其术，不死为剧。"

古文经学的五行与五脏配伍是"脾木，肺火，心土，肝金，肾水"。今文经学的配伍则是"肝木，心火，脾土，肺金，肾水"。古、今文经学关于五行与五脏的配伍，是五脏与五时、五位配属不同观念的反映。

表2-3　古、今文经学五行与五脏配伍表

五行	木	火	土	金	水
古文经学	脾	肺	心	肝	肾
今文经学	肝	心	脾	肺	肾

（4）《黄帝内经》与以前医家五行配属比较　先于《黄帝内经》的医学著作（《马王堆汉墓医学帛书》《史记·扁鹊仓公列传》）中尽管有五行的痕迹，但尚未发现系统的五行配属学说。

《黄帝内经》根据"同气相求"理论，不仅将五行和自然界的五时、五方、五味、五色、五声等普遍联系为一个有机整体，还把五行与人体的五脏、五腑、五窍等主要脏器相对应，从而构建了天人合一的五行系统。《灵枢·阴阳二十五人》曰："天地之间，六合之内，不离于五，人亦应之。"其五行对五脏配属为：木对肝，火对心，土对脾，金对肺，水对肾。其配法与今文经学配法相同。但古文经学中的五行对五脏配法可作为对照参考。

（二）五行的概念

1. 五行的哲学含义

五行是中国古代哲学的基本范畴之一，是中国上古原始的科学思想。"五"，是木、火、土、金、水五种物质；"行"，四通八达，流行和行用之谓，是行动、运动的古义，即运动变化、运行不息的意思。五行，是指木、火、土、金、水五种物质的运动变化。切不可将五行看作是静态的，而应看作是五种动态的相互作用。五行不仅是物质和运动，而且又不再是物质和运动，不即不离，亦即亦离，是五种物、五种性、五种能力，故称五德。五行的概念，不是表示五种特殊的物质形态，而是代表五种功能属性，"是五种强大的力量不停地循环运动而不是消极无动性的基本（主要的）物质"（英·李约瑟《中国科学技术史》），是自然界客观事物内部阴阳运动变化过程中五种状态的抽象，属于抽象的概念，也是中国古代朴素唯物主义哲学的重要范畴。

2.五行的医学含义

五行，是中国古代哲学五行范畴与中医学相结合的产物，是中医学认识世界和生命运动的世界观和方法论。中医学对五行概念赋予了阴阳的含义，认为木、火、土、金、水乃至自然界的各种事物都是阴阳的矛盾运动所产生。阴阳的运动变化可以通过在天之风、热、温、燥、湿、寒六气和在地之木、火、土、金、水五行反映出来。

五行概念，一是标示着物质世界，不论自然还是生命都是物质形态的多样性统一；二是标示着一种中国整体思想中的一种多元结构联系的思维形态，多元结构联系的整体思维是中国古代相关性思维的典型形态之一。这种思维形态在中医学中获得了更典型、更充分的表达。中医学的五行概念，旨在说明人体结构的各个部分，以及人体与外界环境是一个有机整体，属医学科学中的哲学概念，与纯粹哲学概念不同。

（三）五行的关系

五行的关系包含五行的生克制化、子母相及、乘侮胜复。

1.五行生克制化

是五行系统在正常情况下的自动调节机制。

（1）相生规律 相生即递相资生、助长、促进之意。五行之间互相滋生和促进的关系称作五行相生。

五行相生的次序：木生火，火生土，土生金，金生水，水生木。

在相生关系中，任何一行都有"生我""我生"两方面的关系，《难经》把它比喻为"母"与"子"的关系。"生我"者为母，"我生"者为"子"。所以五行相生关系又称"母子关系"。以火为例，生"我"者木，木能生火，则木为火之母；"我"生者土，火能生土，则土为火之子。余可类推。

在脉诊方面，五行相生脉解应用于外治六经中，对外治六经、内调脏腑的诊疗体系进一步完善。脉解见图2-1。

（2）相克规律 相克即相互制约、克制、抑制之意。五行之间相互制约的关系称之为五行相克。

五行相克的次序：木克土，土克水，水克火，火克金，金克木，木克土。这种克制关系也是往复无穷的。木得金敛，则木不过散；水得火伏，则火不过炎；土得木疏，则土不过湿；金得火温，则金不过收；水得土渗，则水不过润。皆气化自然之妙用。

脉解

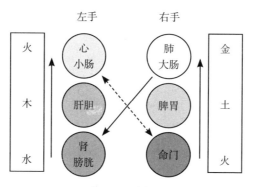

图 2-1 脉解图

在相克的关系中，任何一行都有"克我""我克"两方面的关系。《黄帝内经》称之为"所胜"与"所不胜"的关系。"克我"者为"所不胜"，"我克"者为"所胜"。所以，五行相克的关系，又叫"所胜"与"所不胜"的关系。以土为例，"克我"者木，则木为土之"所不胜"；"我克"者水，则水为土之"所胜"。余可类推。

在上述生克关系中，任何一行皆有"生我"、"我生"、"克我"和"我克"四个方面的关系。以木为例，"生我"者水，"我生"者火；"克我"者金，"我克"者土。

（3）制化规律　五行中的制化关系（见图 2-2），是五行生克关系的结合。相生与相克是不可分割的两个方面。没有生，就没有事物的发生和成长；没有克，就不能维持正常协调关系下的变化与发展。因此，必须生中有克（化中有制）、克中有生（制中有化），相反相成，才能维持和促进事物相对平衡协调和发展变化。五行之间这种生中有制、制中有生、相互生化、相互制约的生克关系，称之为制化。

其规律是：木克土，土生金，金克木；火克金，金生水，水克火；土克水，水生木，木克土；金克木，木生火，火克金；水克火，火生土，土克水。

以相生言之，木能生火，是"母来顾子"之意，但是木之本身又受水之所生，这种"生我""我生"的关系是平衡的。如果只有"我生"而无"生我"，那么对木来说，会形成太过，宛如收入与支出不平衡一样。另一方面，水与火之间，又是相克的关系，所以相生之中，又寓有相克的关系，而不是绝对的相生，这样就保证了生克之间的动态平衡。

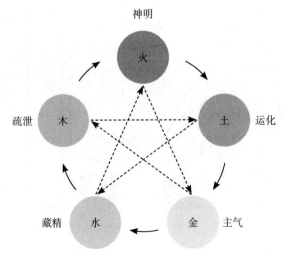

图 2-2　五行生克图

以相克言之，木能克土，金又能克木（我克、克我），而土与金之间，又是相生的关系，所以就形成了木克土、土生金、金又克木（子复母仇）。这说明五行相克不是绝对的，相克之中，必须寓有相生，才能维持平衡。换句话说，被克者本身有反制作用，所以当发生相克太过而产生贼害的时候，才能够保持正常的平衡协调关系。

生克制化规律是一切事物发展变化的正常现象，在人体则是正常的生理状态。在这种相反相成的生克制化关系中，还可以看出五行之间的协调平衡是相对的。因为相生相克的过程，也就是事物消长发展的过程。在此过程中，一定会出现太过和不及的情况。这种情况的出现，其本身就是再一次相生相克的调节。这样，又复出现再一次的协调平衡。这种在不平衡之中求得平衡，而平衡又立刻被新的不平衡所代替的循环运动，就不断地推动着事物的变化和发展。五行学说用这一理论来说明自然界气候的正常变迁和自然界的生态平衡，以及人体的生理活动。

2. 五行子母相及和乘侮胜复

五行系统在异常情况下的自动调节机制为子母相及和乘侮胜复。

（1）子母相及　及，影响所及之意。子母相及是指五行生克制化遭到破坏后所出现的不正常的相生现象。包括母及于子和子及于母两个方面。母及于子与相生次序一致，子及于母则与相生的次序相反。如木行，影响到火行，叫作母及于子；影响到水行，则叫作子及于母。

（2）相乘相侮　相乘相侮，实际上是反常情况下的相克现象。

相乘规律：乘，即乘虚侵袭之意。相乘即相克太过，超过正常制约的程度，使事物之间失去了正常的协调关系。五行之间相乘的次序与相克同，但被克者更加虚弱。

"相克"和"相乘"是有区别的，前者是正常情况下的制约关系，后者是正常制约关系遭到破坏的异常相克现象。在人体，前者为生理现象，而后者为病理表现。但是近人习惯将相克与反常的相乘混同，病理的木乘土，也称木克土。

相侮规律：侮，即欺侮，有恃强凌弱之意。相侮是指五行中的任何一行本身太过，使原来克它的一行，不仅不能去制约它，反而被它所克制，即反克，又称反侮。

相侮现象也表现为两个方面，以木为例：其一，当木过度亢盛时，金原是克木的，但由于木过度亢盛，则金不仅不能去克木，反而被木所克制，使金受损，这叫木反侮金。其二，当木过度衰弱时，金原克木，木又克土，但由于木过度衰弱，则不仅金来乘木，而且土亦乘木之衰而反侮之。习惯上把土反侮木称之为"土壅木郁"。

相乘相侮均为破坏相对协调统一的异常表现。乘侮，都凭其太过而乘袭或欺侮。"乘"为相克之有余，而危害于被克者，也就是某一行对其"所胜"过度克制。"侮"为被克者有余，而反侮其克者，也就是某一行对其"所不胜"的反克。为了便于理解，将乘侮分别开来——加以分析：实际上，相乘和相侮是休戚相关的，是一个问题的两个方面。如木有余而金不能对木加以克制，木便过度克制其所胜之土，这叫作"乘"，同时，木还恃己之强反去克制其"所不胜"的金，这叫作"侮"。反之，木不足，则不仅金来乘木，而且其所胜之土又乘其虚而侮之。所以说："气有余，则制己所胜而侮所不胜；其不及，则己所不胜侮而乘之，己所胜轻而侮之"（《素问·五运行大论》）。

（3）胜复规律 胜复指胜气和复气的关系。五行学说把由于太过或不及引起的对"己所胜"的过度克制称之为"胜气"，而这种胜气在五行系统内必然招致一种相反的力量（报复之气），将其压抑下去，这种能报复"胜气"之气，称为"复气"，总称"胜复之气"。"有胜之气，其必来复也"（《素问·至真要大论》）。这是五行结构系统本身作为系统整体对于太过或不及的自行调节机制，旨在使之恢复正常制化调节状态。如木气太过，作为胜气则过度克土，而使土气偏衰，土衰不能制水，则水气偏胜而加剧克火，火气受制而减弱克金之力，于是金气旺盛起来，把太过的木气克伐下去，使其恢复正常。反之，若木气不足，则将受到金的过度克制，同时又因木衰不能制土而引起土气偏亢，土气偏亢则加强抑水而水气偏衰，水衰无以制火而火偏亢，火偏亢则导致金偏衰而不能制木，从而使不及的木气复归于平，以维持其正常调节状态。故曰："形有胜衰，谓五行之治，各有太过不及也。故其始也，有余而往，不足随之，不足而往，有余从之"（《素问·天元纪大论》）。

胜复的调节规律是：先有胜，后必有复，以报其胜。"胜气"重，"复气"也重；"胜气"轻，"复气"也轻。在五行具有相克关系的各行之间有多少太过，便会招致多少不及；有多少不及，又会招致多少太过。由于五行为单数，所以对于任何一行，有"胜气"必有"复气"，而且数量上相等。故曰："有重则复，无胜则否"（《素问·至真要大论》），"微者复微，甚则复甚"（《素问·五常政大论》）。这是五行运动的法则。通过胜复调节机制，使五行结构系统整体在局部出现较大不平衡的情况，进行自身调节，继续维持其整体的相对平衡。

总之，五行结构系统具有两种调节机制，一为正常情况下的生克制化调节机制，一为异常情况下的胜复调节机制。通过这两种调节机制，形成并保障了五行结构系统的动态平衡和循环运动。

二、五行学说在外治六经中的应用

五行学说在外治六经中的应用主要是运用五行的特性来分析人体脏腑系统之间的局部与局部、局部与整体，以及人与外界环境的相互关系，并用五行生克乘侮胜复规律来诊疗防治疾病（见藏象部分）。

（一）说明脏腑功能、形体官窍及其相互关系

《素问·阴阳应象大论》："东方生风，风生木，木生酸，酸生肝，肝生筋，筋生心，肝主目。其在天为玄，在人为道，在地为化。化生五味，道生智，玄生神。神在天为风，在地为木，在体为筋，在脏为肝，在色为青，在音为角，在声为呼，在变动为握，在窍为目，在味为酸，在志为怒。怒伤肝，悲胜怒；风伤筋，燥胜风；酸伤筋，辛胜酸。"

"南方生热，热生火，火生苦，苦生心，心生血，血生脾，心主舌。其在天为热，在地为火，在体为脉，在脏为心，在色为赤，在音为徵，在声为笑，在变动为忧，在窍为舌，在味为苦，在志为喜。喜伤心，恐胜喜；热伤气，寒胜热；苦伤气，咸胜苦。"

"中央生湿，湿生土，土生甘，甘生脾，脾生肉，肉生肺，脾主口。其在天为湿，在地为土，在体为肉，在脏为脾，在色为黄，在音为宫，在声为歌，

在变动为哕，在窍为口，在味为甘，在志为思。思伤脾，怒胜思；湿伤肉，风胜湿；甘伤肉，酸胜甘。"

"西方生燥，燥生金，金生辛，辛生肺，肺生皮毛，皮毛生肾，肺主鼻。其在天为燥，在地为金，在体为皮毛，在脏为肺，在色为白，在音为商，在声为哭，在变动为咳，在窍为鼻，在味为辛，在志为悲。悲伤肺，喜胜悲；热伤皮毛，寒胜热；辛伤皮毛，苦胜辛。"

"北方生寒，寒生水，水生咸，咸生肾，肾生骨髓，髓生肝，肾主耳。其在天为寒，在地为水，在体为骨，在脏为肾，在色为黑，在音为羽，在声为呻，在变动为栗，在窍为耳，在味为咸，在志为恐。恐伤肾，思胜恐；寒伤血，燥胜寒；咸伤血，甘胜咸。"

形体官窍是指皮、肉、筋、骨、脉"五体"和耳、眼、鼻、口、舌、咽喉、前后阴"九窍"。每一形体和官窍，均是一个具有特定功能的器官。其对外与周围环境接触联通，对内与脏腑经络密切关联，赖精气血津液滋养，以维持各自正常的生理功能。若遇外邪侵袭，或为脏腑经络病变所累及，或因精气血津液不足而失于滋养，均可引起形体官窍的疾病。反之，形体官窍的疾病，亦可影响脏腑、经络及气血等。

（二）用于指导疾病的诊断

人体是一个有机整体，当内脏有病时，人体内脏功能活动及其相互关系的异常变化，可以反映到体表相应的组织器官，出现色泽、声音、形态、脉象等诸方面的异常变化。由于五脏与五色、五音、五味等都以五行分类归属形成了一定的联系。

以五色诊为例：

《素问·脉要精微论》："夫精明五色者，气之华也。赤欲如白裹朱，不欲如赭；白欲如鹅羽，不欲如盐；青欲如苍璧之泽，不欲如蓝；黄欲如罗裹雄黄，不欲如黄土；黑欲如重漆色，不欲如地苍。五色精微象见矣，其寿不久也。"

（1）从本脏所主之色、味、脉来诊断本脏之病　　如：面见青色，喜食酸味，脉见弦象，可以诊断为肝病；面见赤色，口味苦，脉象洪，可以诊断为心火亢盛。

（2）推断脏腑相兼病变　　从他脏所主之色来推测五脏病的传变。如：脾虚的患者，面见青色，为木来乘土；心脏患者，面见黑色，为水来克火；等等。

（3）推断病变的预后　　从脉与色之间的生克关系来判断疾病的预后。如：

肝病色青见弦脉，为色脉相符；如果不得弦脉反见浮脉则属相胜之脉，即克色之脉（金克木）为逆；若得沉脉则属相生之脉，即生色之脉（水生木）为顺。

（三）用于指导疾病的防治

五行学说在治疗上的应用，体现于药物、针灸、精神等疗法之中，主要表现在以下几个方面。

1. 控制疾病传变

运用五行子母相及和乘侮规律，可以判断五脏疾病的发展趋势。一脏受病，可以波及其他四脏，如肝脏有病可以影响到心、肺、脾、肾等脏。他脏有病亦可传给本脏，如心、肺、脾、肾之病变，也可以影响到肝。因此，在治疗时，除对所病本脏进行处理外，还应考虑到其他有关脏腑的传变关系。根据五行的生克乘侮规律，来调整其太过与不及，控制其传变，使其恢复正常的功能活动。如肝气太过，木旺必克土，此时应先健脾胃以防其传变。脾胃不伤，则病不传，易于痊愈。这是用五行生克乘侮理论阐述疾病传变规律和确定预防性治疗措施。至于能否传变，则取决于脏腑的功能状态，即五脏虚则传，实则不传。

在临床工作中，既要掌握疾病在发展传变过程中的生克乘侮关系，藉以根据这种规律及早控制传变和指导治疗，防患于未然，又要根据具体病情而辨证施治，切勿把它当作刻板的公式而机械地套用。

2. 确定治则治法

五行学说不仅用以说明人体的生理活动和病理现象，综合四诊，推断病情，而且也可以确定治疗原则和制定治疗方法。

（1）根据相生规律确定治则治法

①根据相生规律确定治疗原则　临床上运用相生规律来治疗疾病，多属母病及子，其次为子盗母气。其基本治疗原则是补母和泻子，所谓"虚者补其母，实者泻其子"（《难经·六十九难》）。

补母：补母即"虚则补其母"，用于母子关系的虚证。如肾阴不足，不能滋养肝木，而致肝阴不足者，称为水不生木或水不涵木。其治疗，不直接治肝，而补肾之虚。因为肾为肝母，肾水生肝木，所以补肾水以生肝木。又如肺气虚弱发展到一定程度，可影响脾之健运而导致脾虚。脾土为母，肺金为子，脾土生肺金，所以可用补脾气以益肺气的方法治疗。在外治六经法操作中，凡是虚证，可补其所属的母经或母穴，如肝虚证取用肾经合穴（水穴）阴谷，或本经合穴（水穴）曲泉来治疗。这些虚证，利用母子关系治疗，即所谓"虚则补其母"。相生不及，补母则能令子实。

泻子：泻子即"实者泻其子"，用于母子关系的实证。如肝火炽盛，有升无降，出现肝实证时，肝木是母，心火是子，这种肝之实火的治疗，可采用泻心法，泻心火有助于泻肝火。在外治六经法操作中，凡是实证，可泻其所属的子经或子穴。如肝实证可取心经荥穴（火穴）少府，或本经荥穴（火穴）行间来治疗。这就是"实者泻其子"的意思。

临床上运用相生规律来治疗，除母病及子、子盗母气外，还有单纯子病，均可用母子关系加强相生力量。所以相生治法的运用，主要是掌握母子关系，它的原则是"虚则补其母，实则泻其子"。凡母虚累子，应先有母的症状；子盗母气，应先有子的症状；单纯子病，须有子虚久不复原的病史。这样，三者治法相似，处方则有主次之分。

②根据相生关系确定的治疗方法

滋水涵木法：滋水涵木法是滋养肾阴以养肝阴的方法，又称滋养肝肾法、滋补肝肾法、乙癸同源法。适用于肾阴亏损而肝阴不足，甚者肝阳偏亢之证。表现为头目眩晕、眼干目涩、耳鸣颧红、口干、五心烦热、腰膝酸软、男子遗精、女子月经不调、舌红苔少、脉细弦数等。

益火补土法：益火补土法是温肾阳而补脾阳的一种方法，又称温肾健脾法、温补脾肾法。适用于肾阳式微而致脾阳不振之证。表现为畏寒、四肢不温、纳减腹胀、泄泻、浮肿等。

就五行生克关系而言，心属火、脾属土。火不生土应当是心火不生脾土。但临床上"火不生土"多是指命门之火（肾阳）不能温煦脾土的脾肾阳虚之证，少指心火与脾阳的关系。

培土生金法：培土生金法是用补脾益气而补益肺气的方法，又称补养脾肺法。适用于脾胃虚弱，不能滋养肺脏而肺虚脾弱之候。该证表现为久咳不已、痰多清稀或痰少而黏、食欲减退、大便溏薄、四肢乏力、舌淡脉弱等。

金水相生法：金水相生法是滋养肺肾阴虚的一种治疗方法，又称补肺滋肾法、滋养肺肾法。金水相生是肺肾同治的方法，有"金能生水，水能润金之妙"（《时病论·卷之四》）。适用于肺虚不能输布津液以滋肾，或肾阴不足，精气不能上滋于肺，而致肺肾阴虚者。表现为咳嗽气逆、干咳或咳血、音哑、骨蒸潮热、口干、盗汗、遗精、腰酸腿软、身体消瘦、舌红苔少、脉细数等。

（2）根据相克规律确定治则治法

①根据相克规律确定治疗原则　临床上由于相克规律的异常而出现的病

理变化，虽有相克太过、相克不及和反克之不同，但总的来说，可分强弱两个方面。即克者属强，表现为功能亢进；被克者属弱，表现为功能衰退。因而，在治疗上同时采取抑强扶弱的手段，并侧重在制其强盛，使弱者易于恢复。另一方面强盛而尚未发生相克现象，必要时也可利用这一规律，预先加强被克者的力量，以防止病情的发展。

抑强：用于相克太过。如肝气横逆，犯胃克脾，出现肝脾不调、肝胃不和之证，称为木旺克土，用疏肝、平肝为主。或者木本克土，反为土克，称为反克，亦叫反侮。如脾胃壅滞，影响肝气条达，当以运脾和胃为主。抑制其强者，则被克者的功能自然易于恢复。

扶弱：用于相克不及。如肝虚郁滞，影响脾胃健运，称为木不疏土。治宜和肝为主，兼顾健脾，以加强双方的功能。

②根据相克规律确定治疗方法

抑木扶土法：抑木扶土法是以疏肝健脾药治疗肝旺脾虚的方法。疏肝健脾法、平肝和胃法、调理肝脾法属此法范畴。适用于木旺克土之证。临床表现为胸闷胁胀、不思饮食、腹胀肠鸣、大便或秘或溏或脘痞腹痛、嗳气、矢气等。

培土制水法：培土制水法是用温运脾阳或温肾健脾药以治疗水湿停聚为病的方法，又称敦土利水法、温肾健脾法。适用于脾虚不运、水湿泛滥而致水肿胀满之候。若肾阳虚衰，不能温煦脾阳，则肾不主水，脾不制水，水湿不化，常见于水肿证，这是水反克土。治当温肾为主，兼顾健脾。如以脾虚为主，则重在温运脾阳；若以肾虚为主，则重在温阳利水，实际上是脾肾同治法。

佐金平木法：佐金平木法是清肃肺气以抑制肝木的一种治疗方法，又称泻肝清肺法。临床上多用于肝火偏盛，影响肺气清肃之证，又称"木火刑金"。表现为胁痛、口苦、咳嗽、痰中带血、急躁烦闷、脉弦数等。

泻南补北法：泻南补北法即泻心火滋肾水，又称泻火补水法、滋阴降火法。适用于肾阴不足，心火偏旺，水火不济，心肾不交之证。该证表现为腰膝酸痛、心烦失眠、遗精等。因心主火，火属南方；肾主水，水属北方，故称本法为泻南补北，这是水不制火时的治法。

但必须指出，肾为水火之脏，肾阴虚亦能使相火偏亢，出现梦遗、耳鸣、喉痛、咽干等，也称水不制火，这种属于一脏本身水火阴阳的偏盛偏衰，不能与五行生克的水不克火混为一谈。

3. 指导脏腑用药

中药以色味为基础，以归经和性能为依据，按五行学说加以归类：如青色、酸味入肝；赤色、苦味入心；黄色、甘味入脾；白色、辛味入肺；黑色、咸味入肾。这种归类是脏腑选择用药的参考依据。

4. 指导外治六经取穴

在外治六经法操作时，将手足十二经四肢末端的属于五行木、火、土、金、水配属的井、荥、俞、经、合穴位，以五行生克乘侮规律进行选穴治疗。

5. 指导情志疾病的治疗

精神疗法主要用于治疗情志疾病。情志生于五脏，五脏之间有着生克关系，所以，情志之间也存在这种关系。由于在生理上人的情志变化有着相互抑制的作用，在病理上和内脏有密切关系，故在临床上可以用情志的相互制约关系来达到治疗的目的。如"怒伤肝，悲胜怒……喜伤心，恐胜喜……思伤脾，怒胜思……忧伤肺，喜胜忧……恐伤肾，思胜恐"（《素问·阴阳应象大论》）。即所谓以情胜情。

由此可见，临床上依据五行生克规律进行治疗，确有其一定的实用价值。但是，并非所有的疾病都可用五行生克这一规律来治疗，不要机械地生搬硬套。换言之，在临床上既要正确地掌握五行生克的规律，又要根据具体病情进行辨证施治。

第二章　藏象

　　"藏象"一词,首见于《素问·六节藏象论》。藏,指隐藏于体内的脏器。象,其义有二,一指脏腑的解剖形态。"象者,像也。论脏腑之形象,以应天地之阴阳也"(《黄帝内经素问集注·卷二》)。如"心象尖圆,形如莲花"(《医宗必读·改正内景脏腑图》)。其二指脏腑的生理病理表现于外的征象。"象,谓所见于外,可阅者也"(王冰注《黄帝内经素问》);"象,形象也。藏居于内,形见于外,故曰藏象"(《类经·藏象类》)。"象"是"藏"的外在反映,"藏"是"象"的内在本质,两者结合起来就叫作"藏象"。藏通"脏"。"藏象"今作"脏象"。藏象是人体系统现象与本质的统一体,是人体脏腑的生理活动及病理变化反映于外的征象。中医学据此作为判断人体健康和诊断、治疗疾病的依据。

　　藏象学说是研究脏腑形体官窍的形态结构、生理活动规律及其相互关系的学说。它认为人体是以心、肝、脾、肺、肾五脏为中心,与胆、胃、大肠、小肠、膀胱、三焦等六腑相配合,以气血精津液为物质基础,通过经络内而五脏六腑、外而形体官窍所构成五个功能活动系统。这五个系统不仅都受天地四时阴阳的影响,同时互相之间也紧密联系,从而使人体整体与局部、局部与局部,以及人体与外界环境成为一个复杂的网络结构。

　　藏象学说贯穿在中医学的解剖、生理、病理、诊断、治疗、方剂、药物、预防等各个方面,在外治六经理论体系中,处于十分重要的地位。

第一节　脏腑系统简述

一、心藏神——身之主宰,万事之本

　　心,位于胸腔偏左,膈膜之上,肺之下,圆而下尖,形如莲蕊,外有心包卫护。心与小肠、脉、面、舌等构成心的系统。心在五行属火,为阳中之阳脏,主血脉,藏神志,为五脏六腑之大主、生命之主宰。心与四时之夏相通应。藏象学说认为,关于血肉之心(实质性的心脏只是神明之心的载体,而

神明之心则指脑接收和反映外界事物，进行意识、思维、情志等精神活动的功能。中医学把精神意识思维活动归属于心，故有神明之心的说法），李梴在《医学入门·脏腑》中说："有血肉之心，形如未开莲花，居肺下肝上是也。有神明之心……主宰万事万物，虚灵不昧是也。"

心藏神是指心统领和主宰精神、意识、思维、情志等活动。心藏神是人体生命活动的中心。其作用有二：其一，主思维、意识、精神。又称之为"任物"。任，是接受、担任、负载之意；"任物"即是指接收和处理外来信息，进行精神和思维活动，对外界事物作出判断。其二，主宰生命活动。《类经·疾病类》曰："心为五脏六腑之大主，而总统魂魄，兼赅意志。"人体的生命活动特别是五脏六腑必须在心的统一指挥下，才能进行统一协调的正常的生命活动。心为君主而脏腑百骸皆听命于心。《素问·移精变气论》说："得神者昌，失神者亡。"心主神志的生理功能正常，则精神振奋，神志清晰，思维敏捷，对外界信息的反应就极其灵敏；如果心主神志的生理功能异常，不仅会出现精神意识思维活动的异常，如失眠、多梦、神志不宁或反应迟钝甚至谵狂，再甚则会出现昏迷、不省人事等情况的发生，而且还会影响其他脏腑的功能活动，甚至危及整个生命。

二、肝藏魂——肝藏血，血舍魂

肝，位于腹部，横膈之下，右胁下而偏左。与胆、目、筋、爪等构成肝系统。主疏泄，性喜条达而恶抑郁，体阴用阳。在五行属木，为阴中之阳。肝与四时之春相对应。《灵枢·本神》谓："肝藏血，血舍魂。"意思是说，肝主藏血，肝气调畅，藏血充足，魂随神往，魂的功能便可正常发挥；如果肝失疏泄或肝血不足，魂不能随神活动，就会出现狂乱、多梦、夜寐不安等症。

肝对应的是魂。肝藏魂，一是指能伴随心神活动而作出较快反应的思维意识活动，《灵枢·本神》说："心藏神，随神往来谓之魂。"二是指梦幻活动，《类经·藏象类》曰："魂之为言，如梦寐恍惚，变幻游行之境，皆是也。"魂和魄均属于人体精神意识的范畴。肝的本体功能、特性属阴，所以在临床上应注意"用阳"来调达肝气。肝脏"体阴"包含两方面：一是肝位居膈下，属阴脏的范畴，故属阴；二是肝藏阴血，血属阴。"用阳"则指：一是从肝的生理功能来看，肝主疏泄，性喜条达，内寄相火，主动主升，按阴阳属性言之，则属于阳；二是从肝的病理变化来看，易于阳亢，易于动风，肝病常表现为肝阳上亢和肝风内动，从而引起眩晕、肢麻、抽搐、震颤、角弓反张等症状。

气为阳，血为阴，阳主动，阴主静，因而称肝脏"体阴而用阳"。

三、脾藏意——脾居中土，调和四方

脾，位于腹腔上部，膈膜之下，与胃以膜相连，"形如犬舌，状如鸡冠"。与胃、肉、唇、口等构成脾系统。主运化、统血，输布水谷精微，为气血生化之源，人体脏腑百骸皆赖脾以濡养，故有后天之本之称。在五行属土，为阴中之至阴。脾与四时之长夏相应。"脾居中土，调和四方。"

与脾对应的是意，《黄帝内经》说："心之所忆谓之意。"《灵枢·本神》说："脾藏营，营含意。"《中西汇通医经精义·上卷》说："脾阳不足则思虑短少，脾阴不足则记忆多忘。"脾藏意，指脾与意念有关。脾气健运，化源充足，气血充盈，髓海得养，即表现为思路清晰、意念丰富、记忆力强；反之则脾的功能失常。

四、肺藏魄——气之本，魄之处

肺，位居胸中，左右各一，呈分叶状，质疏松。与心同居膈上，上连气管，通窍于鼻，与自然界之气直接相通往来。与大肠、皮、毛、鼻等构成肺系统。在五行属金，为阳中之阴脏。主气司呼吸，助心行血，通调水道。在五脏六腑中，位居最高，为五脏之长。肺与四时之秋相应。

《素问·五脏生成论》说："诸气者，皆属于肺。"《性命圭旨》讲："魂者气之神，有清有浊，口鼻之所以呼吸者，呼为阳伸，吸为阴屈也。魄者精之神，有虚有实，耳目之所以视听者，视为阳明，听为阴灵也。阳神曰魂，阴神曰魄，魂之与魄，互为室宅。生，谓之精气。死，谓之魂魄。"《灵枢·本神》也指出："肺藏气，气舍魄。"故气旺盛则体健魄全，魄全则感觉灵敏，耳聪目明，动作正确协调；反之，肺病则魄弱，甚至导致神志病变，故《灵枢·本神》曰："肺，喜乐无极则伤魄，魄伤则狂。"

五、肾藏志——意决志立，生命之门

肾，位于腰部脊柱两侧，左右各一，右微下，左微上，外形椭圆弯曲，状如豇豆。与膀胱、骨髓、脑、发、耳等构成肾系统。主藏精，主水液，主纳气，为人体脏腑阴阳之本、生命之源，故道教称之为先天之本。在五行属水，为阴中之阳。在四时与冬季相对应。

肾所藏之志为志向、意志之含义。《灵枢·本神》说："意之所存谓之志。"《类经·藏象类》曰："意已决而卓有所立者，曰志。"《灵枢·本神》说："肾

藏精，精舍志。"肾精能生髓，髓海满盈，上充于脑，则精力充沛，思维意识活动正常。

肾又称命门。命门一词，始见于《灵枢·根结》："命门者，目也"。自《难经》始，命门被认为是先天之气蕴藏之所在，性命之所攸关，人体真元之根本。这也是命门学说的内容之一，为历代医家所重视。

第二节 外治六经、内调脏腑

一、肺

1. 概说

肺主一身之气，司呼吸，外与皮毛相合，上与喉鼻相通。肺为娇脏，既恶寒又畏热，故外邪由皮毛或口鼻入侵人体，多首先犯肺。肺主治节，朝百脉，与五脏六腑的关系最为密切，尤以脾、肾与肺的关系最为密切，与肝也有一定联系。故肺病日久，可影响到其他脏腑，其他脏腑的病变亦可影响到肺。在经络联系上，肺脏主要和4条经脉相联系，其中手太阴肺经属于肺，手阳明大肠经络于肺，足少阴肾经从肾上贯肝膈上入肺，足厥阴肝经从肝别贯膈上注肺。肺病的病理变化，主要是肺气宣降失常，表现为咳嗽、哮喘、咳血、胸闷、胸痛、鼻塞、流涕、鼻衄、咽喉肿痛、失音等。如肺病影响到大肠，会引起便秘或泄泻。

总的来说，肺之病变虽然较多，而究其大要不外虚实两端：凡外邪客表，肺气不能宣畅，或邪热壅肺，痰湿内阻，影响肺之宣降的，多属实证；如因脾不养肺，或肾虚影响到肺的，多属虚证。

2. 证治

外感风寒：风寒袭于肺卫，肺气失宣，遂致恶寒发热、头痛、骨节酸楚、无汗、鼻塞流涕、咳嗽而痰涎稀薄、口不渴、脉象浮紧、舌苔薄白等。治疗上内以五味制化调脏腑，外取手太阴、手阳明经穴为主挈六经。

邪热蕴肺：邪热犯肺，蕴遏不解，而致肺失清肃。症见咳痰黏色黄，气息喘促，胸痛胸闷，身热口渴，或鼻流黄涕、鼻衄、咽喉肿痛而红，脉数。治疗上内以五味制化调脏腑，外取手太阴与阳明经穴为主挈六经。

痰浊阻肺：因痰湿内阻，而影响肺气的清肃，则可致咳嗽气喘，喉中痰鸣，痰稠量多，胸胁支满疼痛，倚息不得安卧。治疗上内以五味制化调脏腑，外取手太阴与阳明经穴为主挈六经。

肺阴虚：症见干咳少痰，咳唾不爽，痰中带血，午后潮热，两颧泛红，盗汗骨蒸，口干咽燥，音哑，舌红少苔，脉象细数。治疗上内以五味制化调脏腑，外取手太阴、足少阴经穴和背俞穴为主挈六经。

肺气虚：症见咳而无力，声息微弱，气短，痰液清稀，形寒自汗，倦怠懒言，面色白，舌淡苔白，脉象虚弱。治疗上内以五味制化调脏腑，外取手足太阴经穴及背俞穴为主挈六经。

二、大肠

1. 概说

大肠为传导之官，职司传导糟粕。因其经脉上络于肺，又因脾胃为受纳、运化水谷之腑，故它在生理病理上与肺、脾、胃的关系最为密切。大肠的病变，主要是传导功能失常，其证候表现为便秘、泄泻、里急后重、便血、肠痈、脱肛等。

2. 证治

大肠寒证：多因外受寒邪或内伤生冷，而致传导失常。其症多见腹痛肠鸣、大便泄泻、舌苔白滑、脉象沉迟等。治疗上内以五味制化调脏腑，外取本腑募穴及下合穴为主挈六经。

大肠热证：多因邪热侵于大肠，血气壅滞所致。其症肛门灼热，便泻黄糜，臭秽异常，腹痛胀急，甚则里急后重，痢下赤白，身热口渴。如热结血腐而为肠痈，则腹痛拒按，脚屈不能伸展，舌苔黄，脉多滑数。治疗上内以五味制化调脏腑，外取大肠腑募穴、下合穴及手足阳明经穴为主挈六经。

大肠虚证：多因久泻不止，或下痢久延不愈，而致大便不禁，肛门滑脱，舌淡苔薄，脉象细弱。凡此皆气虚下陷之故。治疗上内以五味制化调脏腑，外取足太阴、阳明及任脉经穴为主挈六经。

大肠实证：多因积滞内停，邪壅大肠所致。其症多见大便秘结，或下痢不爽，腹痛拒按，苔厚，脉沉实有力。治疗上内以五味制化调脏腑，外取手足阳明经穴为主挈六经。

三、脾

1. 概说

脾司运化，以升为顺，并主四肢肌肉。在经脉联系上，足太阴经入腹属脾络胃，足阳明经脉属胃络脾。故脾的病证常见运化失常、肿胀及肢体消瘦、腹胀、腹泻、便溏、倦怠、浮肿等。脾又能统血，如脾虚统摄无权，则可见便血、女子崩漏等。

脾和胃由于生理上和经络上的联系，所以在病理上也常相互影响。脾的病证，从属性上说，有虚实寒热的不同，从治疗上说，多取俞募穴和足太阴、阳明经穴。

2. 证治

脾虚证：脾虚则运化失常，致使水谷精微无以输布全身，临床证候则为面色萎黄，少气懒言，倦怠无力，肌肉消瘦。如因脾虚而致阳气不振，则有腹满便溏，四肢欠温，足跗浮肿，舌淡苔白，脉象濡弱。治疗上内以五味制化调脏腑，外取本脏俞募与足太阴、阳明经穴为主挈六经。

脾实证：仅是和脾虚相对而言。其病多系湿滞交阻，饮食停滞，症见大腹胀满或有疼痛；或湿热蕴结，症见肤黄溺赤；或由湿阻而脾阳不运，症见脘闷而腹满、大小便不利，甚至形成肿胀。治疗上内以五味制化调脏腑，外取足太阴、阳明经穴为主挈六经。

脾寒证：有因脾阳衰微，水湿不化，以致阴寒偏盛者；亦有由于过食生冷，脾阳因而不振者。在证候上都可有腹痛隐隐、泄泻、腹胀，甚至完谷不化，小便清长，四肢清冷，舌淡苔白，脉象沉迟。治疗上内以五味制化调脏腑，外取本脏俞募与足太阴、阳明经穴为主挈六经。

脾热证：脾为湿土，如受热邪，湿热互蒸，症见脘痞不舒、身重困倦、肌肤发黄、口腻而黏、不思饮食；亦有口腻而甜，口糜流涎，头重如裹，身热不扬，便溏黏滞，小溲短黄，渴不多饮，舌苔厚腻而黄，脉象濡数。治疗上内以五味制化调脏腑，外取足太阴、阳明经穴为主挈六经。

四、胃

1. 概说

胃主受纳和腐熟水谷，为水谷之海，以降为和，与脾相表里。在经络联系上，足阳明经属于胃，足太阴经脉络于胃，足厥阴经脉夹胃而上行，手少阳经脉下膈循属三焦。故凡饥饱失宜，寒热不当，辛辣不节，情志不畅，气机阻滞，都能影响胃的和降功能，可见脘腹疼痛、呃逆、呕吐、食少纳呆、嗳腐吞酸，热则消谷善饥、口渴引饮等症。

脾胃病常互相影响，胃病长久不愈，往往影响到脾。胃病在属性上有虚实寒热的不同，在治疗上也有温、清、补、泻的区别。

2. 证治

胃寒证：系胃阳不足，寒邪偏盛。其症为胃脘绞痛，泛吐清涎，喜热饮，四肢厥冷，或伴呕吐，呃逆，舌苔白滑，脉象沉迟或弦紧。治疗上内以五味制化调脏腑，外取俞募与手足阳明经穴挈六经。

胃热证：系热蕴于胃，胃阳亢盛。症见身热，喜冷恶热，口渴引饮，善饥嘈杂。热邪导致胃气上逆，可见食入即吐，呃逆不已；胃热下移大肠，消烁津液，则为大便燥结，舌苔黄或黄厚而燥，脉象洪数。治疗上内以五味制化调脏腑，外取手足阳明经穴为主挈六经。

胃实证：包括两种情况，一系胃火炽盛，症见消谷善饥，口渴欲饮；一系饮食阻滞，症见脘腹胀闷，甚至疼痛拒按，舌红苔黄，脉象滑实。治疗上内以五味制化调脏腑，外取足阳明经穴和本腑募穴为主挈六经。

胃虚证：胃病日久，胃气虚弱。常见胃脘隐隐作痛，痛而喜按，得食痛减，旋即微痞，嗳气不除，气短少力，面色少华，唇舌淡红，脉缓软弱。治疗上内以五味制化调脏腑，外取本腑俞募及足阳明经穴为主挈六经。

五、心

1. 概说

心主血脉，又主神明。所以临床上所见的血脉病变或神志病变，都属于心病的范围。血脉病主要有胸痛、心悸、吐血、衄血、斑疹以及血液运行的失调等。神志病主要表现为健忘、失眠、昏迷、谵语、狂等。在经络联系上，手少阴心经属于心，从心系上肺，下膈络小肠，足太阴脾经注心中，足少阴肾经从肺出络于心，此外足三阳经经别均上通于心。

心病在属性上有虚实之别，治疗上有补泻之异，在外治六经上当以本经经穴和背俞穴为主。由于手厥阴心包为心之宫城，为神明出入之处，以及足太阴经、少阴经和足三阳经经别在经脉上的联系，故可酌情选用。

2. 证治

心阳不足：多因心气久虚，损及心阳所致。症见心悸不宁，怔忡恐惧，气短，气喘，舌质淡或夹瘀点、瘀斑，脉微弱或兼歇止，甚至口唇指甲青紫。这是心阳不振、血运不畅之象。治疗上内以五味制化调脏腑，外取本脏背俞和手少阴、任脉经穴为主挈六经。

心阴亏虚：见心悸而频、虚烦不安、少寐多梦、掌心发热、健忘盗汗、舌尖淡红或干红少苔、脉细数等症，这是阴虚内热之象。治疗上内以五味制化调脏腑，外取背俞与手少阴、厥阴经穴为主，配以足少阴经穴挈六经。

心火上炎：症见心烦失眠，口舌生疮，木舌重舌，咽痛口苦，口渴嗌干，小便赤少，甚至吐血、衄血，舌赤苔黄，脉数。这是心火上炎、迫血妄行所致。治疗上内以五味制化调脏腑，外取手少阴、厥阴经穴为主，兼取手阳明、督脉经穴为辅挈六经。

痰火蒙心：凡外感邪热内蕴，或五志之火过极，都能导致痰火蒙蔽神明。常见神昏谵语、惊狂、不寐、壮热面赤、舌干色绛、苔黄厚腻、脉滑洪数等症。治疗上内以五味制化调脏腑，外取手少阴、厥阴经穴挈六经。

六、小肠

1. 概说

小肠为"受盛之官"，职司分别清浊。其病理变化主要是分别清浊的功能失常，肠中水液不能充分泌渗吸收，以致水谷不分、清浊混淆。其症状表现主要是大小便失调。又因小肠与心的经脉互为表里，在生理上有着密切的联系，因此在病理上亦可相互影响。如心热下移于小肠而为尿血，小肠有热也可上逆于心而为口舌生疮。

小肠腑证在性质上有寒热之分，在外治六经上有清温之别，在取穴上多用本腑俞募和下合穴。由于大肠、小肠皆属于胃，因之小肠病也可取足阳明经穴。

2. 证治

小肠寒证：多因饮食不节，生冷伤及中阳所致。常见肠鸣泄泻、小便短少、腹痛喜按、苔白、脉迟等症，这是中焦虚寒、水谷不化、泌别失职之象。治疗上内以五味制化调脏腑，外取俞、募、下合穴为主，兼取足阳明经穴为辅挈六经。

小肠热证：若心火下移，则见小便热赤涩痛、心烦口渴、小便带血，甚至尿血、脉现滑数等症，这是心火下迫其腑，或火盛迫血妄行所致。若小肠邪热上侵，则见口舌生疮、溃疡、口臭等症。治疗上内以五味制化调脏腑，外取手少阴、太阳经穴为主挈六经。

七、肾

1. 概说

肾主水，藏精，内寄命火，故称为水火之脏，为先天之本。其功能一是统摄一身之水和封藏精液，一为元气之根和命火之源。由于它在生理上有这两种不同的功能，故当外感病邪或房室过度内伤时，都可影响肾的功能，引起病变，出现水肿、消渴、遗精、阳痿、气喘、五更泄、腰痛等症。肾与膀胱在经络上相互络属，从肾上肝膈，支脉从肺络心，在生理病理上有着密切的联系。因此，如肾气不化，则水液不能输入膀胱，致小便短少，甚至无尿；膀胱不利，则尿液潴留，水无出路，每致水毒上凌于心、肾阴虚肝阳亢等证。

肾病在性质上多属虚证，或为阳虚，或为气虚，或为阴虚，治疗多用补法，培其不足。选穴多取督脉、任脉、背俞和足少阴经穴。气海、关元位于下焦，为元气根聚之处，通常可用以扶助肾气。阴虚每导致阳旺，如仅用补法尚不能制其偏亢之阳，又当补肾泻肝，使其阴阳平衡，阴复亢平，其病可愈。

2. 证治

肾阳不足：每见阳痿、早泄、溲多、遗溺、腰脊酸楚、足膝无力、头晕耳鸣、面白畏寒、舌淡、脉弱等症。治疗上内以五味制化调脏腑，外取背俞以及任、督脉经穴为主挈六经。

肾不纳气：症见气短喘逆、呼吸不续、动则尤甚、自汗、懒言、头晕、畏寒、两足逆冷、舌淡、脉弱或浮而无力等症。这是气浮于上，不能摄纳归根之象。治疗上内以五味制化调脏腑，外取背俞以及任、督脉经穴为主挈六经。

阳虚水泛：症见周身漫肿、下肢尤甚、按之陷而不起、肢冷、大便溏泄、舌苔润滑、脉沉迟无力等。这是肾阳衰惫，气不化水之象。治疗上内以五味制化调脏腑，外取背俞以及任脉、足少阴、太阴经穴为主挈六经。

肾阴亏损：常见形体瘦弱，头晕耳鸣，少寐健忘，多梦遗精，口干咽燥，或有潮热，腰膝酸软，或见咳嗽、痰中带血、舌红少苔、脉多细数等症。这是肾精不足，阴虚火旺之象。治疗上内以五味制化调脏腑，外取背俞、足少阴经穴为主，兼取足厥阴、手太阴经穴挈六经。

八、膀胱

1. 概说

膀胱为津液之腑，职司小便。因此，其病理变化主要为膀胱启闭失常。如膀胱不约，则溲数、遗尿；膀胱不利，则癃闭、淋沥。膀胱与肾在生理上相为表里，在经脉上相互属络，关系极密切，所以在病理上常互相影响。肾气不化，则膀胱不利；小便不通，则水无去路，泛滥为肿。

临床上膀胱的虚寒证，多与肾气或肾阳不足有关，治疗宜兼补其肾；实热证，多与其他脏腑影响有关，宜根据病情灵活施治。

2. 证治

膀胱虚寒：每见小便频数或遗尿、舌淡苔白、脉沉迟等症。这是下焦虚寒、脬气不固之象。治疗上内以五味制化调脏腑，外取本腑俞、募以及有关背俞、任脉穴为主挈六经，以振奋膀胱和肾的功能，使肾气得固，膀胱约束，其病可愈。

膀胱实热：每见小便短涩不利、黄赤浑浊，甚或闭而不通，或淋沥不畅，兼夹脓血砂石，茎中热痛，少腹急胀，舌赤苔黄，脉多见数实等症。这是湿热内壅，气机阻滞之象。治疗上内以五味制化调脏腑，外取本腑俞募以及任脉、足三阴经穴为主挈六经。

九、心包

1. 概说

心包为心之宫城，有护卫心脏的作用。故凡病邪内传入心，诸如温邪逆传、痰火内闭等，多是心包代受其邪。由于心包代行心令，为神明出入之窍，在主宰思维活动的生理功能方面与心是一致的。因此，邪入心包，其病理变化亦主要是表现在神志方面，故临床以神昏谵语、癫狂躁扰等神志失常为其主症。

2. 证治

心包病变的具体证治与心类同，不再重复。

十、三焦

1. 概说

三焦是六腑之一，职司一身之气化。大凡人体内脏的功能活动，诸如气血津液的运行布化、水谷的消化吸收、水分的代谢等，都赖气化的作用而维持正常的活动。所以三焦的气化功能，是概括了人体上中下三个部分所属脏器的整个气化作用。故当其发生病变，影响的范围也就必然广泛。但就其病理机制而言，关键则主要在于气化功能失司、水道通调不利，以致水湿潴留体内，或泛滥为患，故临床上以肌肤肿胀、腹满、小便不利等为其主症。

由于三焦联系脏腑，所以其病变又每与肺、脾、肾、膀胱等脏器有着密切的联系。例如：三焦气化失司，可影响到肺气的宣降；三焦不利，可导致脾胃的升降失常；三焦化气行水功能失职，亦使肾和膀胱温化水液的功能受到影响。由此可知，三焦的病变，与人体各脏腑的功能活动失常有密切关系。

三焦腑证在临床上有虚实之分，治疗上虚证多健脾补肾，实证多行气利湿。选穴多以俞募穴和下合穴为主，酌情兼取任脉及足太阳经穴。

2. 证治

三焦虚证：多因肾气不足而导致三焦气化不行，水湿内停所致。症见肌肤肿胀，腹中胀满，气逆腹冷，或遗尿，苔多白滑，脉沉细。治疗上内以五味制化调脏腑，外取俞募及下合穴为主，兼取任脉经穴挈六经，以温通经气、扶助肾阳。

三焦实证：多由实热蕴结于里，而致三焦气化行水的职能失常，水液潴留体内所引起。临床多见身热气逆、肌肤肿胀、小便不通、舌红苔黄、脉多滑数等症。治疗上内以五味制化调脏腑，外取俞募及下合穴为主，兼取足太阴经穴挈六经，以使经气疏通、湿热外泄而化气行水的功能得以恢复正常。

十一、肝

1. 概说

肝为风木之脏，内寄相火，主疏泄，而性喜条达，且具有储藏血液的功能，故其病变机制一般较为复杂，但主要亦不外肝气郁结、肝火亢盛、肝阳上扰以及肝风内动等。此外，由于肝开窍于目，又主一身之筋，所以目疾与筋病，又每与肝脏有关。又由于肝为藏血之脏，所以妇女经漏等病亦与肝有着一定的关联。

在经脉联系上，足厥阴经属肝络胆，上头与督脉会于巅，足少阳经络于肝，足少阴经从肾上贯肝膈，可见肝与肾及脑关系密切。

肝脏病变从病机性质而论，可分为虚、实两大类，实证中包括肝气郁结、肝火亢盛以及肝风内动等类型；肝虚证主要包括肝阴亏虚、肝阳上扰之候。在治疗上实则泻之、虚则补之。但肝虚证，往往虚实并存、本虚标实，治疗又应补虚泻实、标本同治。由于肝肾同源，肾为肝之母，治应肝肾兼顾，故肝虚证，多选取足厥阴、少阴经穴为主；如肝木侮土而致脾虚者，其治应于泻肝的同时，兼以调补脾土。

2. 证治

肝气郁结：多因情志抑郁而致。症见胁肋疼痛或走窜不定，胸闷不舒，气逆干呕或吐酸水，或腹痛泄泻，苔薄脉弦。这是肝气横逆走窜经络，侮土犯胃所致。治疗上内以五味制化调脏腑，外取本经腧穴为主，兼取足少阳、太阴、阳明经穴挈六经，通经气而疏肝木，兼以调和脾胃。

肝火亢盛：每因气郁化火而成。症见头目胀痛，或巅顶痛，眩晕，或目赤肿痛，心烦不寐，舌红苔黄，脉弦有力。治疗上内以五味制化调脏腑，外取本经腧穴为主挈六经，以泻肝经之火。

肝风内动：多见猝然昏倒，不省人事，四肢抽搐，角弓反张，或口㖞，半身不遂，语言謇涩，苔腻，脉象洪弦。此证是由于肝阳妄动，化火生风，气血并走于上或经络受阻所致。治疗上内以五味制化调脏腑，外取足厥阴、督脉及十二井穴为主挈六经。

肝阴亏虚：其症每见头目晕眩，两目干涩或雀目，耳鸣如蝉，按之减轻，肢体麻木或振摇瞤动，亦或出现烘热，咽干，少寐多梦，舌红少津，脉多弦细或数。这是肝阴不足、肝阳上扰、本虚标实之象。肝阴不足，多由肾阴亏乏，水不涵木所致。治疗上内以五味制化调脏腑，外取足厥阴、少阴经穴为主挈六经，补肝之阴而潜虚阳。

十二、胆

1. 概说

胆附于肝而为表里，在经络上相为络属，在生理上关联至为密切，在病理上亦多相互影响。例如肝郁可引起胆汁的疏泄不畅，而胆汁淤结亦可导致肝失调达。故胆病多由肝火旺盛所致。其症多见口苦、胁痛、头痛、目眩等。由于胆主决断，其性刚强，故胆气虚弱之体，必见胆怯之象。

胆腑病证有虚实之分，实证多见胆火亢盛，治以泻法；虚证多属胆气虚怯，治以补法。均以俞、募穴和肝、胆经穴为主。

2. 证治

胆火亢盛：多见头痛目赤，口苦，耳聋，耳鸣，胁痛，呕吐苦水，舌红起刺，脉弦数。此为肝胆火旺，走窜经络，上冲头目之故。治疗上内以五味制化调脏腑，外取足少阳、厥阴经穴为主挈六经。

胆气虚怯：症见胆怯，易惊易恐，或夜寐不安，视物模糊，苔白而滑，脉细弱。这是人体气血不足而致胆气虚弱的表现。治疗上内以五味制化调脏腑，外取本腑背俞和足少阳、手少阴经穴为主挈六经，以宁心壮胆。

第三章　经络腧穴

经络，是经和络的总称。经，又称经脉，有路径之意。经脉贯通上下，沟通内外，是经络系统中纵行的主干。故曰："经者，径也。"经脉大多循行于人体的深部，且有一定的循行部位。络，又称络脉，有网络之意。络脉是经脉别出的分支，较经脉细小。故曰："支而横出者为络。"络脉纵横交错，网络全身，无处不至。

腧穴是人体脏腑经络之气输注于体表的特殊部位。腧，本写作"输"，或从简作"俞"，有转输、输注的含义，言经气转输之所；穴，即孔隙的意思，言经气所居之处。

人体的腧穴既是疾病的反应点，又是外治六经的施术部位。腧穴与经络、脏腑、气血密切相关。《灵枢·九针十二原》载："欲以微针通其经脉，调其血气，营其逆顺出入之会。"说明通过经脉、气血、腧穴三者的共同作用，达到治疗的目的。经穴均分别归属于各经脉，经脉又隶属于一定的脏腑，故腧穴——经脉——脏腑间形成了不可分割的联系。

经络相贯，遍布全身，形成一个纵横交错的联络网，把人体五脏六腑、肢体官窍及皮肉筋骨等组织通过有规律的循行和复杂的联络交会成统一的有机整体，从而保证了人体生命活动的正常运行。所以说，经络是运行气血、联络脏腑肢节、沟通内外上下、调节人体功能的一种特殊的通路系统。

经络学说是研究人体经络系统的组成、循行分布、生理功能、病理变化，以及与脏腑、气血等相互关系的中医学理论，是中医学理论体系的重要组成部分，也是外治六经论的理论核心之一。

第一节　经络

经络是运行气血的通路。经和络既有联系又有区别。经指经脉，犹如途径，贯通上下，沟通内外，是经络系统中的主干；络为络脉，它譬如网络，较经脉细小，纵横交错，遍布全身，是经络系统中的分支。

经气活动的主要特点是循环流注、如环无端、昼夜不休。人体通过经

气的运行，以调节全身各部的功能活动，从而使整个机体保持了协调和相对
平衡。

一、经络的组成和作用

经络系统由十二经脉、奇经八脉、十五络脉和十二经别、十二经筋、
十二皮部以及许多孙络、浮络等组成。

（一）十二经脉

十二经脉即手三阴（肺、心包、心）、手三阳（大肠、三焦、小肠）、足
三阳（胃、胆、膀胱）、足三阴（脾、肝、肾）经的总称。由于它们隶属于
十二脏腑，为经络系统的主体，故又称为"正经"。十二经脉的命名是结合脏
腑、阴阳、手足三个方面而定的。阳分少阳、阳明、太阳；阴分少阴、厥阴、
太阴。根据脏属阴、腑属阳、内侧为阴、外侧为阳的原则，把各经所属脏腑
结合循行于四肢的部位，定出各经的名称。即属脏而循行于肢体内侧的为阴
经，否则为阳经。（表2-4）十二经脉的作用主要是联络脏腑、肢体和运行气
血、濡养全身。

表2-4　十二经脉名称表

	阴经（属脏）	阳经（属腑）	循行部位（阴经内侧，阳经外侧）	
手	太阴肺经 厥阴心包经 少阴心经	阳明大肠经 少阳三焦经 太阳小肠经	上肢	前线 中线 后线
足	太阴脾经 厥阴肝经 少阴肾经	阳明胃经 少阳胆经 太阳膀胱经	下肢	前线 中线 后线

十二经脉的循行特点：凡属六脏（五脏加心包）的经脉称"阴经"，它们
从六脏发出后，多循行于四肢内侧及胸腹部，上肢内侧者为手三阴，下肢内
侧者为足三阴经。凡属六腑的经脉标为"阳经"，它们从六腑发出后，多循行
四肢外侧面以及头面、躯干部，上肢外侧者为手三阳经，下肢外侧者为足三
阳经。十二经脉的头身四肢的分布规律是：手足三阳经为"阳明"在前，"少
阳"在中（侧），"太阳"在后；手足三阴经为"太阴"在前，"厥阴"在中，"少
阴"在后。

十二经脉的走向规律："手之三阴从胸走手，手之三阳从手走头，足之三

阳从头走足，足之三阴从足走腹"（《灵枢·逆顺肥瘦》）。

十二经脉通过支脉和经络脉的沟通衔接，形成六组"络属"关系，即在阴阳经之间形成六组"表里"关系。阴经属脏络腑，阳经属脏络脏。

十二经脉的流注次序：起于肺经→大肠经→胃经→脾经→心经→小肠经→膀胱经→肾经→心包经→三焦经→胆经→肝经，最后又回到肺经。周而复始，环流不息。（图2-3）

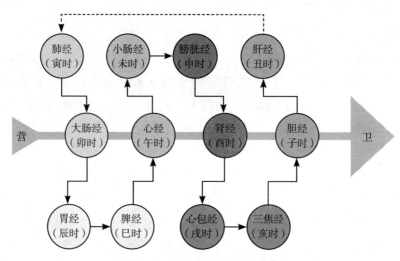

图 2-3　十二经脉的流注次序

（二）奇经八脉

奇经八脉是任、督、冲、带、阴维、阳维、阴跷、阳跷脉的总称。它们与十二正经不同，既不直属脏腑，又无表里配合，故称"奇经"。其生理功能，主要是对十二经脉的气血运行起溢蓄、调节作用。

任脉为诸条阴经交会之脉，故称"阴脉之海"，具有调节全身阴经经气的作用。

督脉称"阳脉之海"，诸阳经均与其交会，具有调节全身阳经经气的作用。

冲脉为"十二经之海"，十二经脉均与其交会，具有涵蓄十二经气血的作用。

带脉约束诸经。

阴维脉、阳维脉分别调节六阴经和六阳经的经气，以维持阴阳协调和平衡。

阴跷、阳跷脉共同调节肢体运动和眼睑的开合功能。

奇经八脉中的腧穴，大多寄附于十二经之中，唯任、督二脉，各有其专属的腧穴，故与十二经相提并论，合称为"十四经"。

（三）十五络脉

十二经脉和任、督二脉各自别出一络，加上脾之大络，总计 15 条，称为十五络脉。十二经脉的别络均从本经四肢肘膝关节以下的络穴分出，走向其相表里的经脉，即阴经别络于阳经，阳经别络于阴经。手太阴别络从列缺分出，别走手阳明；手少阴别络从通里分出，别走手太阳；手厥阴别络从内关分出，别走手少阳；手阳明别络从偏历分出，别走手太阴；手太阳别络从支正分出，别走手少阴；手少阳别络从外关分出，别走手厥阴；足阳明别络从丰隆分出，别走足太阴；足太阳别络从飞扬分出，别走足少阴；足少阳别络从光明分出，别走足厥阴；足太阴别络从公孙分出，别走足阳明；足少阴别络从大钟分出，别走足太阳；足厥阴别络从蠡沟分出，别走足少阳。任脉、督脉的别络以及脾之大络主要分布在头身部。任脉的别脉从鸠尾分出后散布于腹部；督脉的别络从长强分出后散布于头，左右别走足太阳经；脾之大络从大包分出后散布于胸胁。《灵枢·经脉》曰："凡此十五络者，实则必见，虚则必下，视之不见，求之上下，人经不同，络脉异所别也。"此外，还有从络脉分出的浮行于浅表部位的浮络和细小的孙络，分布极广，遍布全身。

四肢部的十二经别络，加强了十二经中表里两经的联系，沟通了表里两经的经气，补充了十二经脉循行的不足。躯干部的任脉别络、督脉别络和脾之大络，分别沟通了腹、背和全身经气，输布气血以濡养全身组织。

（四）十二经别

十二经别是十二正经离、入、出、合的别行部分，是正经别行深入体腔的支脉。十二经别多从四肢肘膝关节以上的正经别出（离），经过躯干深入体腔与相关的脏腑联系（入），再浅出于体表上行头项部（出），在头项部，阳经经别合于本经的经脉，阴经经别合于其相表里的阳经经脉（合）。十二经别按阴阳表里关系汇合成六组，在头项部合于六阳经，故有"六合"之称。

由于十二经别有离、入、出、合于表里之间的特点，不仅加强了十二经脉的内外联系，更加强了经脉所属络的脏腑在体腔深部的联系，补充了十二经脉在体内外循行的不足。由于十二经别通过表里相合的"六合"作用，使得十二经脉中的阴经与头部发生了联系，从而扩大了手足三阴经穴位的主治范围。如手足三阴经穴位之所以能主治头面和五官疾病，与阴经经别合于阳经而上头面的循行是分不开的。此外，由于十二经别加强了十二经脉与头面部的联系，故而突出了头面部经脉和穴位的重要性及其主治作用。

（五）十二经筋

十二经筋是十二经脉之气输布于筋肉骨节的体系，是附属于十二经脉的筋肉系统。其循行分布均起始于四肢末端，结聚于关节骨骼部，走向躯干头面。十二经筋行于体表，不入内脏，有刚筋、柔筋之分。刚（阳）筋分布于项背和四肢外侧，以手足阳经经筋为主；柔（阴）经分布于胸腹和四肢内侧，以手足阴经经筋为主。

经筋具有约束骨骼、屈伸关节、维持人体正常运动功能的作用。经筋为病，多为转筋、筋痛、痹证等。针灸治疗多局部取穴而泻之，如《灵枢·经筋》载："治在燔针劫刺，以知为数，以痛为输"。

（六）十二皮部

十二皮部是十二经脉功能活动反映于体表的部位，也是络脉之气散布之所在。十二皮部的分布区域是以十二经脉在体表的分布范围，即十二经脉在皮肤上的分属部分为依据而划分的，故《素问·皮部论》指出："欲知皮部，以经脉为纪者，诸经皆然"。

由于十二皮部居于人体最外层，又与经络气血相通，故是机体的卫外屏障，起着保卫机体、抗御外邪和反映病证的作用。近现代临床常用的皮肤针、穴位敷贴法等，均以皮部理论为指导。

附：

一、十二经循行歌

1.手太阴肺经

手太阴肺中焦起，下络大肠胃口行，上膈属肺从肺系，横出腋下臑内萦，
前于心与心包脉，下肘循臂骨下廉，遂入寸口上鱼际，大指内侧爪甲根，
支络还从腕后出，接次指交阳明经。

2.手阳明大肠经

手阳明经属大肠，食指内侧起商阳，循指上廉入合谷，两骨两筋中间行，
循臂入肘上臑外，肩髃前廉柱骨旁，会此下入缺盆内，络肺下膈属大肠，
支从缺盆上入颈，斜贯两颊下齿当，夹口人中交左右，上夹鼻孔尽迎香。

3. 足阳明胃经

足阳明胃起鼻颏，互交旁约足太阳，下循鼻外入上齿，夹口环唇交承浆，
颐后大迎颊车游，耳前发际至额颅，支循喉咙入缺盆，下膈属胃络脾州，
直者下乳夹脐冲，支从胃口腹里通，下至气街中而合，遂下髀关伏兔逢，
膝髌之中循胫外，足跗中趾内间痛，支者下膝三寸别，下入中趾外间列，
又有支者别跗上，大趾之间太阴接。

4. 足太阴脾经

太阴脾起足大趾，循趾内侧白肉际，过核骨后内踝前，上腨循胫膝股里，
股内前廉入腹中，属脾络胃上膈通，夹咽连舌散舌下，支者从胃注心宫。

5. 手少阴心经

手少阴脉起心中，下膈直络小肠呈，支者夹咽系目系，直从心系上肺腾，
下腋循臑后廉出，太阴心主之后行，下肘循臂抵掌后，锐骨之端小指停。

6. 手太阳小肠经

手太阳经小肠脉，小指之端起少泽，循手上腕出髁中，上臂骨出肘内侧，
两筋之间臑后廉，出肩解而绕肩胛，交肩之上入缺盆，直络心中循咽嗌，
下膈抵胃属小肠，支从缺盆上颈颊，至目锐眦入耳中，支者别颊斜上䪼，
抵鼻至于目内眦，络颧与足太阳接。

7. 足太阳膀胱经

足太阳经膀胱脉，目内眦上额交巅，支者从巅入耳角，直者从巅入脑间，
还出下项循肩膊，夹脊抵腰循膂旋，络肾正属膀胱脐，一支贯臀入腘传，
一支从膊别贯胛，夹脊循髀合腘行，贯腨出踝循京骨，小趾外侧接至阴。

8. 足少阴肾经

足肾经脉属少阴，斜从小趾趋足心，出于然谷循内踝，入跟上腨腘内寻，
上股后廉直贯脊，属肾下络膀胱深，直者从肾贯肝膈，入肺夹舌喉咙循，
支者从肺络心上，注胸交于手厥阴。

9. 手厥阴心包络经

手厥阴经心主标，心包下膈络三焦，起自胸中支出胁，下腋三寸循臑迢，
太阴少阴中间走，入肘下臂两筋招，行掌心出中指末，支从小指次指交。

10. 手少阳三焦经

手少阳经三焦脉，起于小指次指端，两指之间循表腕，出臂两骨行外关，
上行贯肘循臑外，上肩交出少阳裹，入缺盆而布膻中，上络心包下膈从，
循属三焦支膻中，从缺上项系耳上，下行耳颊至颞际，支从耳后耳中存，
出走耳前交两颊，至目锐眦胆经论。

11.足少阳胆经

足少阳脉胆经传，起于两目锐眦边，上抵头角下耳后，循颈行手少阳前，
至肩却出少阳后，阳明缺盆之外旋，支者耳后入耳中，出走耳前锐眦逢，
支别锐眦下大迎，合手少阳抵颐宫，下加颊车下颈行，合于缺盆胸中承，
足厥阴经于此连，贯膈络肝原属胆，胁里气街毛际萦，入髀厌中脉来横，
直者缺盆下腋胸，季胁下合髀厌中，下循髀阳膝外廉，下于外辅骨之前，
直抵绝骨出外踝，循跗入小次趾间，支别跗上入大趾，循趾歧骨出其端，
还贯爪甲出三毛。

12.足厥阴肝经

足厥阴肝脉所终，起于大趾毛际丛，循足跗上上内踝，出太阴后入腘中，
循股入毛绕阴器，上抵小腹夹胃通，属肝络胆上贯膈，布于胁肋循喉咙，
上入颃颡连目系，出额会督顶巅逢，其支复从目系出，下行颊里交环唇，
支者出肝别贯膈，上注于肺乃交宫。

二、经脉病候

1.肺手太阴之脉病候

是动则病，肺胀满，膨膨而喘咳，缺盆中痛，甚则交两手而瞀，此为臂厥。是主肺所生病者，咳，上气，喘渴，烦心，胸满，臑臂内前廉痛厥，掌中热。气盛有余，则肩背痛风寒，汗出，中风，小便数而欠；气虚，则肩背痛寒，少气不足以息，溺色变。

2.大肠手阳明之脉病候

是动则病，齿痛，颈肿。是主津液所生病者，目黄，口干，鼽衄，喉痹，肩前臑痛，大指次指痛不用。气有余，则当脉所过者热肿；虚，则寒栗不复。

3.胃足阳明之脉病候

是动则病，洒洒振寒，善呻，数欠，颜黑，病至则恶人与火，闻木声则惕然而惊，心欲动，独闭户塞牖而处，甚则欲上高而歌，弃衣而走，贲响腹胀，是为骭厥。是主血所生病者，狂，疟，温淫，汗出，鼽衄，口歪，唇胗，颈肿，喉痹，大腹水肿，膝膑肿痛，循膺、乳、气街、股、伏兔、骭外廉、足跗上皆痛，中趾不用。气盛，则身以前皆热，其有余于胃，则消谷善饥，溺色黄；气不足，则身以前皆寒栗，胃中寒则胀满。

4.脾足太阴之脉病候

是动则病，舌本强，食则呕，胃脘痛，腹胀善噫，得后与气则快然如衰，身体皆重。是主脾所生病者，舌本痛，体不能动摇，食不下，烦心，心下急痛，溏瘕泄，水闭，黄疸，不能卧，强立股膝内肿厥，足大趾不用。

5.心手少阴之脉病候

是动则病，嗌干，心痛，渴而欲饮，是为臂厥。是主心所病者，目黄，胁痛，臑臂内

后廉痛厥，掌中热痛。

6.小肠手太阳之脉病候

是动则病，嗌痛，颔肿，不可以顾，肩似拔，臑似折。是主液所生病者，耳聋，目黄，颊肿，颈、颔、肩、臑、肘臂外后廉痛。

7.膀胱足太阳之脉病候

是动则病，冲头痛，目似脱，项如拔，脊痛，腰似折，髀不可以曲，腘如结，腨如裂，是为踝厥。是主筋所生病者，痔，疟，狂、癫疾，头囟项痛，目黄，泪出，鼽衄，项、背、腰、尻、腘、腨、脚皆痛，小趾不用。

8.肾足少阴之脉病候

是动则病，饥不欲食，面如漆柴，咳唾则有血，喝喝而喘，坐而欲起，目𥉋𥉋如无所见，心如悬若饥状，气不足则善恐，心惕惕如人将捕之，是为骨厥。是主肾所生病者，口热，舌干，咽肿，上气，嗌干及痛，烦心，心痛，黄疸，肠澼，脊、股内后廉痛，痿厥嗜卧，足下热而痛。

9.心包手厥阴之脉病候

是动则病，手心热，臂肘挛急，腋肿，甚则胸胁支满，心中憺憺大动，面赤，目黄，喜笑不休。是主脉所生病者，烦心，心痛，掌中热。

10.三焦手少阳之脉病候

是动则病，耳聋，浑浑焞焞，嗌肿，喉痹。是主气所生病者，汗出，目锐眦痛，颊痛，耳后、肩、臑、肘臂外皆痛，小指次指不用。

11.胆足少阳之脉病候

是动则病，口苦，善太息，心胁痛不能转侧，甚则面微有尘，体无膏泽，足外反热，是为阳厥。是主骨所生病者，头痛，颔痛，目锐眦痛，缺盆中肿痛，腋下肿，马刀侠瘿，汗出振寒，疟，胸胁、肋、髀、膝外至胫、绝骨外踝前及诸节皆痛，小趾次趾不用。

12.肝足厥阴之脉病候

是动则病，腰痛不可以俯仰，丈夫㿗疝，妇人少腹肿，甚则嗌干，面尘脱色。是主肝所生病者，胸满，呕逆，飧泄，狐疝，遗溺，闭癃。

第二节　腧穴

《内经》论及穴名约160个，并有腧穴归经的记载。晋代皇甫谧所著《针灸甲乙经》记载周身经穴名349个，除论述了腧穴的定位、主治、配伍、操作要领外，并对腧穴的排列顺序进行了整理，为腧穴学理论和针灸实践的发展作出了重要贡献。北宋王惟一对腧穴重新进行了考定，撰写了《铜人腧穴针灸图经》，详载了 354 个穴名。元代滑伯仁所著《十四经发挥》载经穴穴名亦为 354 个，并将全身经穴按循行顺序排列，称"十四经穴"。明代杨继洲《针灸大成》载经穴名 359 个，并列举了辨证选穴的范例，充实了针灸辨证施治的内容。清代李学川《针灸逢源》定经穴穴名 361 个，并延续至今。

一、腧穴的分类

人体的腧穴大体上可归纳为十四经穴、奇穴、阿是穴三类。

1. 十四经穴

是指具有固定的名称和位置，且归属于十二经和任脉、督脉的腧穴。这类腧穴具有主治本经和所属脏腑病证的共同作用，因此，归纳于十四经脉系统中，简称"经穴"。

2. 奇穴

是指既有一定的名称，又有明确的位置，但尚未归入或不便归入十四经系统的腧穴。这类腧穴的主治范围比较单纯，多数对某些病证有特殊疗效，因而未归入十四经系统，故又称"经外奇穴"。历代对奇穴记载不一。目前，国家技术监督局批准发布的《经穴部位》，对 48 个奇穴的部位确定了统一的定位标准。

3. 阿是穴

是指既无固定名称，亦无固定位置，而是以压痛点或其他反应点作为针灸施术部位的一类腧穴。又称"天应穴""不定穴""压痛点"等。唐代孙思邈《备急千金要方》载："有阿是之法，言人有病痛，即令捏其上，若里当其处，不问孔穴，即得便快成痛处，即云阿是，灸刺皆验，故曰阿是穴也。"阿是穴无一定数目。

二、特定穴的特点

十四经中具有特殊性能和治疗作用，并有特定称号的经穴，称为特定穴。根据其不同的分布特点、含义和治疗作用，将特定穴分为"五输穴""原穴""络穴""郄穴""下合穴""俞募穴""八会穴""八脉交会穴"和"交会穴"等十类，在外治六经中应用较多的主要有"五输穴""俞募穴"等。

（一）五输穴

十二经脉中的每一经脉分布在肘、膝关节以下的五个特定腧穴，即"井、荥、输、经、合"穴，称"五输穴"，简称"五输"。古人把十二经脉气血在经脉中的运行比作自然界之水流，具有由小到大、由浅入深的特点，并将"井、荥、输、经、合"五个名称分别冠之于五个特定穴，即组成了五输穴。五输穴从四肢末端向肘膝方向依次排列。"井"，意为谷井，喻山谷之泉，是水之源头；井穴分布在指或趾末端，其经气初出。"荥"，意为小水，喻刚出的泉水微流；荥穴分布于掌指或跖趾关节之前，为经气开始流动。"输"，有输注之意，喻水流由小到大、由浅渐深；输穴分布于掌指或跖趾关节之后，其经气渐盛。"经"，意为水流宽大通畅；经穴多位于腕、踝关节以上之前臂、胫部，其经气盛大流行。"合"，有汇合之意，喻江河之水汇合入海；合穴位于肘膝关节附近，其经气充盛且入合于脏腑。《灵枢·九针十二原》指出："所出为井，所溜为荥，所注为输，所行为经，所入为合"，是对五输穴经气流注特点的概括。五输穴与五行相配，故又有"五行输"之称。

1. 五输穴与五行

五输穴又配属五行，《灵枢·本输》指出阴经井穴属木，阳经井穴属金。《难经·六十四难》补全了阴阳各经脉五输穴的五行属性，即"阴井木，阳井金；阴荥火，阳荥水；阴输土，阳输木；阴经金，阳经火；阴合水，阳合土"，均依五行相生的顺序。

2. 五输穴的母子补泻

五输穴是常用要穴，为古今医家所重视。临床上如井穴可用来治疗神志昏迷、荥穴可用来治疗热病、输穴可用来治疗关节痛、经穴可用来治疗喘咳、合穴可用来治疗六腑病证等。这就是《灵枢·顺气一日分为四时》提出的"病在脏者，取之井；病变于色者，取之荥；病时间时甚者，取之输；病变于音者，取之经；经满而血者，病在胃，及以饮食不节得病者，取之于合"。《难经·六十八难》则说"井主心下满，荥主身热，输主体重节痛，经主喘咳寒热，合主逆气而泄"。此外，还有根据季节因时而刺的记载，如《难经·七十四难》指出："春刺井，夏刺荥，季夏刺输，秋刺经，冬刺合"。也可根据《难经·六十九难》"虚者补其母，实者泻其子"的理论，按五输穴五行属性以生我者为母、我生者为子的原则进行选穴，虚证选用母穴，实证选用子穴。这就是临床上所称的补母泻子法，如肺属金，虚则取太渊（土），实则取尺泽（水）等。

（1）本经补泻　即本经病证以本经五输穴的五行属性进行补泻的方法。例如：肝属木，肝虚证，则取本经之母，合水穴曲泉补之（水为木之母）；肝实证，则取本经之子，荥火穴行间泻之（火为木之子）。余脏仿此。

（2）异经补泻　即本经病证以他经五输穴的五行属性进行补泻的方法。以肺之虚实为例：肺虚之证，除本经补泻外，尚可取其母经母穴，即脾经之输土穴太白补之（土为金之母）；肺实之证，则泻其子经子穴，即肾经合水穴阴谷泻之（水为金之子）。余脏仿此。

（3）刺井以泻荥、补井当补合 这是五输穴母子补泻的又一种用法。"刺井以泻荥"，首载于《难经·七十三难》"诸井者，肌肉浅薄，气少，不足使也，刺之奈何？然诸井者，木也；荥者，火也。火者，木之子，当刺井者，以荥泻之。故经言补者不可以为泻，泻者不可以为补。此之谓也"。推其原意，井穴均在四肢末端，"肌肉浅薄，气少，不足使"，不宜行补泻手法。因井为木，荥为火，荥为井之子，故在需要用井穴行泻法时，可用荥穴代之，也即"实则泻其子"之意。后世医家在这一基础上加以发挥，提出"补井当补合"的方法。如元代滑伯仁《难经本义》明确指出"若当补井，则必补其合"。《难经集注》引宋代医家丁德用之说，对刺井以泻荥、补井当补合，作了进一步说明："井为木，是火之母；荥为火，是木之子。故肝木实，泻其荥；肝木气虚不足，补其合。泻之复不能补，古言不可以为补也。"故当临床需要泻井时可泻其荥穴，需要补井时则补其合穴。

"刺井以泻荥、补井当补合"，无论对阴经还是阳经都可以适用。如阳井属金，阳荥属水，阳合属土。阳荥为阳井之子，"实则泻其子"，泻井可以泻荥；阳合为阳井之母，"虚则补其母"，补井当可补合。

3. 五输穴总汇

井穴：少商（肺）、商阳（大肠）、厉兑（胃）、隐白（脾）、少冲（心）、少泽（小肠）、至阴（膀胱）、涌泉（肾）、中冲（心包）、关冲（三焦）、足窍阴（胆）、大敦（肝）。

荥穴：鱼际（肺）、二间（大肠）、内庭（胃）、大都（脾）、少府（心）、前谷（小肠）、足通谷（膀胱）、然谷（肾）、劳宫（心包）、液门（三焦）、侠溪（胆）、行间（肝）。

输穴：太渊（肺）、三间（大肠）、陷谷（胃）、太白（脾）、神门（心）、后溪（小肠）、束骨（膀胱）、太溪（肾）、大陵（心包）、中渚（三焦）、足临泣（胆）、太冲（肝）。

经穴：经渠（肺）、阳溪（大肠）、解溪（胃）、商丘（脾）、灵道（心）、阳谷（小肠）、昆仑（膀胱）、复溜（肾）、间使（心包）、支沟（三焦）、阳辅（胆）、中封（肝）。

合穴：尺泽（肺）、曲池（大肠）、足三里（胃）、阴陵泉（脾）、少海（心）、小海（小肠）、委中（膀胱）、阴谷（肾）、曲泽（心包）、天井（三焦）、阳陵泉（胆）、曲泉（肝）。

附：

五输穴歌

少商鱼际与太渊，经渠尺泽肺相联；

商阳二三间合谷，阳溪曲池大肠牵；

厉兑内庭陷谷胃，冲阳解溪三里连；

隐白大都足太阴，太白商丘并阴陵；

少冲少府属于心，神门灵道少海寻；

少泽前谷后溪腕，阳谷小海小肠经；

至阴通谷束京骨，昆仑委中膀胱焉；

涌泉然骨与太溪，复溜阴谷肾经传；

中冲劳宫心包络，大陵间使曲泽连；

关冲液门中渚焦，阳池支沟天井言；

窍阴侠溪临泣胆，丘墟阳辅阳陵泉；

大敦行间太冲看，中封曲泉属于肝。

（二）原穴

十二脏腑原气输注、经过和留止于十二经脉的部位，称为原穴，又称"十二原"。"原"含本原、原气之意，是人体生命活动的原动力，为十二经之根本。十二原穴多分布于腕踝关节附近。阴经之原穴与五输穴中的输穴同穴名，同部位，实为一穴，即所谓"阴经以输为原""阴经之输并于原"。阳经之原穴位于五输穴中的输穴之后，即另置一原。《灵枢·九针十二原》里有明确的记述："五脏有六腑，六腑有十二原，十二原出于四关，四关主治五脏。五脏有疾，当取之十二原。"《难经·六十六难》也指出："五脏六腑之有病者，皆取其原也。"所以，凡是脏腑疾病，都可取用相应的原穴来治疗。如咳嗽、气喘可取用肺经原穴太渊，肠鸣、泄泻可取用脾经原穴太白等。

在外治六经应用中通过诊察十二原，了解脉气盛衰情况，进而明确脏腑疾病。治疗上可与某些特定穴相互配合使用。其常用的方法可归纳为以下两种：

1. 脏腑原穴相配

为五脏原穴与六腑原穴阴阳上下的配穴法。适用于内脏有病而症状主要反映在体表器官的病变。从部位上讲，内为阴，外为阳。阴经经穴主治偏重内脏疾患，阳经经穴主治偏重于体表器官疾患。在内脏有病主要反映在体表器官的情况下，取阴经原穴的同时，需再配以阳经原穴以增强疗效。其配穴原则是：少阴配少阳，太阴配太阳，厥阴配阳明。取上下肢相应、阴阳经同气相求之意。

2. 原络相配

可分为表里经原络相配、同经原络相配等形式，是取同一上肢或下肢的原络穴相配的方法。

（1）表里经原络相配　适用于某经有病，兼有表经或里经病证者。具体配穴方法是：某经的病证，先取该经的原穴为主，再配有关表、里经的络穴为辅。因以原为主、络为客，故又称主客原络配穴法。

（2）同经原络相配　根据"初病在经，久病在络""久病多虚"之理，分析沉疴痼疾，每每正气耗损，其血、气、痰、湿等邪气积聚多由经入络。故凡因外感、内伤演变成的多种慢性疾病，在取用原穴的同时，常配合本经的络穴以协同治疗。

（三）络穴

十五络脉从经脉分出处各有一腧穴，称之为络穴，又称"十五络穴"。"络"，有联络、散布之意。十二经脉各有一络脉分出，故各有一络穴。十二经脉的络穴位于四肢肘膝关节以下；任脉络穴鸠尾位于上腹部；督脉络穴长强位于尾骶部；脾之大络大包穴位于胸胁部。络穴在临床上可以单独使用，也可以与相表里经的原穴配合使用。

（四）俞募穴

脏腑之气输注于背腰部的腧穴，称为"背俞穴"，又称为"俞穴"。"俞"，有转输、输注之意。十二经各有一背俞穴，共十二个。俞穴均位于背腰部足太阳膀胱经第一侧线上，大体依脏腑位置的高低而上下排列，并分别冠以脏腑之名。

脏腑之气汇聚于胸腹部的腧穴，称为"募穴"，又称为"腹募穴"。"募"，有聚集、汇合之意。十二经各有一募穴，共十二个。募穴均位于胸腹部有关经脉上，其位置与其相关脏腑所处部位相近。

俞、募穴均为脏腑经脉之气所输注、结聚的部位，皆可治疗相应脏腑的疾病，但二者的主治作用又各有特点。《十四经发挥》说："阴阳经络，气相交贯，脏腑腹背，气相通应。"经气可以由阳行阴，由阴行阳，阴阳互通，腹背前后相应，从而使阴阳相对平衡和维持正常的生理功能。当机体发生病变，内脏或阴经的病邪，常可由阴而出于阳分的背俞穴，同样，内脏或阴经的病邪，亦可由阳而入于阴分的腹募穴。《难经·六十七难》说："五脏募皆在阴，而俞皆在阳者，何谓也？然阴病行阳，阳病行阴。故令募在阴，俞在阳。"提出了阴病行于阳部背俞穴、阳病行于阴部腹募穴的观点。《素问·阴阳应象大论》又说："善用针者，从阴引阳，从阳引阴""阳病治阴，阴病治阳"。明代张世贤《图注八十一难经辨真》指出："阴病行阳，当从阳引阴，其治在俞；阳病行阴，当从阴引阳，其治在募。"可见，属于阴性的病证，可取在阳分的背俞穴；属于阳性的病证，可取在阴分的腹募穴。阴证，实含有脏病、寒证、虚证之义；阳证，则含有腑病、热证、实证之义。例如，常取中脘以和胃降气，取日月以清利胆腑，取中极以通利膀胱，取天枢以疏调大肠，五脏虚损则多取用相应的背俞穴等。

第三节　外治六经、经穴汇通

外治六经，就是根据经络的分布规律、脏腑器官联系、功能特性以及经络异常反应，辨别疾病的部位和性质，并以此制定相应的治疗方法。

为了使经脉病辨证论治系统化，现提出以下四个方面的理论概述病证：①本经内属本脏（腑）的病候辨证（本节不另述）；②本经外循行于形体肌表的病候（即外循行线，经脉所过的病候反应）辨证；③相关脏腑组织器官病候辨证；④本经的经筋、络脉的病候辨证。

一、十二经脉证治

（一）手太阴肺经

本经外循形体肌表病证：若因风寒湿邪痹阻手太阴经脉，可见臑臂部内侧前廉酸重疼痛、拘急、痿软无力、麻木，肩臂痛，缺盆中痛。治宜取本经及邻近腧穴，毫针泻之，或用艾灸，以祛除邪气、温通经脉。

相关组织器官病证：若因邪热上扰，可见咽喉红肿疼痛，鼻渊，鼻衄。治宜取手太阴、阳明经穴，毫针泻之，或三棱针点刺出血。禁灸。

经筋络脉病证：若因经筋虚则手大指控物不固、举腕困难，可取本经原穴、郄穴，治以补法。若感受外邪，经络郁滞则筋脉拘紧、拇指掣痛不舒，取本经经穴、合穴，疏筋理气。

（二）手阳明大肠经

本经外循形体肌表病证：若由于风寒湿邪痹阻经脉，可见上肢外侧前缘痛、肩臂痛不能举、大指次指不用、痿痹、麻木等。治宜取本经腧穴，针刺泻法，或艾灸，以疏通经络、温经散寒。

相关组织器官病证：若由于外邪上冲或热郁颈、目、口、鼻，则有齿痛、颈肿，目黄口干，喉痹，鼻衄，鼻不闻香臭。治宜取手足阳明经穴为主，针刺泻法，或点刺出血，不灸，以清泄邪热。

经筋络脉病证：手大指食指桡侧部筋弛无力支撑不适、麻木或筋紧拘挛。可用本经经穴、原穴治疗。若络脉病则齿痛、耳聋，可取络穴治疗。

（三）足阳明胃经

本经外循形体肌表病证：若由于外邪痹阻经脉，则出现面瘫，面痛，面部抽搐，缺盆中痛，膺乳痛，髀股前廉痛，膝髌肿痛，胫外侧及足背痛。治宜取本经腧穴，针刺泻法，并灸，以疏通经络、温经散寒。

相关组织器官病证：其脉贯膈络肺，其脉阻滞，肺气不宣则出现咳喘、胸闷；若邪热上冲，则症见身热汗出，口渴唇干，颈肿，喉痹，齿龈肿痛，身以前皆热，苔黄，脉洪数。治宜取手足阳明经穴，针刺泻法，不灸，以清泄阳明蕴热。

经筋络脉病证：出现足中趾、胫部肌肉松弛，举足困难；若头面部经筋不利则口角歪斜、闭眼困难。取阳明经面部穴，疏通经气。若络脉病则出现足胫弛缓或肌肉萎缩，取合穴及原穴补气和胃。

（四）足太阴脾经

本经外循形体肌表病证：若因风寒湿邪痹阻经脉，则见膝股内侧肿痛，屈伸不利，足跗肿痛，足大趾引内踝痛，或运动障碍。治宜取本经及邻近经穴，针刺泻法，或灸，以疏通经络、温经散寒。

相关组织器官病证：出现胃脘痛，腹胀，心悸，不寐；若脾经蕴热随经上扰，则见舌本强、舌本痛等症。治宜取足太阴、阳明经穴，针刺泻法，不灸，以清泄脾经蕴热。

经筋络脉病证：若经筋气虚则足大趾筋脉松弛，足不收；若经筋气滞则足大趾内侧拘紧疼痛，甚则红肿；若络脉气虚则出现腹胀，或气机紊乱则吐泻、腹中切痛。治以原穴、经穴，针刺泻法，以疏通气血。

（五）手少阴心经

本经外循形体肌表病证：若因风寒湿邪痹阻心经，可见肩背痛、臑臂内后廉痛厥；经气郁结则掌中热等。治宜取本经及邻近部位经穴，针刺泻法，或艾灸，以疏散外邪、温通经脉。

相关组织器官病证：心支脉夹咽喉，心开窍于舌，其病则语言不利、咽干、目疾、头痛；心经热邪随经上扰，则症见嗌干目黄、口舌糜烂、重舌、木舌、疮疡等。治宜取手少阴、厥阴、太阳经穴为主，针刺泻法，或用三棱针点刺出血，以清泄邪热。

经筋络脉病证：手小指内侧松弛无力，支撑不舒；若寒邪侵袭可见小指拘挛疼痛；其络脉病则目视不清、咽干不能讲话。治以本经原穴、合穴，宣通经络。

（六）手太阳小肠经

本经外循形体肌表病证：若风寒湿邪痹阻小肠经脉，见头项强痛、臂痛不举、痛引肩胛、沿上肢外侧痛、肘后疼痛、拘急或弛废不用、循经生疣等。治宜取本经及邻近部位经穴，针刺泻法并灸，以温经祛邪、通痹止痛。

相关组织器官病证：见胃痛、泄泻、口舌生疮、小便赤等。治宜取脾胃俞、下巨虚等穴，或取本经前谷、后溪，泄热通小便。若邪热壅滞，随经上扰，则见目赤、咽痛颔肿、耳鸣耳聋等症。治宜取手太阴、少阴经穴，针刺泻法或三棱针点刺出血，以清泄邪热。

经筋络脉病证：小指支撑无力，感觉前臂尺侧、肘内侧、上臂麻木，或腕关节痿废，肘关节拘紧或弛缓。治取本经腧穴或局部取穴。

（七）足太阳膀胱经

本经外循形体肌表病证：若风寒湿邪阻于经脉，则见头项强痛、不可转侧，腰痛似折，髀股痛不能曲，腘腨胀痛，及其循行部疼痛，足小趾不用。治宜取本经及邻近部位的经穴，针刺泻法，以疏通经络，并灸，以温经祛邪。

相关组织器官病证：若邪热壅滞，随经上扰，则见鼻衄、头痛、目胀痛似脱等症；若邪热壅滞经脉，可见痔疾等症。治宜取足太阳、少阴经穴，针刺泻法，不灸，以疏导经气、清利蕴热。

经筋络脉病证：足小趾松弛无力或拘紧挛急，腘窝部挛急，项筋拘急不能抬举。宜取经穴、原穴、络穴、合穴，或局部取穴，以疏通经络。

（八）足少阴肾经

本经外循形体肌表病证：若风寒湿邪痹阻经脉，则症见腰痛膝软、股内后廉痛痿厥、足冷不能立地等。治宜取本经及邻近部位经穴，针灸并施，以温经散寒、调理经脉。

相关组织器官病证：咽喉疼痛，声音嘶哑，舌强，语言不利；若影响脾胃，则有腹胀、泄泻，或小便赤、尿血。治宜取本经之俞募或经穴、原穴，通经活络。

经筋络脉病证：足下、内踝或项背筋紧急、腰反折等症。宜用本经背俞穴、督脉经穴以及原穴、络穴，以疏通经络。

（九）手厥阴心包经

本经外循形体肌表病证：若因风寒湿邪痹阻经脉，症见上肢痿痹、臑臂内侧痛；若因热蕴经脉，症见腋肿、手掌发热等；若因肝气郁结，症见胸痛连及胁腋、手臂颤动等。治宜取手厥阴及邻近部位经穴。

相关组织器官病证：若影响三焦功能，则上可出现胸痛、咳嗽；在中则可出现腹胀、泄泻；在下则可出现尿道疼痛、尿血；热扰神明则出现谵语。治宜分别取背俞穴以及原穴、络穴治疗。

经筋络脉病证：中指、腕部、前臂内侧两筋间、肘内侧无力、拘挛，腋肿，手掌发热；其络脉病则胸痛、息贲。治宜取本经俞募或原穴、络穴治疗。

（十）手少阳三焦经

本经外循形体肌表病证：若因风寒湿邪痹阻经脉，则见肩臂外侧痛、臂痛无力不能举、肘臂不得屈伸、小指次指不用等。治宜取本经及邻近部位经穴，针刺泻法，并灸，以疏通经络、温经散寒。

相关组织器官病证：邪热上扰，可见神志病；若外感风热或内热循经上扰，症见耳聋、耳鸣，目眩，耳后痛，目锐眦痛，颊肿喉痛，瘰疬，腋肿。治宜取手、足少阳经穴，针刺泻法或点刺出血，不灸，以疏导经气、清泄邪热。

经筋络脉病证：小指外侧、前臂外侧、肘、肩支撑无力或拘挛。治宜取经穴、原穴、合穴或局部穴，以疏通经络。

（十一）足少阳胆经

本经外循形体肌表病证：若因外邪阻滞经络，则见胸胁及髀股外侧痛，腿不能转动，膝外侧及腓骨痛，小趾次趾不用。治宜取本经及邻近部位经穴，针刺泻法，并灸，以温通经脉。

相关组织器官病证：若邪郁经脉则见腋下肿、马刀侠瘿；若胆热随经上扰，则见耳聋、耳鸣、耳痛、偏头痛、耳后痛、目外眦痛、口苦等症。治宜取本经及足厥阴经穴，针刺泻法，不灸，或三棱针刺血，以疏导经气、清泄邪热。

经筋络脉病证：经筋拘紧则足四趾抽搐，膝不能随意屈伸，眼肌拘紧甚则眼睛不能睁开，或出现膝软无力、下肢痿弱。治宜取筋会阳陵泉以及原穴、络穴，以疏筋通络。

（十二）足厥阴肝经

本经外循形体肌表病证：若因外邪痹阻经脉，症见少腹冷痛，疝气，睾丸偏坠胀痛，痛引少腹，腰痛，下肢足痛，遇寒则痛加剧。治宜取本经及任脉经穴，针刺泻法，并灸，以疏导经气、温经散寒止痛。

相关组织器官病证：若因肝风或肝热随经上扰，则症见头目眩晕，眼面肌肉抽动，口喝，吞咽不利，饮水即呛。治宜取本经及手厥阴经穴，针刺泻法，以平肝息风、清泻肝火。若因寒滞肝脉则出现少腹、外阴痛，疝气，小便不利。取本经井穴及局部穴，以温经散寒、止痛。

经筋络脉病证：足大趾无力，阳痿，睾丸肿胀，疝气。取本经络穴及局部穴，以疏筋通络。

以上是从纵的方面介绍了十二经脉病证的辨证方法和治疗原则。如果从横的方面加以比较和归纳，可分为依部辨经法和依症辨经法。

依部辨经法是根据病证出现的部位，按照经络理论辨别病变属于何经的方法。如肩痛一症：痛在肩的前面，上肢后伸时疼痛明显，此病变属手太阴经；疼痛位于肩的前外侧，上肢高举时痛重者，此病变属手阳明经；疼痛位于肩的外侧部，上肢外展时疼痛明显，此病变属手少阳经；疼痛位于肩的后部，上肢内收疼痛明显，此病变属手太阳经。可选取所属经脉的腧穴进行治疗。

依症辨经法是根据疾病出现的症状，来辨别病变在何经的方法。如咽痛一症：疼痛剧烈者，时间短，多在手太阴肺经；而疼痛比较轻，且时间长者，则多在足少阴经。治应选取所属经脉的穴位。

二、按诊

《灵枢·官能》有"察其所痛、左右上下，知其寒温、何经所在"。按诊是医生用手直接触摸或按压患者某些部位，以了解局部冷热、润燥、软硬、压痛、肿块或其他异常变化，从而推断疾病部位、性质和病情轻重等情况的一种诊断方法。

按诊是切诊的重要组成部分，是诊法中不容忽视的一环。按诊不仅可以进一步确定望诊之所见，补充望诊之不足，而且亦可为问诊提示重点，特别是对脘腹部疾病的诊断有着更为重要的作用，例如肠痈、癥瘕（肿瘤、肥气、肝积、肠覃、石瘕之类）等，通过按诊可以进一步探明疾病的部位、性质和程度，使其表现客观化。

（一）按诊的体位

根据按诊的目的和准备检查的部位不同，应采取不同的体位和手法。

诊前首先需选择好适当的体位，然后充分暴露按诊部位。一般患者应取坐位或仰卧位或侧卧位。患者取坐位时，医生应面对患者而坐或站立进行。用左手稍扶病体，右手触摸按压某一局部。这种体位多用于皮肤、手足、腧穴的按诊。按胸腹时，患者须采取仰卧位，全身放松，两腿自然伸直，两手臂放在身旁，医生站在患者右侧，用右手或双手对患者胸腹某些部位进行切按。在切按腹内肿块或腹肌紧张度时，可让患者屈起双膝，使腹肌松弛或做深呼吸，以便于切按。必要时可采取侧卧位。右侧位按诊时，患者右下肢伸直，左下肢屈髋、屈膝；左侧位按诊时，患者左下肢伸直，右下肢屈髋、屈膝，进行触摸推寻。此种方法，常用于仰卧位触摸不清或难以排除时，换位后再进一步确诊。另外，对腹部肿瘤的按诊，必要时亦可采取肘膝位，患者用两肘、两膝趴在检查床上，医生站在患者左侧，用右手稍抚患者腰背部，左手按摸推寻患者腹部。

（二）按诊的手法

主要有触、摸、按、叩四法。

1. 触法

医生将自然并拢的第二、三、四、五手指掌面或全手掌轻轻接触或轻柔地进行滑动触摸患者局部皮肤，如额部、四肢及胸腹部的皮肤，以了解肌肤的凉热、润燥等情况，用于分辨病属外感还是内伤，是否汗出，以及阳气津血的盈亏。

2. 摸法

医生用指掌稍用力寻抚局部，如胸腹、腧穴、肿胀部位等，探明局部的感觉情况，如有无疼痛和肿物，肿胀部位的范围及肿胀程度等，以辨别病位及病性的虚实。

3. 按法

医生以重手按压或推寻局部，如胸腹部或某一肿胀或肿瘤部位，了解深部有无压痛或肿块，肿块的形态、大小、质地的软硬、光滑度、活动程度等，以辨脏腑虚实和邪气的痼结情况。

以上三法的区别表现在指力轻重不同、所达部位浅深有别。触则用手轻诊皮肤，摸则稍用力达于肌层，按则重指力诊筋骨或腹腔深部，临床操作时可综合运用。

按诊的顺序一般是先触摸，后按压，由轻而重，由浅入深，从健康部位开始，逐渐移向病变区域，先远后近、先上后下地进行诊察。这里所讲先上后下是从对患者诊察的整体部位而言，就病变的某一局部的按诊来说，有时是从下向上的逐步寻摸，如肝、脾按诊，寻按方向要根据病证的需要来确定。

4. 叩法

即叩击法。是医生用手叩击患者身体某部，使之震动产生叩击音、波动感或震动感，以此确定病变的性质和程度的一种检查方法。叩击法有直接叩击法和间接叩击法两种。

（1）直接叩击法　是医生用中指指尖或并拢的二、三、四、五指的掌面轻轻地直接叩击或拍打按诊部位，通过听音响和叩击手指的感觉来判断病变部位的情况。例如，对臌胀患者腹部可进行直接叩诊，医生根据叩击音及手感，来辨别气臌或水臌。若叩之音如击鼓者为气臌；叩之音实而浊者为水臌。也可将手放于患者腹部两侧对称部位，用一侧手叩击，若对侧手掌感到有震动波者，是有积水的表现。

（2）间接叩击法　有拳掌叩击法和指指叩击法。

①拳掌叩击法　医生用左手掌平贴在患者的诊察部位，右手握成空拳叩击左手背，边叩边询问患者叩击部位的感觉、有无局部疼痛，医生根据患者感觉以及左手震动感，以推测病变部位、性质和程度。临床常用以诊察腹部和腰部疾病，例如用此方法诊察腰部，若患者有叩击痛时，除考虑可能与局部骨骼疾病有关外，主要与肾脏疾病有关。

②指指叩击法　医生用左手中指第二指节紧贴患者需诊察的部位，其他手指稍微抬起，勿与体表接触，右手指自然弯曲，第二、四、五指微翘起，以中指指端叩击左手中指第二指节前端，叩击方向应与叩击部位垂直，叩时应用腕关节与掌指关节活动之力，指力要均匀适中，叩击动作要灵活、短促、

富有弹性，叩击后右手中指应立即抬起，以免影响音响。此法患者可采取坐位或仰卧位，常用于对胸背腹及肋间的诊察，如两肋叩击音实而浊，多为悬饮之表现。

（三）按诊注意事项

医生在进行按诊时应注意以下事项：

（1）按诊的体位及触、摸、按、叩四种手法的选择应具有针对性。临诊时，必须根据不同疾病要求的诊察目的和部位，选择适当的体位和方法。否则，将难以获得准确的诊断资料，亦即失去按诊的意义。

（2）医生举止要稳重大方，态度要严肃认真，手法要轻巧柔和，避免突然暴力或冷手按诊，以免引起患者精神和肌肉紧张，以致不能配合，影响诊察的准确性。

（3）注意争取患者的主动配合，使患者能准确地反映病位的感觉。如诊察患者肝、脾时，请患者作腹式呼吸运动，随着患者的深吸气，有节奏地进行按诊，同时亦可让患者由仰卧位改为侧卧位配合诊察。

（4）要边检查边注意观察患者的的反应及表情变化，注意对侧部位以及健康部位与疾病部位的比较，以了解病痛所在的准确部位及程度。

（5）要边询问是否有压痛及疼痛程度，边通过谈话了解病情，以转移患者的注意力，减少患者因精神紧张而出现的假象反应，保证按诊检查结果的准确性。

（四）按诊的内容

按诊的运用相当广泛，涉及到各科疾病及全身各部分，尤其是对腹部疾病的诊察更为重要。临床上常用的按诊内容有按胸胁、按脘腹、按肌肤、按手足、按腧穴、按耳部等。

1. 检查方法

用拇指指腹沿经脉路线轻轻滑动，或揉动，以探索异常反应。用力要均匀，并注意左右对比。一般先检查腰背部，然后再检查胸腹及四肢。

2. 检查内容

（1）阳性反应　有无压痛、麻木、皮下结节、条索状物。

（2）部位

耳部：耳郭、耳屏等脏腑器官反射区。

脊柱：脊柱的棘突有无突起和凹陷，上下棘突之间的距离有无增大或缩小，脊柱有无偏移等。

腧穴：背俞穴、募穴和四肢部经穴的检查。

（五）临床意义

按诊有利于疾病诊断，并在结节、压痛点或阳性反应部位进行按压刺激后有助于治疗。如：肺、支气管病，可在耳部以及腧穴肺俞、中府有结节或压痛；心胸疾病，可在耳部以及腧穴巨阙、神门出现结节或压痛；胃痛，可在耳部以及腧穴巨阙、中脘、不容、梁门、梁丘、足三里出现结节或压痛；肝胆疾病，则在耳部以及腧穴期门、日月有结节或压痛；脾的疾病，可在耳部以及腧穴章门、肓门有结节或压痛；肾的疾病，可在耳部以及腧穴京门、志室出现结节或压痛；大肠疾病，可在耳部以及腧穴天枢、大横、腹结、上巨虚有结节或压痛；膀胱及生殖系统疾病，则在耳部以及腧穴关元、中极、三阴交、筑宾出现阳性反应。

第三篇 活法

"半亩方塘一鉴开，天光云影共徘徊。问渠那得清如许？为有源头活水来。"

——宋·朱熹《观书有感·其一》

外治六经法是外治六经论的重要组成部分，是在外治六经论指导下的临床具体应用方法。

一、概述

中医学的基本特色是辨证论治："辨证"就是将四诊（望、闻、问、切）所收集到的有关疾病的各种资料加以分析、综合归纳，以判断疾病的性质，属寒还是属热、属虚还是属实；判定疾病的位置，在表还是在里、在经还是在络、在脏还是在腑。"论治"又称"施治"，就是根据辨证的结果制定相应的治疗方法。外治六经法的辨证论治特点包括理、法、经（方、部位）、穴（药）、术（操作方法）五项内容。

1. 理

即以中医基本理论为基础，如以阴阳五行、脏腑、经络等理论为核心进行辨证（即圆机篇）。

2. 法

即治法、治则，如《素问·汤液醪醴论第十四》："……平治于权衡，去菀陈莝，微动四极，温衣，缪刺其处，以复其形。开鬼门，洁净府，精以时服；五阳已布，疏涤五脏，故精自生，形自盛，骨肉相保，巨气乃平。"《灵枢·经脉》："盛则泻之，虚则补之，热则疾之，寒则留之，陷下则灸之，不盛不虚，以经取之。"

3. 经（方、部位）

经，即经络，经络与脏腑同等重要，因为经络都内属脏腑，脏腑与经脉是统一系统，各经病候，取本经穴为首选。正如《针灸大成》中说："宁失其穴，勿失其经"，十分强调经络在治疗当中的作用。方，即药方，在外治六经论的指导下开具的、具有一定治疗作用的草药处方，外用治疗相应的病证，"外治之理，即内治之理；外治之药，即内治之药"，只是治法不同而已。部位，即"经络所过，主治所及"，应用灸法、推拿、刮痧等选用特定的部位进行治疗。

4. 穴

取穴应首选本经穴，或表里经穴或相关经脉经穴。在取穴配穴方法上，有局部取穴、远端取穴，以及母子配穴、俞募配穴、原络配穴等各种特定穴配穴法。

5. 术

广义的术包括所有的治疗手段，本篇的各章都属于广义的术的范畴。中药外用是将药物的功效通过热熨、熏洗、渍渍、膏药、箍围作用于部位（腠理）、经络、腧穴，温通经脉、散寒祛邪、理气活血、调理脏腑功能；针刺即是用针作用于部位、经络、腧穴，调整经络脏腑功能，针刺适用于实热证，针刺术熟练到一定程度可以用于虚寒证；灸法即用点燃艾草的温热功效作用于部位、经络、腧穴，调整经络脏腑功能，灸法适用于虚寒证，灸法熟练到一定程度可以用于实热证；推拿是通过推拿手法作用于人体体表的特定部位、经络、腧穴，对机体产生调和营卫、行气活血、疏经通络、滑利筋骨关节、调整脏腑功能、增强体质等作用；刮痧是通过作用于部位、经络、腧穴，使皮下组织充血形成"瘀血"，"瘀血"重吸收的作用刺激经络、联通脏腑，实现调理阴阳、活血化瘀、清热消肿、扶正祛邪、发汗解表等作用；拔罐疗法是一种温热的物理刺激，通过罐体牵拉挤压浅层肌肉，使皮下组织充血形成"瘀血"，"瘀血"重吸收的作用刺激经络、腧穴，循经感传，从而起到调整脏腑功能、扶正祛邪、平衡阴阳的功效；腧穴疗法即通过贴敷、埋线、注射、红外线照射、激光照射等方法作用于腧穴，调理脏腑经络气血。

狭义的术即操作方法，具体论述见本篇各章。

二、辨证方法

中医的辨证方法，内容十分丰富，大体来讲，有八纲辨证、脏腑辨证、经络辨证、气血辨证、六经辨证、卫气营血辨证、三焦辨证、病因辨证等。这些辨证方法，各有其特点和侧重，但在临床实践中又是互相联系互相补充的。掌握这些辨证方法，最终的目的是要判明疾病的病因、病位、病情和病势、预后，以便有的放矢地制定出相应的治疗方案。

三、施治原则

施治原则，即治疗疾病时所依据的准则，这对外治六经法的运用具有重要的指导意义。疾病的证候表现多种多样，病理变化复杂多变。《灵枢·经脉》："盛则泻之，虚则补之，热则疾之，寒则留之，陷下则灸之，不盛不虚，以经取之。"除病有虚实寒热之外，病情有标本缓急，患者体质有弱有强，地区气候也不尽相同，所以在治疗时，也应分清主次，区别缓急，如《灵枢·九针十二原》："凡用针者，虚则实之，满则泄之，菀陈则除之，邪盛则虚之。"当然还要注意局部与整体、同病异治和异病同治以及三因制宜的原则，才能取得较好的治疗效果。

四、选经配穴

鉴于手足阴阳同名经脉在生理功能及病理变化上存在着相互之间的联系性、顺从性、互感性关系，因此在治疗上根据不同部位、经络、穴位选用中药外用、针刺、灸法、推拿、刮痧、拔罐、腧穴疗法等相互配合来外治六经，以达到促进疾病好转或痊愈的目的。

1. 选经

《素问·调经论》："五脏之道，皆出于经隧，以行血气，血气不和，百病乃变化而生，是故守经隧焉。"人身各种疾病，无论是有余还是不足皆依经络而定位。所以，《素问·徵四失论》有"经脉十二，络脉三百六十五，此皆人之所明知，工之所循用也"。《素问·方盛衰论》："诊有十度，度人脉，度脏，度肉，度筋，度腧，度阴阳气尽。"因此，头面四肢、胸腹腰背、五脏六腑、五官九窍、五体五府、奇恒之府之病，皆可依经而定。

《金匮要略·脏腑经络先后病脉证第一》："见肝之病，当先实脾，四季脾旺不受邪，即勿补之。中工不晓相传，见肝之病，不解实脾，惟治肝也。夫肝之病，补用酸，助用焦苦，益用甘味之药调之。酸入肝，焦苦入心，甘入脾。脾能伤肾，肾气微弱，则水不行；水不行，则心火气盛；心火气盛，则伤肺；肺被伤，则金气不行；金气不行，则肝气盛。故实脾，则肝自愈，此治肝补脾之要妙也。肝虚则用此法，实则不在用之。经曰'虚虚实实，补不足，损有余'是其义也。余脏准此。"实脾之后，土能克水，实脾能抑制肾水；肾水弱，不上行济心火，则心火旺盛；心火旺盛，则火刑金，肺金就会受到克制；肺金受到克制，则金不克木；金不克木，则肝木自然调达。

根据十二经脉"是动则病"与"是主所生病"所载病候、奇经八脉病候、十五络脉病候、十二经筋病候等，才能按经络而别脏腑之病与经络之病。在《内经》中凡以病立篇者，如《热论》《咳论》《风论》《痹论》《疟论》《厥论》《举痛论》……无不与经脉有关。历代注家之解更明显以经脉作注，故不分经则无以别脏腑。

《灵枢·五邪》："邪在肺，则病皮肤痛，寒热，上气喘，汗出，咳动肩背。取之膺中外腧，背节五脏之傍（肺俞），以手疾按之，快然，乃刺之，取之缺盆中以越之。"他脏之疾其取穴法亦是如此。其他各科之疾患，皆依此视其病属何经而选取本经或他经腧穴施治。

2. 配穴

（1）背部五脏俞穴　由膀胱经肺俞、心俞、肝俞、脾俞、肾俞 5 个经穴组成。背俞穴为五脏六腑之气输注于背腰体表的腧穴，具有调节脏腑功能、振奋人体正气的功效。背俞穴都分布在背腰部膀胱经上，各脏腑的背俞穴与相应的脏腑位置基本对应，肺俞、心俞、肝俞、脾俞、肾俞5个背俞穴所处位置的或上或下，即与相关内脏的所在部位是对应的。如：肺在五脏中位置最高，故肺俞穴在五脏背俞穴中亦位居最高；肾的位置最低，故肾俞的位置也相应最低。这是与经络理论密切相关的。《难经本义》说："阴阳经络，气相互贯；脏腑腹背，气相通应。"因此选取合适的治疗方式作用于背部五脏俞穴，实现脏腑同调、功能如常。

（2）五输穴　即井、荥、输、经、合五个特定穴位。《灵枢·九针十二原》："所出为井，所溜为荥，所注为输，所行为经，所入为合，二十七气所行，皆在五输也。"《难经·六十八难》曰："井主心下满，荥主身热，输主体重节痛，经主喘咳寒热，合主逆气而泄。"因此，病经为厥阴经时可选用五输穴，按照治疗原则选用适宜的治疗方法进行调理。病经为他经亦然。

"补母泻子"异经取穴法：

肝（木）实肺（金）虚：泻心（火），取手少阴经穴（少府）；补肾（水），取足少阴经穴（阴谷）。

心（火）实肾（水）虚：泻脾（土），取足太阴经穴（太白）；补肝（木），取足厥阴经穴（大敦）。

脾（土）实肝（木）虚：泻肺（金），取手太阴经穴（经渠）；补心（火），取手少阴经穴（少府）。

肺（金）实心（火）虚：泻肾（水），取足少阴经穴（阴谷）；补脾（土），取足太阴经穴（太白）。

肾（水）实脾（土）虚：泻肝（木），取足厥阴经穴（大敦）；补肺（金），取手太阴经穴（经渠）。

（3）原穴　是脏腑的原气经过和留止的部位。在临床上，原穴可以治疗各自所属脏、腑病变，也可以根据原穴的反应变化，推测脏腑功能的盛衰。针刺原穴能使三焦原气通达，调节脏腑经络功能，从而发挥其维护正气、抗御病邪的作用。

第一章　中药外用

中药外用是以外治六经理论为指导，运用各种不同的手段，将药物施于皮肤或患部，发挥直接、间接的治疗作用的疗法。本章着重介绍药熨法、熏洗法、溻渍法、膏药疗法、箍围法。

第一节　药熨法

一、概述

药熨法，古称"汤熨"，是将药物加热后置于特定部位进行热罨或往复移动，以促使其疏通经脉、调和气血运行的一种外治方法。

二、源流

一般认为，上古时代先民们已知道用火烤过的石块来热熨治疗关节疼痛之类的病痛。《史记·扁鹊仓公列传》载有扁鹊"疾之居腠理，汤熨之所及也"的论述，并记载了用"五分之熨，以八减之齐（剂）和煮之，以更熨两胁下"的方法，治愈了虢太子"尸厥"的经过。这反映了春秋战国时期医家对本疗法的治疗作用、适应范围有了一定的认识。《黄帝内经》中，也论述了风寒湿痹、肿痛不仁之类的病证，可以用"汤熨及大灸刺"等方法治疗，并具体介绍了用川椒、干姜、桂心渍酒，以棉布等纳酒中以尽其汁的"药熨"方，以及用"生桑炭炙巾，以熨寒痹所刺之处，令热入至于病所，寒复炙巾以熨之，三十遍而止；汗出以巾拭身，亦三十遍而止……每刺必熨，如此病已矣"的具体操作方法。

历代医家在此基础上不断创新，拓展其治疗范围。如晋代的《肘后备急方》、唐代的《备急千金要方》《外台秘要》、宋代的《圣济总录》等医籍均收载了治疗卒死、卒心痛、腰腹痛、霍乱吐泻、癥瘕积聚、跌打损伤、诸毒痈肿等疾病的药熨方药。其中既有直接熨引病痛的方法，也有熨脐、熨目、熨腧穴、熨癥等不同的方法；除了以药物熨引之外，尚有盐熨、膏熨、水熨、砖熨、壶熨等各种熨法，使得本疗法成为中医外治法中应用广泛、简便易行的实用疗法。此后，《南阳活人书》又倡用"阴阳熨法"，即先用冷熨法，再施以热熨，重复交替使用数次，以治疗二便不通之证。清代吴尚先在《理瀹骈文》中更强调熨药方法，用之得当可以替代艾灸、烧针、推拿诸法，并盛赞熨脐法是治疗中焦诸病的第一捷法；在阴阳熨法的基础上，进一步发展为以寒药和油药制成饼剂，再以熨斗热罨的方法来治疗寒热失调诸症。

随着现代医疗手段的不断进步，本治疗方法已经逐渐发展演变，因其简、便、验、廉仍深受广大群众的欢迎。

三、现代研究

现代医学研究发现，药熨法通过温热刺激并结合药物的作用，可以促进毛细血管扩张，改善局部血液循环及淋巴循环，促进新陈代谢，增加局部软组织营养供应，加速水肿和病变产物的吸收，消除肿胀，解除痉挛，使损伤的组织得以修复。

四、外治六经操作

药熨通过选择合适的药物配制成剂，透过皮肤吸收而产生治疗效应。熨剂的配伍根据患者的病情辨证论治，大多选取气味辛香雄烈之品，其多具有温通经脉、散寒祛湿、行气活血、舒筋活络等作用；根据患者的病情不同，也可酌选辛凉散瘀、清泄热毒之品组合成剂。

（一）熨剂的配制调剂

1. **药袋**

将药物打碎或制成粗末，装入缝制好的袋中备用。药袋的大小应制备多种规格，以便按照熨引的部位、范围选用。

2. **药饼**

将药物研为细末，根据患者病情酌取面糊、水、酒、醋等调剂制成大小、厚薄不等的药饼备用。

3. **药膏**

将药物研为极细末，加入饴糖、黄蜡等赋形剂调制成厚薄适度的药膏备用。

此外，还可将药物浸泡于酒中制成药酒；或将药物煎汤取汁，趁热用纱布熨敷患处。

（二）药熨方法

1. 工具

常用的有熨斗、热水袋、煎炒药锅、蒸煮器具等。也可就地取材，选用大口玻璃瓶、水壶等器皿，因地制宜地进行药熨治疗。

2. 操作步骤

在操作时要严格掌握热熨的温度和熨引手法力量的大小。热熨温度以患者能够耐受为度，熨剂温度过高容易烫伤皮肤，过低则影响药效的渗透。熨引手法有推、揉、擦、按等，力度应适当，温度高时手法宜轻快；温度稍降，手法可稍重一些。一般常用的有炒熨法、蒸煮熨法、贴熨法、熨斗熨法等。

（1）炒熨法　即以绢、布等包裹炒热的药物熨贴患处。先将配好的药物打碎，置于锅中炒热，在翻炒的过程中可以根据病情酌加酒、醋等敷料；炒热后用绢布包裹适量熨剂，趁热直接熨贴患处或有关的治疗部位（如腧穴、经脉循行处等）。待其温度降低，则可更换药包。一般可反复熨多次，持续20~40分钟，或根据病情适当延长熨贴时间。

（2）蒸煮熨法　即将预先配制好的药袋投入至药锅或笼屉中蒸煮后热熨治疗部位。药熨方法和时间与炒熨法相同。

（3）贴熨法　即将配制好的药膏置于火上稍加烘烤后趁热敷贴患处，或将药膏涂敷于治疗部位后以熨斗等加热器具热熨。

（4）熨斗熨法　将药袋、药饼、药膏等熨剂置于患处或治疗部位，其上覆以厚布，取熨斗或热水袋、水壶等热熨器具加以烫熨，以患者能忍受而不灼伤皮肤为度。

此外，还可将熨药与铁末调和匀后装入药袋，使用时倒入适量陈醋，用手搓揉药袋，10分钟左右药袋自行发热，置于治疗部位热熨。

五、注意事项

（1）在进行药熨治疗时，根据患者的病情及其治疗部位，采取适当的体位。由于患者在治疗时要充分暴露患处或治疗部位，寒冷季节应有取暖设备以免着凉感冒。

（2）在操作过程中，医生要经常检查熨剂的温度，询问患者的反应。如果患者出现头晕、头痛、心悸、呕恶以及皮肤烫伤、擦伤等现象，应及时停止治疗。

（3）皮肤感染破损处，孕妇的腹部和腰骶部，不得施以本疗法。

（4）治疗后应避风保暖，静卧休息。

第二节　熏洗法

一、概述

熏洗法是利用药物煎汤的热蒸汽熏蒸患处，待汤液温后以淋洗局部的一种治疗方法。

二、源流

本疗法起源早，马王堆汉墓出土的《五十二病方》中已载有熏洗方 8 首。张仲景《金匮要略》曰："蚀于下部则咽干，苦参汤熏洗之"。晋代葛洪《肘后备急方》有"渍之""淋洗"的论述。唐代《备急千金要方》《外台秘要》中，熏洗疗法已推广应用于痈疽、瘾疹、头风、白屑、丹毒、漆疮、烫伤、冻疮、手足皲裂以及妇科、眼科等疾病。宋代《太平圣惠方》有熏洗方 163 首，其中眼病方 24 首，阴疮、阴部湿疹方 24 首，扭伤骨折方 11 首。金元时期张子和把熏洗疗法列为治病之大法。明代《外科正宗》《证治准绳》《景岳全书》《外科启玄》《奇效神书》等著作中都有所阐述。清代吴尚先将洗分为熏法、蒸法、淋法、坐浴和烫熨等法。本疗法主要是通过温热药液熏蒸洗浴的方法来治疗疾病。

三、现代研究

现代医学研究证明，熏洗时湿润的药液，能加速皮肤对药物的吸收，同时皮肤温度升高，皮肤毛细血管扩张，促进血液和淋巴的循环，有利于血肿和水肿的消散。温热的刺激还可促进网状内皮系统的吞噬功能、提高新陈代谢等。对真菌、细菌感染性引起的疾病，药物熏洗能直接起到抑制与杀灭之效。

四、外治六经操作

1. 熏洗疗法分类

根据熏蒸部位，可分为二类：

（1）全身熏洗法　是利用药物的蒸汽对全身进行的一种气雾沐浴法。适用于全身性的疾病或用于亚健康调理。

（2）局部熏洗法　是利用药物的蒸汽对患病的某一部位进行熏蒸，促使局部症状缓解，功能康复。适用于局部损伤性疾病或某一特定部位的病证。常用的有手部熏洗法、足部熏洗法、眼熏洗法、坐浴熏洗法等。

2.熏洗药物的配制

根据中医辨证施治原则，对病证辨证后配制相应的药物。

3.熏洗疗法的操作

将配制好的药液放置于适宜容器中，放入适量的药物和清水，暴露要熏洗的部位，使蒸汽直接与患侧皮肤相接触，利用药液的蒸汽熏蒸局部，待蒸汽减少，水温下降后将患处置于水中，浸泡或反复淋洗。

附：沐浴疗法

沐浴疗法是在水中或药液中沐浴来治疗疾病的一种方法。沐浴疗法有冷水浴、热水浴、药水浴、矿泉水浴、海水浴、蒸汽浴、温泉水浴等多种方式。这里介绍热水浴和药水浴两种。

（1）热水浴　取热水注入浴池或浴盆内，根据个人的耐受力和病情需要，使水温保持在39~42℃。最初几次热水浴，水温宜从36℃逐渐升高到39℃以上。将身体浸浴在热水中，尽量采取舒适体位。每次浸浴5~6分钟，浸浴时间可逐渐增加到30~45分钟，也可每沐浴8~10分钟后休息3~5分钟再进热水中沐浴。沐浴后，在温暖的室内将身体擦干、休息，待无汗时再穿衣服。倘若不适应热水浴，也不要勉强，以免发生虚脱。

（2）药水浴　取热水注入浴池或浴盆内，再将选定好的中药煎煮，把滤液倒入热水中。将水温调至35~50℃。最初几次药水浴，水温不宜太高，以后可逐渐加温。光身浸于药水中，取舒适体位，每次浸浴15~30分钟。浴毕，用温清水冲洗，再用干毛巾拭干，穿好衣服，注意避风。

五、注意事项

（1）药物煎煮加水要适量，太多则浓度降低。煎煮时间据药物性质而定。芳香类药物一般煮沸10~15分钟，块状和根茎类药物则须煮沸30分钟。

（2）采用全身熏洗者要注意室温，尤其是在炎热季节，以防汗出过多，甚至晕厥。局部熏蒸如用熏蒸床时亦须防止汗出过多、蒸后离床站立时虚脱跌倒，体质虚弱者尤须审慎。

（3）局部熏洗时要注意温度，不可过烫，以防烫伤皮肤，水温一般在70℃左右为宜，最好能保持恒温。药水直接接触皮肤亦易烫伤，当予避免。

（4）严寒季节应用本疗法要注意保暖，尤其是局部熏洗者，应在患部盖上毛巾或薄被，防止受冷感冒。

（5）全身熏洗者在治疗结束后应适当休息待恢复后再离开。

（6）医务人员应随时观察，遇到情况及时处理。

（7）妇女经期和妊娠期不宜坐浴和洗阴部。

第三节　溻渍法

一、概述

溻渍法是中药外治疗法的一种，又称湿敷法。溻渍法是溻法和渍法的组合，溻是将饱含药液的纱布或棉絮敷于患处，渍是将患处浸泡于药液之中。如《医宗金鉴·外科心法要诀·洗涤类方》曰："软帛叠七八重，蘸汤勿令大干，覆于疮上，两手轻按片时，帛温再换，如此再按四五次。"溻渍疗法通过湿敷、淋洗、浸泡等对患处的物理作用，以及药液对患部的药效作用而达到治疗目的。

二、源流

早在《周礼·天官》中就有用外敷药治疗疮疡的记录："疡医掌肿痛、溃疡、折疡、金疡、祝药刮杀之齐。"《神农本草经》记载的中药外治法中有不少沿用至今，如苦参消痈肿、硫黄主妇人阴蚀等。《素问·阴阳应象大论》曰："其有邪者，渍形以为汗"，意为用汤液使其汗出，这是用渍法以祛邪的最早记载。

东汉张仲景在《伤寒论》中描述："阳气怫郁在表，当解之熏之。"《后汉书》中亦有华佗"夫病有宜汤、宜调……宜蒸熨、宜洗。病若在肠中，便断肠煎洗，缝腹膏摩"的记载。《礼记·曲礼》也有煎汤溻洗的记载："头有疮则沐，身有疮则洁。"

魏晋至隋唐时期，溻渍法得到了充分发展。晋代葛洪的《肘后备急方》中首次载入湿敷方，书中亦载有大量供熏洗、敷贴等外治的制剂。我国第一部外科专著《刘涓子鬼遗方》记录了"温洗疮上""令恒温"及"令极冷，擒肿上"的温敷和冷敷之法。唐代孙思邈所著的《备急千金药方》已录有数种溻方，记载了"故帛四重纳汁中""擒肿上，干易之，日夜数百度""常令湿"等具体应用方法。而王焘的《外台秘要》中也有记载用毡做湿热敷的方法。

宋元时期，政府对医药的重视支持与各学术流派的形成，使得溻渍法的内容更加丰富充实。《圣济经·审剂篇》曰："治外者，由外以通内，膏熨蒸浴粉之类，藉于气达者是也。"《圣济总录·治法·渍浴》认为渍洗法可以"疏其汗孔，宣导外邪"。元代齐德文在《外科精义·溻渍疮肿法》中指出："溻渍法，疮疡初生经一二日不退，须用汤水淋射之。在四肢者溻渍之，其在腰背者淋射之，其在下部委曲者浴渍之。"记录了木香溻肿汤、升麻溻肿汤、溻肿升麻汤等多个溻渍方，并对溻渍法的机制进行了分析。

明清是中药外治法发展的鼎盛时期。《疡科选萃·痈疽论治》"考刘涓子治痈疽法，痈之初起也……惟疏涤风热，通其脏腑，外用溻渍之法……"说明溻渍法的使用时机，是针对邪气已聚之时。清代祁坤《外科大成》："凡肿四肢，渍之；在腰腹背，淋之；在下部，浴之。如用药二两，以水二升煎升半，用布帛或棉蘸洗，稍凉再易之。日用三五次，甚者日夜不住，以肿消痛止为度。如已溃时及拔筒后，先去旧药，用方盘靠身于疮下放定，随用猪蹄汤以软绢淋洗疮上。并入孔内，轻手捺净内脓，庶败腐宿脓随汤而出，以净为度。再以软帛叠七八重，勿令太干，带汤覆于疮上，两手轻盈旋按片时。帛温再换，如此洗按四五次。流通气血，解毒止疼，祛瘀脱腐。此手功之要法，大疮不可缺也"，详细描述了溻渍法在已溃期和未溃期的操作要点。《疡医大全·论溻渍法》中论述了溻渍的作用："淋洗之功，痈疽初发，洗之则宜拔邪气，可使消退；已成洗之，则疏导腠理，调和血脉，深引热毒从内达外，易深为浅，缩大为小；红肿蔓延，洗之则收敛；紫暗黑，洗之则红活；逐恶风，祛风邪，除旧生新。凡治疮肿初起一二日间，宜药煎汤洗浴熏蒸，不过取其开通腠理，血脉调和，使无凝滞之意，免其痛苦，亦消毒耳。如已溃洗之，令疮净而无脓。"《理瀹骈文》载："病之所在，各有其位，各有其名，各有其形，按其位，循其名，核其形，就病以治病，皮肤隔而毛窍通，不见脏腑恰达脏腑也"，认为"熏蒸渫洗之能汗，凡病之宜发表者，皆可以此法。概溻渍之机制为枢也，在中兼表里者也，可以转运阴阳之气也，可以折五郁之气而资化源，可以升降变化，分清浊而理阴阳。营卫气通，五脏肠胃既和，而九窍皆顺，并达于腠理、行于四肢也"。

新中国成立以来，随着科技的进步，中西医的融会贯通，溻渍法得到了进一步的发展与完善。溻渍疗法在周围血管科、骨伤科、皮肤科及肛肠科的应用广泛，被用于糖尿病足、疮疡、静脉炎、成人及小儿皮肤病损、痹证、痔瘘等疾病的治疗。

三、现代研究

溻渍的现代研究机制是，低浓度组织液向高浓度药液的流动，使皮损渗液减少或停止渗出，炎症得以消退。溻渍与渗透压作用结合使皮肤末梢血管收缩，促使皮损充血减轻、渗出减少。通过溻渍的传导与辐射作用，减轻局部因炎症引起的灼热感，并抑制末梢神经的病理性冲动，减轻自觉症状，发挥消炎、镇痛、止痒和抑制渗出的作用。在溻渍过程中，表皮角化层膨胀，有利于药物透入皮内，起到活血通络的作用。敷垫可吸收皮损表面的浆液和脓汁，软化并清除皮损表面的痂皮或其他附着物，溻渍的同时，也起到了洗涤清洁和保护皮肤的作用。研究表明，中药溻渍通过湿热理疗作用，调整自主神经，改变局部血流和血管、淋巴管的通透性，同时作用于免疫系统，可提高机体细胞的免疫力，达到扶正祛邪的目的。

四、外治六经操作

1.分类

溻渍可分为冷溻渍和热溻渍，每种溻渍又可分为开放性溻渍和闭合性溻渍两种。一般说，开放性溻渍多用于冷溻渍，闭合性溻渍多用于热溻渍。主要适用于皮肤潮红、肿胀、糜烂、渗出等急性皮肤炎症过程。其作用主要是通过皮肤血管的收缩，或血管的扩张后反射性收缩而达到消炎和抑制渗出的作用，又可以通过冷热变化减少末梢神经的冲动而达止痒作用，还可以清除患部表面的污垢或刺激物。

2.具体方法

用纱布6~8层（或相等厚度的布），在药液中浸透然后取出稍加拧挤至不滴水为度，覆盖于患处，大小宜与病损相当。开放性溻渍，每隔数分钟更换一次（冬季可稍长一些），持续1~2小时，每日如此3~4次，每次间隔期间可涂油类药物。闭合性溻渍，将药垫敷患处后，用油纸或塑料薄膜（塑料过敏者禁用，上面扎上小孔）盖在敷料上进行包扎，每隔2~3小时更换一次，每日3~4次，间隔期间亦可涂油类药物。每日溻渍的次数和每次更换间隔的时间应根据病变的情况而定，一般来讲，炎症明显、渗出多时，更换的次数应多一些，反之则可相应减少。

3.溻渍的温度

冷溻渍以10℃左右为宜，热溻渍可达40~60℃，应注意避免发生烫伤。

五、注意事项

（1）应注意溻渍垫与患处皮肤紧密接触，特别是头面、腋窝、阴囊等处。

（2）应保持一定的湿度及温度，按时更换，天气热、炎症渗出多时，应换勤一些。

（3）开放性溻渍每次更换时应将敷料取下重新浸入药液中泡，不可直接往敷料上滴水。

（4）每次溻渍完毕后应将敷料洗净，煮沸消毒后方可再用。

（5）溻渍的药液最好具有杀菌或收敛的作用。

（6）闭合性溻渍如果敷垫干燥在疮面上不易取下时，应用药液浸湿后慢慢取下，不可强行取下，以防损伤皮肤。

第四节　膏药疗法

一、概述

膏药是按配方用若干药物，浸于植物油中，经过高温煎熬促其发生化学变化，去渣存油加入黄丹再煎制成。在高温作用下，黄丹中四氧化三铅分解出一氧化铅和氧而释放出热量；油脂在高热和氧的作用及重金属氧化物的催化作用下，发生聚合反应，生成黑色树脂样物，即药肉。亦有不用煎熬，经捣烂制成膏，再用竹签将药膏摊在纸或布上而成的。

二、源流

膏药古代称之为薄贴，中医学应用膏药治疗疾病有着悠久的历史。长沙马王堆汉墓出土的医帛书《五十二病方》中载述外用膏剂治疗外伤痂等，用水银膏外敷治疗痈肿等。《内经》则更为详细地描述了药膏疗法的方法："其化为脓者，泻则合豕膏……疏砭之，涂以豕膏，六日已，勿裹之。"

通过历代医家的临床实践，本疗法更臻完善。唐代时正式膏药（铅膏）即已得到发明和使用，如《备急千金要方》中治疗疮疡的乌麻膏，即由现代膏药基质麻油、黄丹，再和蜡三味熬制而成。宋《卫济宝书》详细记载了用药和麻油煎熬后加入黄丹再煎，制成麝香膏的方法。时至宋代，膏药的使用在作用方面已有所区别。如《外科精要》载碧油膏用于排脓，神异膏、清凉膏等用于溃后。此后许多医著对膏药均有记述，如《外科启玄》的作者已认识到膏药不但有治疗作用，而且还可保护疮面。清代徐大椿在谈到膏药的作用时说："其用大抵有二：一以治表，一以治里。治表者，如呼脓、祛腐、止痛、生肌，并遮风护肉之类，其膏宜轻薄而日换。治里者，或祛风寒，或和气血，或消痰癖，或壮筋骨，其方甚多，药亦随病加减，其膏宜重厚而久贴。"清代吴尚先《理瀹骈文》肯定了本疗法的功效，并系统地总结了各种药膏的作用和用法。

三、现代研究

膏药根据其配方选药的不同，具有不同的功效，因其富有粘性，敷贴患处，能固定患部位置，从而得到充分的休息，并可保护溃疡疮面，避免外来刺激如细菌重复感染。用时膏药加温软化，敷贴患部，能使患处得到较长时间的热疗，改善局部的血液循环而增加抵抗力等。

四、外治六经操作

膏药剂型有厚薄之分，临证须根据疮疡性质和病情区别使用。肿疡初起应以消散、退肿、化毒为原则，宜用厚型膏药，贴敷时间长，如太乙膏、阳和解凝膏。溃疡应以提脓祛腐、排毒生肌为要，宜用薄型膏药，适于勤换，如朱砂膏、拔毒膏等。又如阴疽顽痰，病程冗长，宜用厚型膏药，如雄鸡化骨膏。阳证初肿，病程短暂，虽在肿疡期，也可用薄型膏药，如朱砂膏。又如太乙膏、千捶膏虽系厚型膏药，亦可用于溃疡，但用时宜摊薄。

外科病证属性有阴阳，药物性质有寒热，膏药随其药物配方的组成不同，而有寒热温凉之差异，阳证疮疡宜用寒凉之薄膏，阴寒之证则用温热属性的厚膏药。如：太乙膏性偏清凉，功能消肿、清火、解毒、生肌，为一般阳证肿疡、溃疡通用方；阳和解凝膏性偏温热，功能温经和阳、祛风散寒、调气活血、化痰通络，一般适用于阴证未溃者；千捶膏性偏寒凉，功能消肿、解毒、提脓、祛腐、止痛，一般适用于痈、有头疽、疔、疖等一切阳证，初起贴之能消，已成贴之能溃，溃后贴之能祛腐；咬头膏长于腐蚀，功能蚀疮破头，一般运用于肿疡脓成，不能自破，又不愿接受手术治疗者；消核膏性属温热，偏于消痰软坚，主治皮里膜外之痰核，以及流痰呈色白坚肿症状者。膏药中和入掺药，配合使用，能提高疗效。

五、注意事项

外治使用膏药后，有时可引起皮肤焮红，或起丘疹，或发生小疱，瘙痒异常，甚则溃烂等。这是因为皮肤过敏，形成膏药风（接触性皮炎）；或溃疡脓水过多，由于膏药不能吸收脓水，淹渍疮口，浸淫皮肤，而引起皮肤湿疮。凡见此等情况，可以改用其他药物。此外，膏药不可去之过早，否则，易使疮面不慎受伤，再次感染，复致溃腐，或使疮面形成红色瘢痕，不易消退，有损美观。

第五节 箍围疗法

一、概述

箍围疗法是借助于箍围药的截毒、束毒作用而起到清热消肿、散瘀定痛、温经化痰等治疗效应的一种敷贴方法。本疗法古称"敷药""围药"，即根据病情选药研为细末，并酌取醋、酒、药汁或油类等调敷于患处四周以箍束疮毒消散痈肿，故以为名。

二、源流

早在二千年前即有围药使用的记载，《五十二病方》中已有围药的处方，并叙述了围药的用法："勿尽傅，圆一寸，干，复傅之，而以汤酒去药，已矣"，即将药物圆围患处，药粉干后，则用汤液淋洒去除，而后置换药物围敷。其方法与今之围药方法并无多大差异。晋代葛洪《肘后备急方》亦记载了许多围药处方，且使用许多调制剂如鸡子白、苦酒、醋、胶汁、姜汁、黍米粥清、蜜等。

唐代孙思邈《备急千金要方》："凡用药贴，法皆当疮头处开孔，令泄热气……凡痈，无问大小，亦（已）觉，即取胶（膏）如手掌大，暖水浸，令软纳纳然，称大小，当头上开一孔如钱眼大，贴肿上令相当，须臾干急。若未有脓者，即定不长；已作脓者，当自出。若以锋针当孔上刺出脓，大好。至瘥乃洗去胶。"该书中还列举了许多确有疗效的箍围验方。宋代《太平圣惠方》则专篇论述，并将其具体操作方法、换药方法及其辨治方等作了全面的介绍。《外科精要》有凉性围药麦饭石膏，而元代《外科精义》有属温热围剂乌金散。

明以后围药已形成按疮疡的不同性质施以不同围药的辨证体系。薛己在《外科精要·附录》中强调内服与箍围药相辅为用。

殆至清代箍围药已普遍应用于外科，吴尚先《理瀹骈文》称"其功用，一是拔，一是截。凡病所聚结之处，拔之则病自出，无深入内陷之；病所经由之处，已截之则邪自断，无妄行传变之虞"。徐大椿在《医学源流论》则强调"外科之法，最重外治；而外治之中，尤重围药"，就是因为本疗法施用得当，确有初起者令其消散、已坚者促其破溃、溃脓者拔其余毒之效。

三、现代研究

箍围药的代表方剂如金黄散、玉露散药性寒凉，功能清热消肿、散瘀化痰，适用于红肿热痛的一切阳证。金黄散对肿而有结块者，尤其对急性炎症控制后形成慢性迁延性炎症时更为适应；玉露散对焮红、灼热、漫肿无块，如锁喉痈、丹毒、毒虫咬伤等病情，清热解毒作用更佳。回阳玉龙膏药性温热，功能温经活血、散寒化痰，适用于不红不热的一切阴证；冲和膏药性平和，功能行气疏风、活血定痛、散瘀消肿，适用于疮形肿而不高、痛而不甚、微热微红，介于阴阳之间的半阴半阳证。

四、外治六经操作

1. 调制法

由于疾病的性质和阶段不同，调制的液体也有多样。以醋调制，取其散瘀毒的功用；以酒调制，取其助行药力；以葱、姜、韭、蒜汁调制的，取其辛香散邪；以菊花汁、丝瓜叶汁、银花露调制的，取其清凉解毒，而其中丝瓜叶汁调玉露散治疗暑天疖肿效果甚好；以鸡子清调制的，取其和缓刺激；以油类调制的，取其润泽肌肤，利于药物吸收。亦可使用冷茶汁加少许白糖调制。一般地讲，阳证多用菊花汁、银花露或冷茶汁调制；半阴半阳证多用葱、姜、韭捣汁或用蜜调；阴证多以醋、酒调敷。目前临床上对阳证及半阴半阳证常用凡士林调制成油膏使用。

2. 敷贴法

箍围药外围必大于肿势范围，宜厚敷。如：用于肿疡初起，宜满摊；用于毒势已聚或溃伤余毒未消者，皆宜空出中央，四周摊药围敷箍毒消肿。

五、注意事项

（1）外疡初起、肿势局限者，一般用消散之品厚敷。阳证不可用热性药敷贴，阴证不可用寒凉药敷贴，以免助邪碍邪。

（2）糊剂使用前应先将药物制成粉末备用，随用随调。尤其如姜汁、葱汁、醋、酒、银花露等辛香易挥发的基质，不可久贮，以免药力散失或减弱。

（3）糊剂敷贴后逐渐干燥，则药力减弱。宜用同种基质时时淋洒其上，使其潮润，则可保持药力持久，又可避免药物剥落或干板不舒。

（4）糊剂更换时，"肿皮厚者宜干换"，待其干燥剥落；"肿皮薄者宜湿换"，先将药物淋湿再除去，以免不必要的损伤与痛苦。

第二章　针刺

一、概述

针刺疗法是应用各种针具，刺入人体的相应腧穴，再运用特殊的手法进行治疗的一种外治方法。外治六经针刺法是在外治六经思想的指导下，通过疏通人体六经、脏腑、气血功能，扶正祛邪，调和阴阳平衡，从而使机体达到常态，以治疗疾病。

根据针具的形状、用途、刺激方法等不同，常用的针具有：①毫针，其根据针刺部位及作用不同分为腕踝针、腹针、头针、面针、眼针以及特殊穴位针等；②皮肤针，含梅花针；③三棱针；④皮内针，包括揿针；⑤火针；⑥水针，即穴位注射。此外，随着现代技术的发展、古九针到新九针的演变，以及民间技术的发掘，还有电针、磁圆梅针、钩针、鍉针、镵针、长针、铍针、圆利针、浮针、飞针、平衡针、耳针、手针等。

针刺疗法简、便、廉、验，临床应用范围广泛，对内、外、妇、儿、五官、骨伤等多种疾病均有很好的治疗效果。

二、源流

针刺疗法古时称之为"刺法"，是通过将针状的器物刺入人体某些部位而治疗疾病。

远古时期，人类生存环境恶劣，经常被荆棘、石头等刺伤，但有时会发现刺伤后某些疼痛或病证减轻甚至消失的现象。随着这种经验的累积，人们用石头叩击身体或刺破身体使之出血，以减轻疼痛。进入新石器时代后，人们掌握了一定的打磨技术，将制作出的精致的石器，经过特殊加工制为一种刀状的工具，称之为"砭石"，用以切痈排脓、刺脉放血、刺破皮肤。砭石疗法与针刺疗法还存在一定的区别。现存关于针刺疗法的最早和最准确的记载见于司马迁的《史记·扁鹊仓公列传》——扁鹊运用针刺等方法治愈虢太子尸厥。

两汉时期，《黄帝内经》的成书，创立了经络、腧穴、刺法等体系，以及针刺的注意事项和禁忌等。至今仍有很强的指导意义以及临床应用价值。《内经》分为《素问》和《灵枢》，其中《灵枢》又称为《九卷》或《针经》，里面出现了"九针"之名，详细介绍了九针的大小、形状、用途等。除此之外，《内经》中还以大篇幅介绍了针刺操作手法、治疗原则等。《难经》进一步丰富和发展了《内经》的理论和操作手法，它进一步强调了双手配合行针，对于补泻手法也进行了补充和进一步阐述。

魏晋南北朝时期，《针灸甲乙经》的问世为针刺的发展奠定了坚实的基础。其中重点讲了一些禁针的穴位，对针刺的深度、留针时间等做出了规定，还总结了浅刺针法与择时取穴针法。如《针灸甲乙经·卷七·六经受病发伤寒热病第一（中）》："热病七日八日，脉口动，喘而眩者，急刺之，汗且自出，浅刺手大指间。"再如《针灸甲乙经·卷一·五脏变腧第二》中"人有五脏，脏有五变，变有五腧，故五五二十五腧，以应五时"，指出应时辨证取穴的方法。

隋唐时期，灸法的使用多于针法，因此针法主要沿用隋唐以前的方法。在针法补泻方面，分为针入三分法、特殊补泻法、轻重补泻法等；用针种类包含多种，孙思邈曾详述各种针的用法及注意事项，如"以补泻为先，呼吸应江汉，补泻校升斗""刺急者，深内而久留之；刺缓者，浅内而疾发针；刺大者，微发其血……"并进一步强调"学者深须解用针，燔针、白针，皆须妙解"。杨上善将治疗法则归为三方面，即"刺已成病法有三别：一则刺于大经别走之道；二则刺于脉中营血；三则刺于脉外卫气"。此外，杨上善强调临床运用针法应提倡"治神"，云"欲为针者，先须治神"，指出医者针刺时应注意患者神气的盛衰情况，才可知病情的发展变化及治疗后的效果，主张"用针之道，下以疗病，上以养神"，时刻"无忘养神"方为用针之要。除此之外，治疗病种也在逐渐扩大，如：《读异录》记载唐代梁革治愈一例妇女尸厥案；孙思邈的《备急千金要方》中保存了唐代针灸大师甄权的四则针法医案，均为治疗偏风的案例，"大理赵卿患风，腰脚不随，不能跪起，行上髎一穴、环跳一穴、阳陵泉一穴、巨虚下廉一穴，即得跪"；唐代还有针刺催产的记录；《集异记》还记载了狄仁杰针刺脑后治愈鼻部生赘的病例。

宋金元时期，在其良好的社会背景和医药环境下，针刺技术、教学、临床及文献研究等都取得了全面的发展与提高，是我国针灸发展史上一个新的里程碑。其中最突出的成就是"天圣铜人"的铸造与流传。这一时期，用刺络放血法泄热在临床上使用较多；这个时期也更重视针刺理论与方法的研究；针刺操作手法也有了发展，出现了子午流注、飞腾八法等按时取穴法，提高了临床疗效。窦默阐述针刺与经络脏腑气血的关系，突出手法在治疗中的作用，其所著

《标幽赋》中论有补法、泻法、春夏刺浅、秋冬刺深、呼吸补泻、寒热补泻、手指补泻、迎随补泻等，通俗易懂，便于习诵。元代杜思敬著《针经摘英集》，特别详述刺法，其中"治病直刺诀"中记载："治偏正头痛刺手少阳经丝竹空二穴……以患人正坐举手，下针，针入三分……刺五分，内捻针令患者吸气三口……令人觉针下一道痛如线上至头为度。长呼一口气出针"，强调了以气至为度，是典型的针刺循经感传现象的记述。此时期，针刺手法有了很大的发展，补泻手法由简到繁，从单式操作发展到综合运用，尤其"刺络"法逐渐建立并完善。

明清时期，针刺技术有了进一步的发展。明朝所著《金针赋》归纳总结了"飞经走气四法""治病八法"，对针刺手法的发展有深远的影响。高武在《针灸聚英》中十分重视李东垣的学术观点，首创"东垣针法"，充分体现了其重视脾胃的特点，主要可概括为：其一，从元气不足立论主张灸气海培补元气；其二，从阳引阴法取背俞穴治疗"阴病在阳者"；其三，从阴引阳法取脏腑募穴治疗"阳病在阴者"；其四，重用五输穴，注重循经取穴；其五，治病必须先别标本，然后酌情施治；其六，用"导气"针法治疗"五脏气乱"。为了达到治疗效果，该书除进针外还描述了各种辅助手法，即动、退、搓、进、盘、摇、弹、捻、循、扪、摄、按、爪、切等14种，并具体论述了各种手法的具体应用以及治疗作用。在复合手法中介绍了烧山火、透天凉、阳中引阴、阴中引阳、子午捣臼、龙虎交战、青龙摆尾、白虎摇头、苍龟探穴、赤凤迎源等。徐凤提出了"调气之法"，提出进针之前要仔细揣穴，按压穴位以宣散穴位气血，激发经气，更易得气；出针时也要讲究调气，针下紧涩为"邪气吸针，不可出之"，针下微松时才可起针。汪机强调针灸也要遵循辨证论治的原则，应先诊察病证，再行辨证施针。杨继洲对针刺得气非常重视，他强调"只以得气为度，如此而终不至者，不可治也"；《针灸大成》指出"有病远道者，必先使气直到病所"。《医宗金鉴·针刺心法要诀》是清朝在针灸学术上非常有影响的一部著作，对于针刺操作的论述，直接秉承了《灵枢》的观点，首先阐述"九针之形"和"九针之用"，其次概述了毫针"行针次第，操作有序"的操作规范，最后给出了"行针分寸，有经有权"的针刺深浅的原则。

近现代，随着西医学的涌入与冲击，针灸学逐渐"科学化"，此时期的针灸学家用神经的观点对针刺手法进行考量，对于针刺手法，勇于创新，但受时代的局限，有很多错漏之处。新中国成立后，针刺疗法进入了新的发展阶段，形成了规范的操作技术手法；注重施术者手法的研究；研究针刺机制；明确了针刺深浅与疗效、疾病的关系，不同的针刺深度可引起不同的刺激效应。在秉承古代针法的基础上，又创用了许多新的针法。针刺麻醉，在这一时期也得到了发展。

三、现代研究

（一）对皮肤温度的影响

针刺手法的不同可以改变皮肤温度，尤其是在针刺补泻中尤为突出。通常使用补法后温度升高，使用泻法后温度降低。如：烧山火手法可以使肢体末梢血管呈舒张反应，皮温升高，针下出现温热现象；反之，透天凉手法可以使皮温降低，针下出现寒凉感。

另外，针刺后皮肤温度的改变不单与针刺手法有关，还与受到的刺激量大小有关。对机体给予不同的强、中、弱的刺激，机体的反应是不同的。随着刺激量的增大，机体可以更快地出现升温效应，但是超过一定的刺激量后将不再升温，甚至有可能降温。

同时，针刺对体温的影响还与机体本身状态有关。在基础体温不同的患者中，针刺后循经传感的温度升高、降低表现是不同的。

（二）对血管舒缩功能和血压的影响

针刺可以调节血管舒缩功能和毛细血管的通透性。采用的针刺数的不同，产生的效果也不尽相同。补法可以引起血管舒张反应，泻法可以引起血管收缩反应。

（三）对炎症反应的影响

针刺对机体的炎症反应可发挥调节作用。针刺可以提高机体的免疫力和抗感染能力，烧山火和透天凉对不同证型患者产生的反应有差异性。刺激频率的快、慢对微血管和炎症细胞的动态病理变化反应也不相同。针刺对炎症的渗出、变质、增生过程也具有明显的调节作用。

（四）对免疫功能的影响

针刺对机体免疫功能也具有双向调节的作用，即针刺可以使亢进或低下的免疫功能恢复至正常状态。针刺可以提高机体白细胞数量、吞噬细胞的数量及功能，促进机体细胞因子的合成分泌。研究显示，针刺正常人的足三里、合谷等穴可以增高白细胞对金黄色葡萄球菌的吞噬作用。

（五）对镇痛效应的影响

痛证一直是针刺疗法的主要适应证。针刺后能使皮肤痛阈、耐痛阈有不同程度的提高。针刺穴位不仅对体表痛有一定的镇痛作用，对深部神经痛和牵涉痛也有很好的镇痛效果。既能改善急性痛，也可以镇慢性痛，同时还可减低疼痛带来的情绪等反应。

（六）对各系统功能的影响

1. 对呼吸系统的影响

针刺可以提高肺通气量，改善肺部血流状况，提高机体内外气体交换的能力；针刺可以提高动脉血氧分压，调节血氧饱和度；还可以改善呼吸的频率、节律、幅度等，使呼吸运动恢复正常。

2. 对心脑血管系统的影响

针刺可以改善脑血流，增加冠脉血流量，改善心脏泵血功能；可以双向调节血压，有很好的降压或升压作用；对心率、心律也具有良好的双向调节能力。

3. 对消化系统的影响

针刺可以双向调节食管括约肌的压力，使吞咽困难患者压力下降，也可使胃食管反流患者压力升高，改善抗胃食管反流能力；可以改善胃液、唾液的分泌功能；对肠道功能也有一定的调节作用，可以加速肠蠕动，改善小肠的分泌吸收功能；可以调节肝细胞代谢、促进胆汁的分泌和排泄等。

4. 对泌尿、生殖系统的影响

针刺能够治疗或辅助治疗急慢性肾炎、泌尿系结石以及各种原因的尿潴留、尿失禁等膀胱功能紊乱性疾病。对于性功能障碍、精液异常及免疫引起的不育症等也有好的治疗效果，针刺可以增强男性性功能，提高精子数量，减少异常精子比例，增强精子运动能力。对前列腺炎、前列腺增生、遗精等也有很好的治疗作用。

5. 对运动系统的影响

针刺可以提高骨密度，降低降钙素，提高绝经后骨质疏松患者雌二醇含量；调节肌肉、肌痉挛，促进局部组织修复；对腰肌劳损、肩周炎等均有很好的治疗效果。

6. 对内分泌系统的影响

针刺可以调节甲状腺、胰腺的功能；在某些神经递质的参与下，通过调节促性腺激素释放而调节性腺激素分泌；可降低垂体－肾上腺轴应激激素的水平等。对甲状腺肿、糖尿病等均有良好治疗效果。

7. 对神经系统的影响

针刺穴位能够产生循经传感，诱发神经系统产生相应的电刺激，继而调节机体的各项生理功能。不同的手法之间对电信号的传导影响是不同的。针刺除了对周围神经功能产生影响外，还可以影响中枢神经系统。

总之，近半个世纪以来，我国采用解剖学、生理学、生物化学、免疫学、核医学、影像学和分子生物学等现代技术手段从大体解剖到分子水平，对针刺的原理进行了大量的研究，经过几十年的努力，我国在针刺原理研究方面取得了突破性发展，不仅仅限于动物实验研究，而且在人体研究验证方面也取得了不小的进步。但仍需综合其他学科，进一步挖掘其机制。

四、外治六经操作

针刺时，即在外治六经思想指导下选择穴位，以五输穴、背部五脏俞穴和原穴为主穴进行具体操作。除毫针刺法外还有其他针法，如靳三针、飞针、平衡针、蜂针、浮针、鍉针等，这些针法可以配合外治六经论对症应用。

（一）毫针刺法

1. 针刺前的准备

（1）选择针具 《灵枢·官针》云："九针之宜，各有所为，长短大小，各有所施也。"应根据患者的性别、年龄、体型、体质、病情、病位及所取腧穴，选取长短、粗细适宜的针具。

（2）选择体位 为便于取穴、操作、留针，使患者舒适，因此在针刺前要选择好体位。对于初针、精神紧张或年老、体弱、病重的患者，有条件时应取卧位，以免发生晕针等意外事故。常用的有仰卧位、侧卧位、俯卧位、仰靠坐位、俯伏坐位、侧伏坐位等。

（3）消毒 包括针具消毒、腧穴部位的消毒和医者手指的消毒。尽量使用一次性针具，非一次性针具应使用高压蒸汽消毒；应注意做到一穴一针；腧穴部位可用75%乙醇棉球拭擦消毒，一穴一消；医者应先用肥皂水洗手，再用75%乙醇棉球擦拭手指。

2. 操作方法

（1）进针法 在针刺时，一般用右手持针操作，称"刺手"，左手按压所刺部位或辅助针身，称"押手"。根据针刺的部位及腧穴的不同，采用不同的进针方法。

①指切进针法　用左手拇指或食指端切按在腧穴位置旁，右手持针，紧靠左手指甲面将针刺入。此法适宜于短针的进针。

②夹持进针法　用左手拇、食二指捏消毒干棉球，夹住针身下端，将针尖固定在腧穴表面，右手捻动针柄，将针刺入腧穴。此法适用于长针的进针。

③舒张进针法　用左手拇、食指将所刺腧穴部位的皮肤向两侧撑开，使皮肤绷紧，右手持针，使针从左手拇、食二指的中间刺入。此法主要用于皮肤松弛部位的腧穴。

④提捏进针法　用左手拇、食二指将针刺部位的皮肤捏起，右手持针，从捏起的上端将针刺入。此法主要用于皮肉薄部位的进针，如印堂等。

（2）针刺的角度和深度　在针刺过程中，由于针刺角度、方向、深度的不同，所产生的针感强弱、方向和疗效也有明显差异。

①角度　直刺：针身与皮肤表面呈90°角左右垂直刺入。此法适于大部分腧穴。斜刺：针身与皮肤表面呈45°角左右倾斜刺入。此法适用于肌肉较浅薄处或内在重要脏器或不宜于直刺、深刺的穴位。平刺：即横刺、沿皮刺。是针身与皮肤表面呈15°角左右沿皮刺入。此法适于皮薄肉少的部位，如头部的腧穴等。

②深度　根据不同情况，针刺深度有一定的差异。身体瘦弱者浅刺，身强体肥者深刺；年老体弱及小儿娇嫩之体宜浅刺，中青年身强体壮者宜深刺；阳证、新病宜浅刺，阴证、久病宜深刺；头面和胸背及皮薄肉少处宜浅刺，四肢、臀、腹及肌肉丰满处宜深刺。

针刺的角度和深度关系极为密切，一般来说，深刺多用直刺，浅刺多用斜刺或平刺。对天突、哑门、风府等穴及眼区，胸背和重要脏器如心、肝、肺等部位的腧穴，尤其要注意掌握好针刺角度和深度。

（3）行针与得气　窦汉卿在《标幽赋》中说："轻滑慢而示来，沉涩紧而已至……气之至也，如鱼吞钩饵之浮沉；气未至也，如闲处幽堂之深。"得气时，医者会感到针下有徐和或沉紧的感觉，同时患者也会在针下有相应的酸、麻、胀、重感，甚或沿着一定部位，向一定方向扩散传导的感觉。得气与否及气至的迟速，直接关系到疗效，甚至可以判断疾病的预后。《灵枢·九针十二原》载："刺之而气不至，无问其数；刺之而气至，乃去之……刺之要，气至而有效。"

①催气法

提插法：是将针刺入腧穴的一定深度后，使针在穴内进行上、下进退的操作方法。把针从浅层向下刺入深层为插；由深层向上退到浅层为提。

捻转法：是将针刺入腧穴的一定深度后，以右手拇指和中、食二指持住针柄，进行一前一后的来回旋转捻动的操作方法。此两种手法可单独应用，也可相互配合运用。

循法：是以左手或右手于所刺腧穴的四周或沿经脉的循行部位，进行徐和的循按或循摄的方法。此法在未得气时用之可通气活血，有行气、催气之功。若针下过于沉紧时，用之可宜散气血，使针下徐和。

刮柄法：是将针刺入一定深度后，用拇指或食指的指腹抵住针尾，用拇指、食指或中指爪甲，由下而上的频频刮动针柄的方法。此法在不得气时，用之可激发经气，促使得气。

弹针法：是将针刺入腧穴后，以手指轻轻弹针柄，使针身产生轻微的震动，而使经气速行。

搓柄法：是将针刺入后，以右手拇、食、中指持针柄单向捻转，如搓线状，每次搓2~3周或3~5周，但搓时应与提插法同时配合使用，以免针身缠绕肌肉纤维。此法有行气、催气和补虚泻实的作用。

摇柄法：是将针刺入后，手持针柄进行摇动，可起行气作用。

震颤法：针刺入后，左手持针柄，用小幅度、快频度的提插捻转动作，使针身产生轻微的震颤，以促使得气或增强祛邪、扶正的作用。

②行气法

循摄法：即顺着经脉循行方向上下往来轻柔循摄。

逼针法：即将针尖于得气之处，按住不动，使经气上行时针尖略朝向上方，使经气下行时针尖略朝向下方。

推气法：即用拇指、食指将针由得气处轻轻提起，使针尖朝向需行气的方向，拇指向前均匀而有力地推捻针柄。

按截法：即用右手握住针柄，左手按压针穴的上方，施以捻转、提插等行针手法，使经气下行，或按住针穴下方，使经气上行。

青龙摆尾：斜向浅刺，或先深后浅，针尖刺向病所，然后将针柄缓缓摆动，好像手扶船舵或左或右以正航向一样，可推动经气的运行。主要用于浅层行气。

白虎摇头：将针捻入，并用中指拨动针体使针左右摇动，再予上提，同时进行摇振，有如甩手摇铃一般，可以推动经气。主要用于深层行气。

苍龟探穴：将针刺入穴位后，先退至浅层，然后更换针尖方向，上下左右多向透刺；向每一方向针刺，都可分天、人、地三部徐徐而行，逐渐加深，待探得恰当针感后，则一次退至腧穴浅层皮下，改换针向，依前法再施。本法如龟入土探穴四方，有通行经气的作用。主要用于使经气向周围扩散的行气。

赤凤迎源：先将针刺入深层，得气后再上提至浅层，候针自摇（针下得气），再插入中层，然后用提插捻转，结合一捻一放，形如赤凤展翅飞旋，有通行经气的作用。主要用于需要刺激强度较大的行气。

（4）针刺补泻　针刺补泻是根据《灵枢·经脉》"盛则泻之，虚则补之，热则疾之，寒则留之，陷下则灸之"的理论原则而确立的治疗方法。

①提插补泻法　补法：在得气处，做先浅后深、重插轻提的手法，即紧按慢提，针下插时用力宜重，针上提时用力宜轻。手法重在下插。泻法：在得气处，做先深后浅、重提轻插的手法，即紧提慢按，针下插时用力宜轻，针上提用力宜重。手法重在上提。

②捻转补泻法　补法：在针下得气处拇食指转针柄，拇指向前食指向后时用力重，指力沉落向下；拇指向后食指向前还原时用力较轻，此为左转。手法重在拇指向前用力。泻法：在针下得气处拇食指捻转针柄，拇指向后食指向前时用力重，指力浮起向上；拇指向前食指向后还原时用力较轻，此为右转。手法重在拇指向后用力。

③疾徐补调法　补法：进针时将针缓慢刺入，再将针极慢地向内推进到一定深度，或分层而进；退针快速，或一次即将针由深层退至皮下，反复操作；出针时，快速拔出。手法重在徐入。泻法：进针时将针快速刺入，再疾速插入深层，或一次即将针由浅层插入深层；缓慢退针至皮下，或分层而退，反复操作；出针时，缓慢出针。手法重在徐出。

④呼吸补泻法　补法：在患者呼气时进针、插针，吸气时提针、出针。可嘱患者采用鼻吸口呼法。泻法：在患者吸气时进针、插针，呼气时提针、出针。可嘱患者采用口吸鼻呼法。

⑤开阖补泻法　补法：缓慢出针，快速按压针孔，用押手按揉针孔片刻。泻法：疾速出针，出针时摇大针孔，出针后不按压针孔。

⑥迎随补泻法　补法：进针时针尖的朝向与经脉的循行一致，即顺经而刺。泻法：进针时针尖的朝向与经脉的循行相逆，即逆经而刺。

⑦烧山火　将所刺腧穴的深度分作浅、中、深3层。进针时，医者重用指切押手，令患者自然地鼻吸口呼，随其呼气时，将针刺入浅层得气。得气后，重插轻提，连续重复9次，再将针刺入中层，重插轻提，连续重复9次，

其后将针刺入深层重插轻提，连续重复9次。此时，如果针下产生热感，少待片刻。随患者吸气时将针直接提到浅层，此为1度。如针下未产生热感可随患者呼气时，再施前法，一般不过3度。留针15~20分钟，待针下松弛时，随患者吸气时将针快速拔出，疾按针孔。

⑧ 透天凉　将所刺腧穴分作浅、中、深3层。在进针时，医者轻用押手，令患者自然地鼻呼口吸，随其吸气将针刺入深层得气。得气后，轻插重提，如此6次，再将针提至中层，轻插重提，如此6次，再将针提至浅层，轻插重提，如此6次。此时，针下产生凉感，称为1度。如果针下未出现凉感，可将针一次下插至深部，再施前法。但一般不超过3度。手法操作结束后，可随患者呼气将针缓慢拔出，不按针孔或缓按针孔。

⑨ 阳中隐阴法　将所刺腧穴分为浅、深2层。押手指切缓慢进针，将针刺入浅层，行基本手法得气，得气后，行提插补法或捻转补法9次；将针刺入深层，行基本手法得气，得气后，行提插泻法捻转转泻法6次。手法结束后按常规出针。

⑩ 阴中隐阳法　将所刺腧穴分为浅、深2层。押手指切快速进针，将针刺入深层，行基本手法得气，得气后，行提插泻法或捻转泻法6次；将针提至0.5寸处（浅层），行基本手法得气，得气后，行提插补法或捻转补法9次。手法结束后，按常规缓慢出针。

⑪ 子午捣臼法　将所刺腧穴分作浅、中、深3层。针刺得气后，先浅后深，先在浅层做紧按慢提结合行针左转行9次，将针插入中层，做紧按慢提结合行针左转，行9次，再将针插入深部，做紧按慢提结合行针左转，行9次，此为"三进"，为补。然后由深至浅，将针提至中部做紧提慢按结合行针右转，行6次，最后将针退至浅部，做紧提慢按结合行针右转，行6次，此为"二退"，为泻。三进二退，谓之1度。反复施术3度，即所谓"九入六出"。

⑫ 龙虎交战法　进针至适当深度，行基本手法得气。先左转为主，即大指向前用力捻转9次，再右转为主，即大指向后用力捻转6次。如此反复施行多次，亦可分浅、中、深3层重复进行。

⑬ 平补平泻法　进针至一定深度，用缓慢的速度，均匀平和用力，边捻转、边提插，上提与下插、左转与右转的用力、幅度、频率相等，并注意捻转角度要在90°~180°，提插幅度尽量要小，从而使针下得气，留针20~30分钟，再缓慢平和地将针渐渐退出。

（5）留针与出针

① 留针　是指进针后，将针置穴内不动，以加强针感和针刺的持续作用，

留针与否和留针时间的长短依病情而定。一般病证，只要针下得气，施术完毕后即可出针或酌留 10~20 分钟。但对一些慢性、顽固性、疼痛性、痉挛性病证，可适当增加留针时间，并在留针中间间歇行针，以增强疗效。留针还可起到候气的作用。

②出针 出针时，以左手拇、食指按住针孔周围皮肤，右手持针轻微捻转并慢慢提至皮下，然后迅速拔出并用干棉球按压针孔防止出血，最后检查针数，防止遗漏。

3. 注意事项

（1）针刺治疗前应做好患者的思想工作，消除其恐惧心理。

（2）过于饥饿、疲劳、精神高度紧张者，不宜针刺。体质虚弱者，刺激不宜过强，并尽可能采取卧位。

（3）怀孕三个月以下者，下腹部禁针。怀孕三个月以上者，上下腹部、腰骶部以及一些能引起子宫收缩的腧穴如合谷、三阴交、昆仑、至阴等均不宜针刺。月经期间，如月经周期正常者，最好不予针刺；月经周期不正常者，为了调经可以针刺。

（4）小儿囟门未闭时，头顶部腧穴不宜针刺。此外因小儿不能配合，故不宜留针。

（5）应避开血管针刺，防止出血。常有自发性出血或损伤后出血不止的患者不宜针刺。

（6）皮肤有感染、溃疡、瘢痕，或肿瘤的部位不宜针刺。

（7）脏器所属部位针刺要注意角度、深度。如：背部第十一胸椎两侧、侧胸（胸中线）第八肋间、前胸（锁骨中线）第六肋间以上的腧穴，禁止直刺、深刺，以免刺伤心、肺；两胁及肾区的腧穴，禁止直刺、深刺，以免刺伤肝、脾、肾脏，尤以肝脾肿大患者，更应注意；有大血管走行的部位，针刺时应避开血管斜刺；对于胃溃疡、肠粘连、肠梗阻患者的腹部和尿潴留患者的耻骨联合区，注意角度、深度，以免刺伤胃肠道和膀胱，引起不良后果；针刺顶部及背部正中线第一腰椎以上的腧穴，如进针角度、深度不当易误伤延髓和脊髓，引起严重后果。

（二）皮肤针

皮肤针是以多支短针浅刺刺入人体特定部位的针刺方法，古代称为"半刺""浮刺"等。《灵枢·官针》："半刺者，浅内而疾发针""浮刺者，傍入而浮之，以治肌急而寒者也"。皮肤针通过叩刺局部，可以疏通经络气血，促进机体阴阳平和。

1. 操作方法

皮肤常规消毒后，针尖对准叩刺部位，运用腕力垂直于叩刺部位，叩击至皮肤后，立即弹起，反复操作。叩刺强度分为弱刺激、中刺激、强刺激。叩刺速度要均匀一致，不可快慢不一、用力不均。每针距离 1~1.5cm。叩刺部位主要有循经叩刺、穴位叩刺和局部叩刺三种。一般 1~2 次 / 周。

2. 适用证

主要用于头痛、失眠、面瘫、斑秃、带状疱疹后神经痛、荨麻疹、肩背痛、腰痛、痹证、麻木等病证。

3. 注意事项

注意检查针具，发现针尖有毛刺、缺损或参差不齐时及时更换处理；针刺前及针刺后均应注意严格消毒，以免感染；操作时运用腕力快速垂直叩刺，不可斜刺、压刺；操作时随时关注患者的反应，询问疼痛程度，以免因个体差异耐受性不同，引起晕针等不适；局部皮肤创伤、溃疡等，不宜使用。

（三）三棱针

三棱针法也称为刺络放血法，是用三棱针刺破血络或腧穴，放出适量血液以治疗疾病的方法。由古九针的锋针发展而来。《灵枢·九针论》记载锋针可以"泄热出血"。

1. 操作方法

分为点刺法、散刺法和挑刺法。一般 2~3 天 1 次。

（1）点刺法　针刺前，在局部推按，使血液积聚于被刺部位。常规消毒后，左手夹紧被刺部位，右手持针，直刺 2~3mm，快进快出，轻轻挤压针孔周围，使之出血。然后用消毒干棉球按压针孔。点刺穴位时深度不宜太浅；点刺小静脉显现的部位一般出血 5~10ml 即可；点刺肘窝、腘窝等静脉淤滞处，出血量可能较大。

（2）散刺法　在病变局部周围进行点刺。根据病变大小不同，可刺数针至十数针，由病变外缘环形向中心点刺，以促进瘀血或水肿的排泄，达到"菀陈则除之"的目的。

（3）挑刺法　局部消毒后，左手捏起施术部位，右手持针，呈 15°~30° 进入皮肤，挑破皮肤 2~3mm，再将针刺入皮下，挑断白色纤维，并挤出一定量的血液或少许液体，然后用无菌敷料覆盖包扎。对于痛阈低者，可先用 2% 利多卡因局部麻醉后再挑刺。

2. 适应证

该法具有通经活络、开窍泄热、消肿止痛、祛瘀生新的作用。各种急证、实证、热证、瘀证、痛证均可应用。

3. 注意事项

对于刺血量较大的患者，术前做好准备工作；注意无菌操作，以免感染；手法宜轻、快，不同病证控制不同出血量；虚证、妇女经期、产后及孕妇不宜使用；避开动脉，以免出现血肿。

（四）皮内针

皮内针是以特殊针具刺入并固定于穴位的皮内或皮下，并进行较长时间的刺激以治疗疾病的方法。

1. 操作方法

分为图钉型（即揿针）和麦粒型。一般埋入时间为 1~2 天，多者 6~7 天，天热不宜超过 2 天。埋针期间，可每天按压数次，以增强刺激感。

（1）图钉型　以镊子或持针钳夹住针柄，将针尖垂直刺入选定的穴位，然后以 10mm × 10mm 胶布将针柄固定于皮肤。此外，也可将针柄提前粘在胶布上固定好，用镊子捏起胶布的一角，针尖对准穴位直刺按压固定。此法常用于耳穴和面部穴位。

（2）麦粒型　左手拇、食指将穴位的皮肤向两侧撑开，右手用镊子夹住针柄，针尖对准穴位将针平刺入真皮。刺入后，在针柄和相应的皮肤之间，贴一小块胶布，然后再用一块较大的胶布覆盖在针柄上。这样就可以保护针身固定于真皮内，以防针具移动或脱落。此法适用于多数穴位。

2. 适应证

适用于慢性疾病及经常发作的疼痛性疾病。

3. 注意事项

应选用较易固定和不妨碍肢体运动的穴位；若埋针后出现局部刺痛，应将针取出重新操作或改用其他穴位；埋针处不宜着水，以防感染；出汗较多时，埋针时间不宜过长；若发现埋针局部感染，应将针取出，并对症处理；皮肤破溃处、炎症处、不明原因肿胀处，禁忌操作。

（五）火针

火针法是将特制的金属针烧红，迅速刺入一定部位，并快速退出以治疗疾病的方法。火针古称"燔针"，火针刺法称为"焠刺"。《灵枢·官针》云："焠刺者，刺燔针则取痹也。"

1. 操作方法

（1）烧针 《针灸大成·火针》指出："灯上烧，令通红，用方有功。若不红，不能去病，反损于人。"因此，火针必须将针烧红，先烧针身，后烧针尖，根据治疗需要，将针烧至白亮通红或微红。若针刺较深，需烧至白亮，否则不易刺入，也不易拔出，而且剧痛；若针刺较浅，可烧至通红；若针刺表浅，烧至微红即可。

（2）针刺 将酒精灯点燃，用左手拿稳，右手持针，尽量靠近施治部位，烧针后对准穴位或针刺点，垂直刺入，速进速退，用无菌棉球按压针孔，以减少疼痛并防止出血。一定要做到"红""准""快"。

（3）出针 起针时医生要手拿消毒干棉球，以备出血。当火针进到一定深度时，应迅速出针，减少患者痛苦。

（4）出针后的处理 若针刺1~3分，一般不需处理；若针刺4~5分深，可用消毒纱布敷贴，胶布固定1~2天。

2. 适应证

本法具有温经散寒、通经活络、祛腐生新的作用，临床常用于治疗风寒湿痹、带状疱疹、痈疽、瘰疬、痣、疣、痤疮等疾病。

3. 注意事项

有大血管、神经干的部位禁用火针；糖尿病患者禁用火针，因为其局部创面不易愈合；针刺后6小时内局部应避免着水，以防感染；针刺后局部可能出现微微发痒，不宜搔抓，可轻轻拍打减缓瘙痒感；对初次接受火针治疗的患者，应做好解释工作，消除恐惧心理，以防晕针。

五、不良反应处理

1. 晕针

（1）表现 患者因精神紧张、体质虚弱、饥饿疲劳、大汗大泻或大出血后，或体位不当，或医者手法过重，而致脑部暂时缺血，出现精神疲倦、头晕目眩、面色苍白、恶心欲呕、多汗、心慌、四肢发冷、血压下降、脉象沉细，甚或神志昏迷、仆倒在地、唇甲青紫、二便失禁、脉微细欲绝等表现。

（2）处理 首先将针全部取出，使患者平卧，头部稍低，注意保暖，轻者在饮温开水或糖水后即可恢复正常；重者在上述处理的基础上，可指掐或针刺人中、素髎、内关、足三里，灸百会、气海、关元等穴，必要时应配合其他急救措施。

（3）预防　对于初次接受针刺治疗和精神紧张者，应先做好思想工作，消除顾虑；正确选择舒适持久的体位（尽可能采取卧位），取穴不宜太多，手法不宜过重；对于过度饥饿、疲劳者，不予针刺。留针过程中，医者应随时注意观察患者的神色，询问患者的感觉，一旦出现晕针先兆，可及早采取处理措施。

2. 滞针

（1）表现　患者精神紧张，针刺后，局部肌肉强烈收缩，或因毫针刺入肌腱，行针时捻转角度过大或连续进行单向捻转而使肌纤维缠绕针身。

（2）处理　嘱患者消除紧张状态，轻轻拍打或按揉针刺局部，也可以在附近部位加刺一针，使局部肌肉放松，转移患者注意力，随之将针取出。

（3）预防　对精神紧张者，先做好解释工作，消除紧张顾虑；进针应避开肌腱，行针时捻转角度不宜过大，更不可单向连续捻转。

3. 弯针

（1）表现　医者进针手法不熟练，用力过猛，或碰到坚硬组织；留针中患者改变体位；针柄受到外物的压迫和碰撞以及滞针未得到及时正确的处理，而出现针身弯曲，针柄改变了进针时刺入的方向和角度，患者感觉疼痛。

（2）处理　如轻微弯曲，应慢慢将针退出；弯曲角度过大时，应顺着弯曲方向将针退出；如因患者改变体位而致，应嘱患者恢复原体位，使局部肌肉放松，再行退针，切忌强行拔针。

（3）预防　医生针刺手法要熟练，指力要轻巧；患者体位要舒适，留针时不得随意改动体位；针刺部位和针柄不能受外物碰撞和压迫；如有滞针及时正确处理。

4. 断针

（1）表现　因针具质量欠佳，针身或针根有剥蚀损坏；针刺时，针身全部刺入；行针时，强力捻转提插，肌肉强烈收缩；或患者体位改变；滞针和弯针现象未及时正确处理，而针身折断，残端留在患者体内。

（2）处理　嘱患者不要紧张，且勿乱动，以防断端向肌肉深层陷入。如断端还在体外，可用手指或镊子取出；如断端与皮肤相平，可挤压针孔两旁，使断端露暴体外，用镊子取出；如针身完全陷入肌肉，应以 X 线下定位，外科手术取出。

（3）预防　认真检查针具，对不符合质量要求的应剔出不用；选针时，针身的长度要比准备刺入的深度长 5 分；针刺时，不要将针身全部刺入，应留一部分在体外；进针时，如发生弯针，应立即出针，不可强行刺入；对于滞针和弯针，应及时正确处理，不可强行拔出。

5.血肿

（1）表现　针尖弯曲带钩，使皮肉受损或针刺时误伤血管。出针后，局部呈青紫色或肿胀疼痛。

（2）处理　微量出血或针孔局部小块青紫，是小血管受损引起，一般不必处理，可自行消退。如局部青紫较重或活动不便者，先行冷敷止血后再行热敷，或按揉局部，以促使局部瘀血消散。

（3）预防　仔细检查针具；熟悉解剖部位；避开血管针刺。

第三章 灸法

一、概述

《说文解字》："灸，灼也。"灸法从广义上讲是指一切运用温热刺激治疗疾病的方法；狭义上是指采用以艾绒为主要药物，熏灼体表一定的部位，以治疗疾病的方法。灸法主要以温热刺激，激发人体经络之气，从而调整脏腑功能以达到治疗疾病的目的。

二、源流

灸法的产生早于方药，就针灸而言，灸法可能更早于针法的形成。灸法的产生与火有关，古人在煨火取暖时，某些病证由于受到火的熏烤或烧灼而有所缓解，从而得到了熏烤或烧灼可以治病的启示，这就是灸法的起源。最早的灸法记载于《左传》，医缓给晋景公诊病，云："疾不可为也，在肓之上、膏之下，攻之不可，达之不及，药不至焉。"

先秦两汉时期，此时灸法已开始在民间广泛使用。《庄子·盗跖》"丘所谓无病而自灸也"是灸字首次以治疗手段的名称出现。《黄帝内经》首先将艾作为灸疗的主要材料，并作为灸疗的代名词。灸法在该书中常与针刺、砭石、药物并列，各有所施，据证而治。《素问·汤液醪醴论》"毒药攻其中，镵石针艾治其外"，已有汤液药物为内治法，砭石、针灸为外治法的雏形，这里"艾"即代称灸法。《足臂十一脉灸经》《五十二病方》等著作中均提出了"灸其脉"的治疗原则，灸的时间也都比较长，在马王堆脉书中，灸均作"久"，也有长久燃烧的意思。《灵枢·官能》提出的"针所不为，灸之所宜"更说明了灸法的主治范围和作用性质与针法不同。《素问·异法方宜论》所云"脏寒生满病，其治宜灸"也说明寒证是灸法的主治范围。《灵枢·背俞》中有火补、火泻等治法，都对后世灸法的发展有重要的指导意义。

东汉张仲景的《伤寒杂病论》除了载有汤药治病外，还有多处提及针灸治疗，其中关于灸法的记载，虽篇幅不多，部分论述也较为笼统，但文中体现的针灸治未病，三阴病宜用灸，施灸前后须诊脉，针、灸、药灵活选用，以及重视灸法禁忌等学术思想对后世灸法的发展和运用仍有着重要的意义。

魏晋南北朝这一时期是灸法发展的重要时期，灸法不仅在理论上得到了极大的发展，而且出现了很多新的施灸方法，如艾炷灸、加药艾灸、隔物灸、化脓灸、保健灸、黄蜡灸、艾管熏灸和温器代灸等。在灸法的临床应用上，通过辨证选穴，拓宽急症用灸、外科用灸等思路，还对灸法的禁忌多有论述。晋·陈延之《小品方》记载有禁灸18处和误灸后果、艾炷大小与疗效关系和灸治取穴法。晋·皇甫谧所著《针灸甲乙经》在腧穴下开始注明艾灸壮数，对发灸疮法、禁忌等方面作了明确的规定，使后世在灸法中有据可循。晋·葛洪《肘后备急方》载有猝死、尸厥、霍乱、中风等28种急症的救治灸方达102首，使灸法得到了进一步的发展。

唐宋时期，因灸法简便、易行、安全，当时人们也注重养生保健，因此灸法颇为盛行。唐·孙思邈等医家对灸的方法、材料、宜忌等内容作了论述。《备急千金要方》中指出，点灸法"皆须平直，四体无使倾侧，灸时孔穴不正无益于事，徒破好肉耳。若坐点则坐灸之，卧点则卧灸之，立点则立灸之，反此亦不得其穴矣"。对于施灸壮数，孙思邈提出要因人而异，"衰老者少灸，盛壮肥实者多灸"。施灸材料方面，《千金翼方》卷二十四治疗瘰疬，用雄黄、干漆等与艾共做炷灸之。炷型方面，也出现了黍米大、小麦大、小豆大、蒜头大等。王焘《外台秘要》弃针而用灸，主张艾炷灸壮数要根据病变性质和施灸部位而定，其中的崔知悌灸骨蒸法治痨病等方法为后世常用。隋唐时期出现了防病灸及保健灸，如：《备急千金要方》卷二十九以灸法预防疟疾，《外台秘要》："凡人年三十以上，若不灸三里，令人气上眼暗"。还出现了其他灸法，如灸阿是穴法、内灸法、苇筒灸等。唐代已有专门施灸的医生，称为"灸师"。孙思邈《备急千金要方》"吴蜀多行灸法"，说明当时灸法流行的盛况。

两宋有《黄帝明堂灸经》《备急灸法》《西方子明堂灸经》《灸膏肓俞穴法》等灸法专著，宋代窦材《扁鹊心书》在治疗方法上十分推崇灸法，认为"保命之法，灼艾第一"，主张施灸宜选穴少而精，灸之壮数宜多。宋代著名针灸家王执中撰《针灸资生经》一书，亦以灸法为主，并记载了灸劳法、灸痔法、灸肠风、灸发背、膏肓俞灸法、小儿胎疝灸等灸治之法。书中还收录不少本人或其亲属的灸疗治验，如"予尝患溏利，一夕灸三七壮，则次日不如厕，连数夕灸，则数日不如厕"（《针灸资生经·第三》）。另外，王执中对灸感流注也作了较深入的观察："他日心疼甚，急灸中管（脘）数壮，觉小腹两边有冷气自下而上，至灸处即散"（《针灸资生经·第四》）。此外，宋代的《太平圣惠方》《普济本事方》及《圣济总录》等重要医方书中，亦多收载有灸法的内容。

金元时期，由于针法研究的崛起，灸疗的发展受到一定影响。但以金元四大家为首的不少医家，在灸疗法的巩固和完善方面，仍作出了应有的贡献。刘河间不囿于仲景热证忌灸之说，明确指出"骨热……灸百会、大椎"等，并总结了引热外出、引热下行及泻督脉等诸种灸法。另如元代名医危亦林，在其所著《世医得效方》载述刺灸法治疗的56个病证中，灸法约占十分之八，且多涉及各科急性热病、时令病以及惊、厥、损伤等症。在施灸方法方面，则不采用晋唐时期动辄百壮的做法，常因病证、因部位而用竹筋大、麦粒大、绿豆大、雀粪大，或灵活地"大小以意斟量"，以定艾炷之大小，且多数用七壮、二七壮、三五壮等。罗天益《卫生宝鉴》中主张用灸法温补中焦，取气海、中脘、足三里三穴作为"灸补脾胃之主方"施灸，成为后世治疗消化系统疾病的有效灸方。此外，《夷坚志》卷十九还记载了日光灸。

明清时期，是我国针灸学从成熟而又逐步走向衰落的时期。虽然，这一时期偏重针法的应用，但灸疗也有一定的进展。高武在其书中详细记载了艾叶的性味、主治、采集时间、艾绒的制作及保存方法，提出了用陈年艾的效果更佳的论述。《普济方》中灸法的内容也十分丰富，有关灸法的论述篇章有"灸刺论""定灸多少法""灸例""点灸法"等等。杨继洲也重视灸法的研究和实践，强调针灸并重。《针灸大成》第九卷，论述灸法四十一节，内容涉及广泛，有灸疗、取膏肓穴法、相天时、发灸法及艾灸补泻等，以及灸治各种急慢性疾病二十余种。在施灸方法的革新上，值得一提的是艾卷灸法的创用。此法最早记载于明初朱权之《寿域神方·卷三》，其云："用纸实卷艾，以纸隔之点穴，于隔纸上用力实按之，待腹内觉热，汗出即瘥"。其后，逐渐发展，又在艾绒里掺进药末，产生了"雷火针""太乙神针"。艾卷灸操作方便，痛苦又较小，且可随意调节热力，故很快得以推广。除此之外，明代还有灯火灸的记载，系指用灯草蘸油点燃直接烧灼穴区肌肤的一种灸法，也有利用铜镜集聚日光作为施灸热源的"阳燧灸"等。清代，是对我国灸疗法的总结时期。其中较有代表性的是咸丰时医家吴亦鼎所撰的《神灸经纶》一书，它全面总结了清以前有关灸法的理论和实践，并参合了不少作者本人的临床经验，是一本集大成式的灸法专著。另如廖鸿润的《针灸集成》也收载了大量灸疗的历代文献，予以分类编排，如制艾法一节，就选录了《医学入门》《医方类聚》《局方》等多种前人著作的论述，对"发灸疮法""疗灸疮法""调养法"等都作了详细的介绍。

此外，明清以后的隔物灸有了更为显著的发展，一是推出了大量的隔药物，使艾灸治疗疾病的范围更加扩大。有用隔葱灸治疗疝气，隔巴豆饼灸治疗心腹诸疾、泄泻便秘，隔甘遂灸治疗二便不通，隔蟾灸治疗瘰病，隔苍术灸治疗耳暴聋等记载。其次是创制新的灸疗方法。如"桃枝灸""桑枝灸""药锭灸"等，使灸法的种类得到不断丰富。

清代末年，由于清政府在太医院等官方机构中废止针灸，导致了整个针灸学的衰落。灸法则因其简单方便价廉而又有较好效果，在民间仍流传不息。

现代灸法的发展自20世纪50年代起又开始引起医学界的注意，而且被用于治疗脾大骨结核等多种疾病。20世纪60~70年代，有关灸法的临床报道急剧增加。这一时期单纯用灸或以灸为主治疗的病种就达100余种。近20余年，灸法取得了重要突破性进展。灸法防治病种不断增多，至2000年底有关文献载述的用灸防治疾病的各类病证超过200种，遍布人体各个系统。近年来，应用灸法保健防病也引起了人们的充分重视，其中灸法延缓衰老的作用得到深入研究。

近几十年来，灸法有了进一步的发展。除应用传统的艾灸方法外，还继承发掘了古代行之有效的灸治方法，如发掘和改进核桃壳灸（载于《理瀹骈文》）治疗眼底疾病、苇管灸治疗面神经麻痹等，均取得确切疗效。其次，结合现代科技，创制新的灸治方法，如光灸、电热灸、冷冻灸等，并研制开发了药灸器、中频灸疗仪、固定式艾条熏灸器、近红外灸疗仪、远红外灸疗仪等多种灸疗仪。而基于腧穴热敏化学说的热敏灸疗法使灸感、灸量等理论得到了进一步丰富和发展。

同时，随着灸法在临床应用范围的不断扩大，国内外学者在灸法的作用机制上也取得很大的研究突破。目前，国内外学者在艾灸的药性、物理作用、局部作用，对免疫系统、血液循环系统、呼吸系统以及代谢调节等方面进行了广泛的研究。

综上所述，灸法起源于远古，盛行于秦汉，鼎盛于唐宋明时期，衰落于清代，振兴于当代。经历了几千年的发展，通过历代医家的不断探索和努力，积累了丰富的临床与实践经验。但还需我们在此基础上不断探索、创新，发展灸法。

三、现代研究

艾灸的主要作用机制是由艾叶燃烧时所产生的物理因子和化学因子作用于腧穴感受装置与外周神经传入途径，刺激信号传入中枢，经过中枢整合后传出，对机体神经－内分泌－免疫网络循环系统等实施调控，从而调整机体内环境以达到防治疾病的目的。

在艾灸过程中，产生的热、光、烟等均可通过作用于机体而产生相应的治疗作用。其中，温热刺激是艾灸起效的关键，人体功能状态及疾病性质是决定艾灸温通、温补效应的前提条件，施灸方法、灸量大小、穴位功效是影响艾灸温通温补效应的关键因素。

1. 温通作用

主要表现在温热刺激及其由此引发血液组分改变、血液流变学改善、血管舒缩功能调节、炎症因子抑制等作用。

2. 温补作用

主要表现在温热刺激及其由此而引发机体保护和修复、脏器功能恢复、抗炎免疫等作用。艾灸在治疗免疫相关疾病过程中，具有抗感染、抗自身免疫、抗过敏反应、抗癌、镇痛和抗衰老等作用，这主要是通过调节体内失衡的免疫功能实现的。

四、外治六经操作

（一）取火

1. 取火的起源

取火的起源无从可考，清·顾炎武梳理用火的史料，认为古人用火有两个系统："有明火，有国火。明火以阳燧取之于日，近于天也，故卜与祭用之。国火取之五行之木，近于人也，故烹饪用之。"艾，又名冰台，宋·陆佃《埤雅》："《博物志》言削冰令圆，举而向日，以艾承影则得火。则艾名冰台，其以此乎？"传统学者都同意此说。

《黄帝虾蟆经·辨灸火木法》："松木之火以灸，即根深难愈；柏木之火以灸，即多汁；竹木之火以灸，即伤筋，多壮筋绝；橘木之火以灸，即伤皮肌；榆木之火以灸，即伤骨，多壮即骨枯；枳木之火以灸，即陷脉，多壮即脉溃；桑木之火以灸，即伤肉；枣木之火以灸，即伤骨髓，多壮即髓消。右八木之火以灸人，皆伤血脉、肌肉、骨髓；太上阳燧之火以灸为上；次以石之火，常用；又槐木之火灸，为疮易瘥；无者，膏油之火亦佳。"这并不是说在艾灸之外，还有松、柏、竹、橘、榆、枳、桑、枣等八种材质的灸法，而是灸法不直接使用上述木柴作为火源。火源是以天火为上选，敲击火石取火次之。天阴没有太阳可以钻槐木取火或者用膏油之火作为火源。

因此，灸法的取火以取太阳火为上选，陈延之的《小品方》、王焘的《外台秘要》、徐春甫的《古今医统大全》、李时珍的《本草纲目》等说法完全相同。

2. 取火操作

太阳之火在古代象征纯阳之气，现代临床上大都用打火机点燃酒精灯取火，在外治六经灸法中最好的取火法是用阳燧反射或放大镜折射太阳光来取火，如果天气条件不允许可以偶尔用打火机取火法代替。

（二）施灸材料及制作

施灸的材料，古今均以艾叶制成的艾绒为主，故称"艾灸"。《本草从新》说："艾叶苦辛，生温，熟热，纯阳之性，能回垂绝之阳，通十二经，走三阴，理气血，逐寒湿，暖子宫，止诸血，温中开郁，调经安胎……以之灸火，能透诸经而除百病。"《本草纲目》记载："艾叶……纯阳也，可以取太阳真火，可以回垂绝元阳……灸之则透诸经而治百种病邪，起沉疴之人为康泰，其功亦大矣。"说明用艾叶作施灸材料，有通经活络、祛除阴寒、回阳救逆等作用，是理想的施灸材料。

1. 艾绒

艾绒是将晒干的艾叶经过加工后制成，其优点有：第一，便于搓捏成大小不同的艾炷，易于燃烧，气味芳香；第二，燃烧时热力温和，能穿透皮肤，直达深层；此外，艾叶的药物功效也有助于提高临床效果。

2. 艾炷

艾炷即以艾绒为材料制成的圆锥形小体，每烧尽一个艾炷，称为一壮。现代艾炷一般分为大、中、小三号。大号艾炷如蚕豆大；中号如黄豆大或半个枣核大；小号如麦粒大。

3. 艾条

艾条又称艾卷，是用艾绒为主要成分卷成的圆柱形长条。根据是否含有药物，分为纯艾条和药艾条两种。艾条一般长 20cm，直径约 1.5cm。

4. 其他材料

除了用艾叶制成的艾绒作为主要材料外，历代医家还针对不同的疾病，或因特殊情况而采用其他材料施灸。包括一些天然的易燃物质，如灯心草、桑枝、桃枝、硫黄、竹茹、酒精等，以及特制的材料如药锭、药捻及黄蜡等，归之为火热类灸材，而另外一些刺激性较强的药物如毛茛、斑蝥、白芥子等，称为非火热类灸材。还有一些作为辅助类灸材的，如生姜、大蒜、附子、豆豉及食盐等。

（三）灸法的分类与操作

灸法的种类十分丰富，一般在外治六经理论指导下进行具体操作。根据施灸材料分为艾灸法和非艾灸法。以艾为主要材料的属于艾灸法，非艾灸法则为使用某些药物进行的灸法操作。

1. 艾炷灸

艾炷灸即将艾绒制成大小不等的圆锥形艾炷，置于特定部位或穴位上点燃的灸法。

（1）直接灸　将艾炷直接放在皮肤上烧灼的称为"直接灸"。根据烧灼的程度，直接灸又分为化脓灸和非化脓灸。

①化脓灸　又叫"瘢痕灸"。是将麦粒大小艾炷直接放在穴位上施灸，使局部组织因烫伤而产生无菌性化脓现象。《资生经》记载："凡着艾得灸疮，所患即瘥，若不发，其病不愈。"说明古代灸法，一般要求达到化脓，即所谓发"灸疮"，并且将此作为治疗是否有效的关键。

施灸方法：首先向患者说明施灸过程，摆放体位，选定穴位。用75%乙醇棉球消毒，再用大蒜汁或凡士林等涂于施灸部位，以增加其黏附和刺激作用（不涂也可）。将艾炷置于穴位上，将艾炷从顶尖点燃，使之均匀向下燃烧。第一壮燃至一半，有热感后即用手指按灭或快速捏起；第二壮仍在原处，燃至大半，有大热感觉时即按灭；第三壮燃至将尽，得痛感时即速按灭。每换一炷需涂蒜汁一次。医生可用左手拇、食、中三指按摩或轻叩穴位周围，以减轻疼痛。连续施灸，几日即可达到化脓目的。若不化脓，则反复施灸。初灸之后皮肤变黑、变硬、结痂，下次再灸就在痂上施灸。如果化脓，可以按压排出脓液再灸，若痂皮脱落，可以用敷料覆盖，等结痂后再灸，或用艾绒烧灰敷上再灸。

灸疮化脓，多属无菌性的，不必顾虑。只要溃疡面不弥漫扩大，仍可连续施灸。如果化脓过多，溃疡不断发展，脓汁由淡白稀薄变为黄绿色脓液，或疼痛流血，且有臭味者为继发感染，可按外科方法常规处理。一般灸疮不予治疗，经30天左右自愈。

②非化脓灸　又叫"无瘢痕灸"。用麦粒大小之艾炷，按上述化脓灸的程序施灸，烧至觉痛时即去掉或压灭，换位再灸，每穴一般灸3~5壮，一般灸至局部皮肤红晕而不起疱为度。有时灸后起小水疱，但不化脓，无需处理，一般灸后不留瘢痕。若施灸较重，出现大水疱时，可局部消毒后用一次性针头刺破后贴压敷料。如需连续施灸，可在原处再灸。也可用稍大的艾炷点燃

施灸，当艾炷燃剩 2/5 或 1/4 而患者感到微有灼痛时，易炷再灸。

（2）间接灸　又称为"隔物灸"，即用药物将艾炷与施灸部位的皮肤隔开。根据所间隔的药物不同而命名，如以生姜间隔者叫隔姜灸，用食盐间隔者叫隔盐灸，此外还有隔蒜灸、隔附子灸等。这些间接灸法也可配合外治六经论对症应用。

2. 艾条灸

（1）温和灸　将艾条一端点燃，对准施灸部位，距离 1.5~3cm 进行熏灸。使患者局部有温热感而无灼痛，一般每灸 5~7 分钟，至皮肤红晕为度。对于温度感知减退的患者和小儿等，可将食、中两指，置于施灸部位两侧，通过手指的感觉来测知患者局部受热程度，以便随时调节施灸距离，掌握时间，防止烫伤。

（2）雀啄灸　施灸时，将艾条点燃的一端悬于施灸部位的皮肤上，不固定距离，而是像鸟雀啄食一样，一上一下活动施灸。

（3）回旋灸　施灸时，艾卷点燃的一端与施灸皮肤保持在一定的距离，但位置不固定，而是均匀地向左右或上下方向移动或反复旋转地进行施灸。

（4）太乙灸　施灸时，将太乙针的一端烧着，用 7 层布包裹烧着的一端，立即紧按于应灸的腧穴或患处，进行灸熨，如此反复灸熨 7~10 次为度。另一种方法是用粗布数层放在穴位上，点燃两支艾卷，每次用一支，按于腧穴或患部，一按即起，起来再按，几次后火力减弱再换另一支，如此反复交替，穴位上出现温热红润现象，则热力深入，久久不消。

（5）雷火灸　施灸方法与"太乙灸"相同，其适应证据《大成》记载："治闪挫诸骨间痛及寒湿气痛而畏刺者"。除此之外，大体与太乙灸的主治相同。

3. 温针灸

温针灸在《备急千金要方》中称为烧针尾，它是针刺与艾灸相结合的一种方法，适用于既需要留针又需施灸的疾病。

操作方法：在针刺得气后，将毫针留在适当的深度，在针柄上穿置一段长 1~2cm 的艾条进行施灸，或在针柄上捏一小团艾绒点燃施灸，直到艾条或艾绒烧完为止。此种方法可使热力通过针身传入体内，达到治疗的目的。

温针灸在临床上应用极为广泛，但在使用时应注意防止艾绒脱落烧伤皮肤或烧坏衣物床单等，灸时嘱患者不要移动体位，如觉太热可随时调整针刺的深度，或在针具或皮肤上垫以纸片。

4. 温灸器灸

施灸时，把温灸盒安放于应灸部位的中央，点燃艾卷后，置铁纱上，盖上盒盖，放置予穴位或患处。每次可灸 15~30 分钟。此法适用于较大面积的灸治，尤其适于腰、背、臀、腹部等处。

5. 其他灸法

其他灸法是除了艾灸之外的各种灸法，种类很多，如灯草灸、天灸，以及近代应用的电热灸、热敏灸等，这些方法都可以在外治六经法中对症应用。

五、注意事项

施灸时，应向患者详细交待艾灸疗法的操作过程，打消患者对艾灸的恐惧感或紧张感，以取得患者的合作。仍须注意以下各点，以保证其安全有效。

1. 施灸的体位

施灸时，应根据患者的年龄、性别、体质、病情，充分暴露施灸部位，采取舒适的且能长时间维持的体位，便于医生操作。直接灸宜采取卧位。

2. 施灸的顺序

一般是先灸上部，后灸下部；先灸背部、腰部，后灸腹部；先灸头部，后灸四肢，以免晕灸的发生。

3. 禁灸与慎灸

一般空腹、过饱过饥、极度疲劳时或极度衰竭者不宜施灸，热象明显者禁灸。颜面部、心区、体表大血管和关节肌腱部不可用瘢痕灸。妇女妊娠期，腰骶部和小腹部禁用瘢痕灸，其他灸法也不宜灸量过重。对昏迷、肢体麻木不仁及感觉迟钝的患者，勿灸过量，以避免烧伤。

4. 环境与防火

施灸过程中，室内宜保持良好的通风，温度适宜。严防艾火烧坏衣服、床单等。施灸完毕，必须把艾火彻底熄灭，以防火灾。

六、灸疮灸疱的处理

1. 灸疮的处理

施灸后，穴位局部可呈黑茄状，周围有红晕色，继而起水疱，7 日左右，皮肤溃烂，出现无菌性化脓，脓液呈白色，此即灸疮。对灸疮的处理，可于灸后立即贴敷玉红膏、伤湿止痛膏或创可贴，可 1~2 日换药一次。数天后，灸处逐渐出现无菌性化脓反应，如脓液多，膏药须勤换。一般 35~45 天后灸疮结痂脱落，留有永久性瘢痕。如偶尔出现灸疮不愈合者，可采用外科方法予以处理。

2.灸疱的处理

艾灸局部出现水疱，水疱较小时，宜保护水疱，勿使破裂，一般数日即可自行吸收。如水疱过大，常规消毒后用一次注射器针头从水疱下方穿入，将渗出液吸出或轻轻挤出后，遗留疱壁，外用消毒敷料覆盖，一般数日可痊愈。

第四章　推拿

一、概述

推拿是人类祖先劳动、生活实践的产物，是人类最古老的、利用物理学原理作为治疗手段的一种治疗方法，是中医学的重要组成部分。推拿具有中医特色优势明显、操作简便、安全性好、适应证广、疗效确切、无明显毒性及不良反应、容易被人接受等优点，为人类的健康和民族繁衍做出了重大贡献。

推拿属于中医的外治疗法，是一种治疗范围较为广泛的物理疗法，不仅对内科、外科、妇科、儿科、骨伤科和五官科等各科的很多病证有较好的治疗效果，同时还具有保健强身、预防疾病的作用，且具有无服药不便和针刺之苦、易为接受的优点，故而极易推广。但严格掌握推拿术的治疗范围、注意事项以及介质的运用等是十分重要的。

二、源流

约在一百万年前，人类在与大自然的斗争中求生存时，寒冷的刺激与损伤所产生的疼痛等最为常见，当人们不自觉地对肢体或损伤部位用手抚摩时，又常会感到寒冷的刺激减轻或消失、损伤的疼痛缓解或消除，久而久之，便逐渐认识了抚摩的作用，并在日常生活中推广运用。人们经过漫长历史时期的不断认识、实践、总结、再实践、再总结，于是形成了较为系统的按摩疗法，这便是今天推拿疗法的雏形。《史记·扁鹊仓公列传》："臣闻上古之时，医有俞跗，治病不以汤液醴酒、镵石挢引、案扤毒熨……"可见推拿起源之早。

春秋战国时期，推拿作为治疗疾病的一种主要方法，在医疗中广泛应用，并形成其完整的理论体系。

1973 年，长沙马王堆汉墓出土的帛画《导引图》描绘有 44 种导引姿势，其中有捶背、抚胸、按压等动作，并注明了各种动作所防治的疾病，这些动作就是自我按摩（推拿）的方法。

湖北省江陵县张家山出土的《引书》，描写有治疗颞下颌关节脱位的口内复位法、治疗落枕急性斜颈的仰卧位颈椎拔伸法、治疗喉痹的颈椎后伸扳法等。表明这一时期已经将按摩用于骨伤科病证的诊治。

文献中记载用按摩急救的方法，《周礼注疏》有"扁鹊治虢太子暴疾尸厥病，使子明炊汤，子术按摩"的记载，描述了春秋战国时期，名医扁鹊综合运用按摩、汤药等方法，成功抢救了尸厥患者。

据《汉书·艺文志》记载，与《黄帝内经》同时期的还有《黄帝岐伯按摩经》十卷，这是我国目前已知最早的推拿专著，可惜已佚。

《黄帝内经》是我国现存最早、内容丰富、系统阐述中医学理论体系的医学巨著。其对推拿的治疗作用及治病范围有更多的描述，如：《素问·血气形志》记载"形数惊恐，经络不通，病生于不仁，治之以按摩醪药"，表明推拿具有疏经通络的作用，用于治疗痹证；《素问·举痛论》记载"寒气客于肠胃之间，膜原之下，血不得散，小络急引，故痛。按之则血气散，故按之痛止"，表明推拿有温经散寒的作用，用于治疗腹痛。人们还认识到脏腑疾病与脊柱的相关性，可以通过按揉背部穴位治疗心痛，如《素问·举痛论》记载："寒气客于背俞之脉，则脉泣，脉泣则血虚，血虚则痛，其俞注于心，故相引而痛。按之则热气至，热气至则痛止矣。"此外，《黄帝内经》记载推拿治疗的病种还有卒口僻（面瘫）、肢体不仁、肿痛、胃痛、疝瘕、发咳上气等。

《灵枢·九针十二原》描述了"九针"中的"员针"作为辅助推拿器械；《素问·举痛论》和《素问·玉机真脏论》介绍了推拿治疗的适应证及禁忌证；《灵枢·官能》还首次提出了对按摩人员的选材与考核标准，表明推拿已有严格的诊疗标准和准入制度。

秦汉时期推拿术的发展表现在医疗练功（即导引）、膏摩等诸方面，如《后汉书·华佗传》记述了华佗发扬《淮南子·精神训》的导引经验，强调指出："人体欲得劳动，但不当使极耳。动摇则谷气得消，血脉流通，病不得生，譬如户枢，终不朽也。"因此，他总结了自身锻炼的经验与体会，创造了"五禽戏"术，传给弟子，把医疗练功提高到一个新的境地。医圣张仲景在其重要著作《金匮要略》一书中首次记载了运用"膏摩"的方法，治疗"邪中经络，四肢重滞"等。综上看来，医疗练功与膏摩在这个时期，已成为推拿的重要组成部分。

魏晋时期推拿术的发展，已从治疗一般疾病发展到对危急病证的治疗和自我保健按摩，其中尤以葛洪与陶弘景的成就较为突出。葛氏在其著作《肘后备急方》一书中，对用按摩救治一些急症记载较为详细，诸如对"卒心痛""卒腹痛""卒霍乱""脚气攻心"等危急病证的救治方法均有论述；陶氏在其著作《养性延命录》一书中记载了"摩手令热以摩面，从上而下去邪气，令人面上有光彩"的浴面法，这是迄今最早关于美容按摩的文字记录。另外，这个时期对推拿理论的研究较为重视，并取得较显著的成果，从葛洪著的《抱朴子·内篇·遐览》中记有在当时成书的推拿专著《按摩经导引经十卷》（现已佚），即可见一斑。

隋唐时期是推拿术发展的鼎盛时期。隋代太医署设 4 个医学学科，按摩列为其中之一，可见当时推拿的地位和作用。从隋代开始推拿已有正规教学，结束了"得其人乃传，非其人勿言"的传教方式。据《唐六典》记载，隋代按摩科设有按摩博士 120 人，按摩师 120 人，按摩生 100 人。唐代太医署沿承隋代设置，按摩科编制有所削减。设按摩博士 1 人，按摩师 4 人，按摩生 15 人，增设按摩工 16 人。按摩博士掌管教学，在按摩师的辅助下教授按摩生学习按摩、导引、正骨等方法。在此期间，"导引"和"按摩"逐渐分离，蜕变成为两种独立而又相互紧密联系的防治方法。导引，唐代王冰解释为"摇筋骨、动肢节"。唐代慧琳在《一切经音义》中则详述导引是一种"自摩自捏，伸缩手足，除劳去烦"的方法，明确"导引"是自我操作，而"按摩"则是一种可以配合呼吸，既可以自动又可以他动地进行手法操作的防病治病的方法。

隋唐时期的推拿学术发展有 5 个特点：一是骨伤科病证推拿普遍盛行。推拿已成为骨伤病证的主要治疗方法，不仅适用于软组织损伤，而且对骨折、脱位也应用推拿手法整复。唐代蔺道人所著《仙授理伤续断秘方》是我国现存最早的治骨疗伤的专著，提出治闭合性骨折的四大手法"揣摸""拔伸""搏捺""捺正"，对骨伤科推拿手法的发展做出了重大贡献。他还发明了肩关节脱位的椅背复位法和髋关节脱位的手牵足蹬法。二是推拿治疗科目逐渐介入到内、外、儿诸科，据《唐六典》记载，推拿治疗范围已包括风、寒、暑、湿、饥、饱、劳、逸所致病证，并指出"凡人肢节脏腑积而疾生，宜导而宣之，使内疾不留，外邪不入"的治疗作用。孙思邈著《备急千金要方》把小儿"鼻塞不通有涕出""夜啼""腹胀满""不能哺乳"等列入推拿适应证。三是推拿广泛应用于保健养生，导引得到充分的发展。隋代的《诸病源候论》全书 30 卷中，几乎每卷都附有导引按摩的方法；孙思邈在《备急千金要方》中记载了《婆罗门按摩法》和《老子按摩法》，还介绍了多种自我推拿的方法，如摩腹、摩面、摩眼、摩交耳、挽耳、拔耳、叩齿、挽发、放腰等自我推拿的方法。四是膏摩盛行。《千金翼方》《外台秘要》等著作中收录了大量的膏摩方，可根据不同病情选择应用，如莽草膏、丹参膏、乌头膏、野葛膏、苍梧道士陈元膏、木防己膏等。五是国际学术交流比较活跃。推拿从唐代开始传到日本，同时，国外的推拿方法也流入到我国。如《备急千金要方》中介绍的"婆罗门按摩法"，即古印度的按摩方法。推拿的国际交流促进了推拿的发展和繁荣。

宋金元时期宋代太医院虽然取消了推拿科，但是推拿仍然是一个独立的学科，而且取得了很大的发展。朝廷敕命编辑的医学巨著《圣济总录》仍然把推拿编录其中，而且在推拿理论方面有了进一步的阐述。在手法方面，《圣济总录》强调具体病证具体分析应用，指出："可按可摩，时兼而用，通谓之按摩，按之弗摩，摩之弗按，按之以手，摩或兼以药，曰按曰摩，适所用也。"在作用方面，《圣济总录》认为手法具有"斡旋气机，周流荣卫，宣摇百节，疏通凝滞"和"开达""抑遏"的作用，"开达则塞蔽者以之发散，抑遏则剽悍者有所归宿"。《圣济总录》还记载有众多的膏摩方，其中介绍的用中指熨目法和掌心熨法治疗目昏暗证，开创了眼病推拿之先河。张从正认为推拿也具有中医"汗、吐、下"的作用。这一时期，正骨推拿除用于关节、骨折整复外，还用于妇科催产。宋代杨子建著《十产论》介绍了用手法矫正异常胎位引起的难产。宋医庞安时用按摩催产"十愈八九"，开创了手法助产之先河，为后世用手法拨转胎位奠定了基础。

继《肘后备急方》《备急千金要方》后，《太平圣惠方》又一次对膏摩法作了总结。该书记载了野葛膏、青膏、摩顶膏等大量膏摩方，介绍了膏摩法用于治疗各科病证，包括伤寒早期头痛、头晕、骨节肿痛、肌肉痉挛疼痛、腰痛、腰脚疼痛、手足顽麻、霍乱转筋、脚气、发黄、脱发、目障眼疾、鼻塞、狐臭、疽、皮肤不仁、风痛疹、小儿惊痫等。刘完素所著《刘河间医学六书》记载，以"屈伸按摩"法治疗"卒中暴死"，提出"吹呴呼吸，吐故纳新，熊经鸟伸，导引按跷，所以调其气也"，并倡导天鼓欲常鸣、泥丸欲多掷、形欲常鉴、津欲常咽、食欲常少、体欲常运等自我按摩养生方法。危亦林《世医得效方》中记载了双人动态牵引法、髋关节脱位的倒悬复位法、脊柱骨折的倒悬复位法等创新推拿手法。

据《宋史·艺文志》记载，宋代曾有《按摩法》《按摩要法》各一卷，可惜由于战乱而佚。

这一时期推拿的发展还包括："以指代针"（《东坡志林》）；"按压腹部缓解转胞法"（《仁斋直指方论》）；"搓滚舒筋法"（《医说》）；"掐法治疗小儿脐风"（《苏沈良方》）；等等。

明清时期沿用隋唐的医学体制，《明史》卷七十四"太医院"条目之"太医院掌医疗法凡医术十三科"，按摩被列为太医院十三科之一。至隆庆五年

（1571 年），因朝廷封建礼教的原因而被取缔。此时南方小儿推拿兴起，尽管朝廷取消按摩科，民间取而代之以"推拿"著称。故清代《厘正按摩要术》指出："推拿者，即按摩之异名也。按摩一法，北人常用之……南人专以治小儿，名曰推拿。"

张景岳所著的《景岳全书》介绍有"手法助产""手法定穴""刮痧法"以及按捺耳窍治疗耳鸣、耳聋等方法。明代医书《保生秘要》是一本以自我导引、自我推拿为主的养生丛书，该书介绍的手法主要有扳、搓、拿、摩、掐、擦、运、击、分、擦摩、搓运、摩运、分摩、掌熨、指按、一指点等。《韩氏医通》记载了推拿手法用于"养病""止痛""治肾虚腰痛"，治小儿"手舞足蹈病"等。《医宗金鉴》是清代太医院所编的医学教科书。作为一部骨伤医学巨著，它将当时的正骨手法与推拿手法进行有机结合，形成了"摸、接、端、提、按、摩、推、拿"正骨八法而闻名于世。根据字义解释，八法之中"摸"为诊断手法，"接、端、提"为骨折、脱位"接骨""续筋"的整复手法，而"按、摩、推、拿"四法则是治疗软组织损伤的手法。该书的最大特点是正骨、推拿并用，硬伤、软伤兼治。

《小儿按摩经》（收录于《针灸大成》一书中）《小儿推拿仙术》《小儿推拿方脉活婴秘旨全书》等一批小儿推拿专著问世，内容涵盖小儿推拿理论、手法、特定穴位及常见病推拿等，熊应雄编辑的《小儿推拿广意》，对前人的小儿推拿论述与经验进行了比较全面的总结；张振鋆的《厘正按摩要术》在《小儿推拿秘诀》一书的基础上增补新内容，书中介绍了"胸腹按诊法"内容；而《推拿图解》的内容易学、易懂、易掌握，对推拿教学起到较好的作用。

近代中医受到现代医学的冲击很大，由于政府采取"崇西限中"政策、"中医存废论"，推拿被视为"雕虫小技""医家小道"，推拿只能在民间寻求发展。由于区域性流行民间需求，形成各种地方特色的推拿流派。主要的推拿流派有一指禅推拿派、内功推拿流派、点穴推拿流派、正骨推拿流派、脏腑推拿流派、儿科推拿流派等。

新中国成立后中医药事业受到党和国家的高度重视，一系列中医药保护和扶持政策措施的出台，为推拿学科发展注入生机和活力，得到前所未有的发展。1956 年上海推拿专科学校的开办，标志着全国推拿教育步入正规化，结束了师带徒的模式；1958 年上海成立全国第一所推拿门诊部，标志着推拿进入公立医院，实行职业化行医；1987 年中华中医药学会推拿分会在上海成立，标志着推拿学术繁荣的新起点，医疗、教育、科研同步发展；五版推拿学教材的出版，标志着推拿教材建设进入常态化，至今已更新至第十版，使推拿学科呈现出空前的繁荣和质的提升。

70年来对传统推拿医籍的整理与出版，为推拿学科的发展打下基础。在此阶段出现了非常多的推拿专著，有的以临床专科为特色，有的以流派和独到经验见长，有的以理论和临床相结合。推拿与现代医学相关学科（如生物力学、康复医学等）交汇融合，一方面从不同角度研究推拿手法的作用机制、推拿生物力学原理、推拿镇痛机制、推拿改善微循环作用、推拿抗衰老机制等，使推拿理论有了质的飞跃；另一方面在推拿临床经验、流派技术上互相借鉴、相互融合，使推拿优势更明显，临床疗效更显著。

推拿作为一种传统医学，纯物理原理的治疗方法，在医学模式转变的大背景下，推拿学科的优势将日益彰显。但我们也必须清醒地看到，推拿学科的局限性、临床应用的普适性、作用机制的复杂性，有被边缘化的趋势。我们必须站在更高的角度审视推拿的优势与不足、长处与短板，不断地研究创新"外治六经、内调脏腑"，为人类的健康事业做更大贡献。

三、现代研究

推拿主要通过手法作用于人体体表的特定部位（经络或腧穴），在推拿部位起着局部治疗的作用，也通过经络循行或全息理论等途径，对人体各系统产生一定的治疗作用，从而治疗不同系统的疾病。

（一）对运动系统的影响

推拿可以直接或间接促进肌纤维的收缩和伸展活动，促进炎症介质的分解、稀释，加速损伤组织的修复，改善肌肉的张力、弹力和耐受力，缓解或消除肌肉疲劳与肌肉痉挛。运用整复手法可使关节、韧带各归其位，从而解除对组织的牵拉、扭转、压迫和刺激，纠正解剖位置的异常。

（二）对神经系统的影响

推拿的强、弱刺激可以通过反射传导途径来调节中枢神经的兴奋和抑制过程。推拿的刺激部位或腧穴可改善周围神经传导通路，促使周围神经产生兴奋，以加速其传导反射。推拿手法可改善神经所支配的肌肉或组织结构和代谢，促进神经再生和修复。

（三）对循环系统的影响

推拿可以扩张血管，增加血液循环，改善心肌供氧，加强心脏功能，从而对人体的体温、心率、脉搏、血压等产生一系列调节作用。

（四）对消化系统的影响

推拿手法刺激可直接促使胃肠道管腔发生形态和运动功能变化，促使胃肠蠕动速度发生改变，从而加快或减缓胃肠道内容物的运动排泄过程。推拿手法刺激通过神经的传导反射作用，间接增强或减弱胃肠道的蠕动和消化液的分泌，促进或延缓对食物的消化吸收进程。

（五）对呼吸系统的影响

推拿对呼吸系统的功能具有良好的调整和显著的增强作用，可改善肺的通气功能，增加肺泡的通气量。

（六）对泌尿系统的影响

推拿可调节膀胱张力和括约肌功能，治疗功能性尿潴留及遗尿症。推拿还可以增加膀胱壁牵拉感受器功能，提高膀胱排尿阈。

（七）对其他系统的影响

推拿作用于皮肤，使毛细血管扩张，改善皮肤的营养和代谢，能消除局部衰老的上皮细胞，改善皮肤的呼吸，有利于汗腺、皮脂腺的分泌，使皮肤变得红润、光泽、有弹性，因而可用于美容。推拿对体表的压力和摩擦力，可以直接或间接分解被推拿部位的脂肪组织，有一定的减肥效果。

四、外治六经操作

（一）推拿手法

推拿手法是指在外治六经理论的指导下用手或肢体的其他部分，按照各种特定的技巧和规范化的动作，以力的形式作用于体表的特定部位或穴位，以达到防病治病、强身健体和延年益寿目的的一种治疗方法。

1. 基本推拿手法

（1）推法类　推法是临床上普遍应用的手法之一，早在《内经》中就提到过。特别自明清以来，推法更是广泛应用于临床治疗。但由于历史原因，推法到现在已经演化为许多不同的动作和名称。推者顾名思义是以手向外或向前用力使物体移动之意。作为推拿手法，根据历代有关文献记载和临床应用实际情况，推法是用指或掌着力于人体一定部位或穴位上，作单方向的直线（或弧形）移动。《幼科推拿秘书》说："推者，一指推去而不返，返则向外为泄，或用大指，或用三指，穴道不同。"《小儿推拿广意》说："凡推法必似线行，毋得斜曲，恐动别经而招患也。"

根据历代在应用上的发展，推法可分为平推法、直推法、旋推法、分推法、合推法等。与推法动作相似而名称不同的有抹法、抅法、刮法等。

（2）一指禅推法类　一指禅推法是"一指禅推拿"流派中的主要手法。这种推法的动作比较特殊，动作难度大，技巧性强，要运用手臂各部的协调动作，使功力集中于一个手指以防治疾病，确非易事。因此要掌握一指禅推法，必须经过长期刻苦的训练。一指禅推拿有其悠久的历史，传说梁武帝时，达摩祖师在嵩山少林寺面壁九年，悟出一指禅功。《黄氏医话》在谈到一指禅推拿时说："推拿一科，发明于岐伯，著书十卷，一曰按、二曰摩、三曰推、四曰拿，及梁武帝时，达摩以为旧法过简，不敷应症，复取旧法而广大之，增入搓、抄、滚、捻、缠、揉六法。"

一指禅推法类包括一指禅推法、缠法、屈指推法等。本法由于接触面积小，压强就大，加上对经络穴位持续不断的柔和而有力的刺激，更加强了它的深透作用。具有舒筋通络、调和营卫、行气活血、健脾和胃以及调节脏腑功能等作用。临床上常用于内、外、妇、儿、伤各科的多种疾患，尤以治疗头痛、失眠、面瘫、高血压、消化道疾病以及关节酸痛等症见长。

（3）拿法类　拿法是推拿常用的手法之一。特别自明清以来应用尤为广泛。"推拿"一词就首见于明朝的某些小儿推拿专著。以拇指与食、中指相对，捏住某一部位或穴位，逐渐用力内收，并作持续的揉捏动作，称为拿法。使用拿法的动作要领应掌握腕要放松灵活，用指面着力，揉捏动作要连绵不断，用力由轻到重再由重到轻。由于拿的部位和手法的差异，又可分为三指拿、四指拿和五指拿三种。拿法的刺激较强，常配合其他手法应用于颈项、肩部和四肢部穴位，治疗头痛、项强、四肢关节及肌肉痹病等症。具有疏通经络、解表发汗、镇静止痛、开窍提神等作用。临床应用时，拿后常继以揉摩，以缓和刺激。三指拿多用于面积较小的部位，如：拿风池及颈项两侧能使毛孔竖起，有发散解表作用，外感头痛常用此法；拿肩井能通调周身气血，拿后使人精神为之一振；拿合谷能止牙痛等。四指拿和五指拿适用于面积较大的部位，如拿肚角治疗腹痛、拿承山治疗小腿转筋等。

与拿法动作相似而名称不同的手法尚有：抓法、捏法、提法、握法（理法、捋法）、挪法、挤法、拧法（揪法、扯法）、扭法、捻法、拢法、弹筋法等。

（4）**按法类**　按法是最早应用于推拿治疗的手法之一，在《内经》中有多处提到按法的使用。由于本法动作较为简单，便于掌握，在临床应用中又有很好的治疗效果，因此至今仍为各种推拿流派中的常用手法。按是按压的意思，用手指或手掌面着力在体表某一部位或穴位上，逐渐用力下压，称为按法。《医宗金鉴》："按者，谓以手往下抑之也。"《厘正按摩要术》说："按字从手从按，以手探其穴而安于其上也。"

按法使用时应掌握的动作要领：按压方向要垂直，用力要由轻到重，稳而持续，使刺激充分透达到机体组织的深部。切忌用迅猛的暴发力，以免产生不良反应，给患者增加不必要的痛苦。由于本法的刺激较强，临床应用时常与揉法结合使用，组成按揉复合手法，即在按压力量达到一定深度时再做小幅度的缓急揉动，刚中兼柔，既有力而又柔和。按法的具体动作很多。《厘正按摩要》中有用"大指面直按之，或用大指背屈而按之，或两手对过合按之，其于胸腹，则又以掌心按之"。一般常用的以指按法和掌按法为多。

与按法动作相似的手法有：压法、点法、点法、揞法、蝶转法、扪法、抵法、拨法等。

（5）**摩法类**　摩法是最早应用于推拿治疗的手法之一，见《内经》。推拿古称按摩，如《素问·血气形志》："形数惊恐，经络不通，病生于不仁，治之以按摩醪药"，又如《素问·调终论》："按摩勿释，若针勿斥，移气于不足，神气乃得复"。这里所说的"按摩"当然是指治疗方法，但从中也可看出按法和摩法在当时是具有代表性的两种手法。单独讲摩法的，《内经》中也有记载，《素问·病能论》说："……其中手如针也，摩之切之"，《素问·至真要大论》说："坚者削之……摩之浴之"。

摩是抚摩之意，在推拿手法中主要分为指摩法和掌摩法。用食、中、无名指指面或手掌面附着在体表的一定部位上，作环形而节奏的抚摩称为摩法。摩法是推拿手法中最轻柔的一种，应掌握的动作要领为：肘关节微屈，腕部放松，指掌自然伸直轻放在体表的一定部位上，然后连动前臂作缓和协调的环旋抚摩。顺时针方向或逆时针方向均可，每分钟频率约 120 次。《石室秘录》说："摩法不宜急，不宜缓，不宜轻，不宜重，以中和之义施之。"古人对摩法虽有"缓摩为补，急摩为泻"之说，但一般临床上都把摩法作为补法应用（因其手法轻柔缓和）。古代应用摩法还常配以药膏以加强手法的治疗效果称为"膏摩"。《圣济总录》说："按止以手，摩或兼以药"；又说："若疗伤寒以白膏摩体，手当于遍药力乃行"。摩法的刺激缓和舒适，最适宜应用于胸腹及胁肋部，临床上常配合揉法、推法、按法等，治疗胸胁胀满、脘腹疼痛、泄泻便秘、消化不良等胃肠道疾患。具有和中理气、消积导滞、调节肠胃蠕动等功能。

与摩法动作相类似的手法有：抚法、拭法、揉法、捯法、搓法等。

（6）滚法类 滚法类主要有滚法和㨰法两种手法，前者是"一指禅推拿"流派的一种辅助手法，后者是在前者的基础上改革发展形成的"㨰法推拿"流派中的主要手法。

①滚法 手握空拳，以食、中、无名、小四指的第一指间关节突起部着力附着在体表一定部位上，腕部放松做均匀的前后往返摆动，使拳做来回滚动状称为滚法。滚法可用于头部、肩背、腰骶及四肢关节处，治疗头痛、偏瘫、关节酸痛等症。有舒筋活血、解痉止痛、滑利关节等作用。

②㨰法 用手背近小指侧部分或小指、无名指、中指的掌指关节突起部分，附着于一定部位上，通过腕关节屈伸外旋的连续往返活动，使产生的力轻重交替、持续不断地作用于治疗部位上，称为㨰法。㨰法由于腕关节屈伸幅度较大，所以接触面较广，并且压力较大，掌背尺侧面着力柔和而舒适，故适用于肩背腰臀及四肢等肌肉较丰厚的部位。对风湿痹痛、麻木不仁、肢体瘫痪、运动功能障碍等疾患常用本法治疗。具有舒筋活血、滑利关节、缓解肌肉韧带痉挛、增强肌肉韧带的活动功能、促进血液循环以及消除肌肉疲劳等作用。

（7）擦法类 擦法是推拿常用手法之一。用手掌紧贴皮肤，稍用力下压并做上下成左右直线往返摩擦，使之产生一定的热量，称为擦法。《韩氏医通》说："凡小疾有痛处，即令壮夫揩擦至热，或按之拿之，令气血转移，其疾可却。"这是较早的谈到擦法的有关记载。经过前人的不断实践，擦法在操作技巧及临床应用上都有较大的发展和提高。目前擦法的操作基本上分为三种：一是用全掌着力摩擦，称为掌擦法；二是用大鱼际着力摩擦，称为鱼际擦法；三是用小鱼际着力摩擦，称为侧擦法。三种擦法所产生的热量掌擦法较低，鱼际擦法中等，侧擦法最高。临诊时根据病情和治疗部位的不同，三种擦法可以选择或配合应用，不必拘泥。

（8）击法类 击法是击打、叩击或拍击特定部位的手法。由于击打时的接触面大小和所用力量的不同，在手法名称上有击、拍、叩捣、啄和棒击法等之别。这类手法动作较为简单，然多属"刚劲"手法，如果运用不当，就会造成不良刺激，给患者增加痛苦。因此在临床应用时必须注意动作技巧，使手法刚中有柔。根据不同病情和治疗部位，选择相宜的手法和使用适当的力量显然是很重要的。

2. 小儿常用推拿手法

小儿推拿手法是与成人推拿手法相对而言的，实际上大多数的手法既可应用于成人，也可应用于小儿。由于小儿的生理和病理特点，在手法运用上各有侧重。小儿推拿的手法特别强调轻快柔和、平稳着实。根据病情的轻重和患儿年龄的大小，在手法操作次数（或时间）上有明显的区别。一般说，年龄大、病情重的，操作次数多、时间长；年龄小、病情轻的，操作次数少、时间短。

小儿推拿手法比较重视补泻，如：旋推为补，直推为泻（清）；左揉为补，右揉为泻；缓摩为补，急摩为泻；等等。基本上是按照操作方向和手法的轻重缓急来定补泻的。

（1）二龙戏珠 操作方法：以右手拿小儿食指、无名指端，左手按捏阴穴和阳穴，往上按捏至曲池，寒证重按阳穴，热证重按阴穴，最后左手捏拿阴、阳穴处，右手拿儿食指、无名指端摇动。《小儿推拿广意》："二龙戏珠法，此法性温，医将右大食中三指捏儿肝（食指）肺（无名指）二指，左大食中三指捏儿阴阳二穴，往上一捏一捏，捏至曲池五次。热证阴捏重而阳捏轻，寒证阳重而阴轻，再捏阴阳，将肝肺二指摇摆，二九三九是也。"

（2）苍龙摆尾 操作方法：右手拿小儿食、中、无名三指，左手自总筋至肘部来回搓揉几遍后，拿住肘部，右手持小儿三指频频摇动。《小儿推拿广意》："苍龙摆尾法，医右手一把拿小儿食、中、（无）名三指，掌向上，医左手侧尝从总经起，搓摩天河及至肞肘略重些，自肞肘又搓摩至总经。如次一上一下三四次。医又将左大食中三指担肞肘，医右手前拿招动九次。此法能退热开胸。"

（3）凤单展翅 操作方法：用左手捏小儿腕部一窝风处，右手捏拿小儿内、外劳宫穴共摇动。《秘传推拿妙诀》："凤凰单展翅，医人将右手食指拿病者大指屈压内劳宫，将右手大指拿外劳宫，又将左手大指跪外一窝风，并食中二指拿内一窝风，右手摆动。"《保赤推拿法》："凤凰单展翅法……治一切寒证。"

（4）打马过河 操作方法：先运内劳宫，再用左手拿小儿二指，用右手食、中、无名指沿天河打至肘弯处止；或用食、中指弹至肘弯处。《按摩经》："打马过河，温凉。右运劳宫毕，屈指向上，弹内关、阳池、间使、天河边，生凉退热用之。"

（5）水底捞月 操作方法：用生水滴入小儿掌心，在掌心用旋推法，边推边吹凉气。《按摩经》："水底捞月最为凉，止热清心此是强。"

（6）黄蜂入洞　操作方法：用食、中二指指端在儿两鼻孔揉动。《幼科推拿秘书》："黄蜂入洞，此寒重取汗之奇法也。洞在小儿两鼻孔，我食将二指头，一对黄蜂也。其法屈我大指，伸我食将二指，入小儿两鼻孔揉之，如黄蜂入洞之状。"

（7）按弦搓摩　操作方法：用双掌在儿胁上搓摩，从上而下多次。《幼科推拿秘书》："按弦走搓摩，此法治积聚屡试屡验。此运开积痰积气痞疾之要法也。弦者勒肘骨也，在两胁上。其法着一人抱小儿坐在怀中，将小儿两手抄搭小儿两肩上，以我两手对小儿两胁上搓摩至肚角下，积痰积气自然运化。"

（8）天门入虎口　操作方法：用大指面自儿命关处推向虎口，再用大指端掐揉虎口。《秘传推拿妙诀》："大指食指中间软肉处为虎口。医人用大指自病者命关推起至虎叉，将大指钻掐虎口。又或从大指巅推入虎口，总谓天门入虎口。"

（二）推拿功法

推拿功法是一种强身壮体的锻炼方法，是推拿学的一个重要组成部分，既是推拿医师作为增强体质、提高推拿持续操作力量负荷能力，并且有助于掌握手法技巧的自我锻炼手段，也是借以指导和帮助患者进行功能训练、防治疾病的手段。

推拿医师练功时，可根据推拿手法的需要进行有针对性的锻炼，以提高手法治疗效果和工作效率。推拿手法是推拿医师防治疾病的主要手段，推拿手法的功力、技巧是疗效差异的关键，良好的手法必须是"均匀、柔和、持久、有力"的，这就需要推拿医师有一定的指力、臂力、腰腿力等身体的整体力量和手法所规定的手形、步形。

推拿功法同样适合正常人群和患者，其中某些功法也可以让患者自己进行锻炼，有利于消除病痛、康复身体。常见的功法有站桩功、五禽戏、易筋经（内壮按摩功）、八段锦、太极拳等。

五、注意事项

推拿手法是推拿防治疾病的主要手段，在操作前、操作中、操作后均要注意细节，这样既可以达到"手到病除"的理想治疗效果，又可避免医源性损伤，做好自我保护。

（1）操作前　首先，要明确诊断，掌握适应证；其次，要注意环境和个人卫生，体现人文关怀；再次，要充分认识手法的作用，勤学苦练。

（2）操作中　首先，要注意调神；其次，注意操作顺序和时间，确保时效性；再次，要注意操作要领，操作者的手法、身法、步法协调一致。

（3）操作后　首先，注意观察患者的反应；其次，与患者有效沟通，让患者尽可能地了解自己的病情以及推拿治疗的作用；再次，要交代清楚疗程以及其他注意事项，提高依从性。

六、禁忌证

严格掌握推拿手法应用的禁忌证非常重要，可以确保患者的治疗安全，预防医疗纠纷的发生，保护医患双方的合法权益。以下情况不适合运用推拿手法：

（1）各种传染性疾病。

（2）结核性和感染性疾病。

（3）所操作的部位皮肤有烧伤、烫伤或有皮肤破损的皮肤病。

（4）各种恶性肿瘤，特别是与施术面重合或交叉部位的肿瘤。

（5）胃、十二指肠等急性穿孔。

（6）骨折及较严重的骨质疏松症患者。

（7）月经期、妊娠期的腹部、腰骶部操作。

（8）有严重心、脑、肺病患者；有出血倾向的血液病患者。

（9）患有某种精神类疾病，不能与医师合作的患者。

（10）大醉或过饱、过饥、过度劳累的患者。

此外，诊断尚不明确者、急性软组织损伤且局部肿胀严重者（如急性脊柱损伤伴有脊髓炎症状、急性踝关节扭伤等），以及骨关节结核、骨髓炎、老年性骨质疏松症等骨病患者亦不适合运用推拿手法，临床应多加鉴别诊断以明确。

七、不良反应处理

推拿是一种安全、有效而基本无不良反应的物理疗法，但是如果手法运用不当、患者体位不适或精神过于紧张，也可以出现一些异常情况。发生异常情况时，施术者必须马上停止手法操作，并进行及时有效的处理。

（1）局部小块瘀斑，一般不必处理，可自然吸收。如出现皮肤破损，做好皮肤消毒，必要时请专科医师会诊。

（2）如有软组织损伤，24 小时内制动冷敷，24 小时以后可以局部热敷。

（3）如有疼痛，一般不需要特殊处理，停止推拿后可缓解。若疼痛比较剧烈，可以局部红外线照射或热敷，经上述处理症状无缓解可酌情使用镇痛药物。

（4）如因体位或操作不当造成骨折脱位、脊椎损伤，应制动固定后，做 X 线、CT 或 MRI 检查以明确诊断，并请相关科室会诊后做必要的针对性处理。

（5）如发生晕厥，使患者平卧于空气流通处，采取头低足高位，轻者静卧片刻，饮用温开水或糖水后即可恢复。如果症状严重，可配合按揉内关，掐人中、十宣，拿肩井等，可以恢复，必要时应配合其他急救措施。

第五章　刮痧

一、概述

作为中医学传统外治疗法之一，刮痧疗法是以中医经络学说为指导，使用边缘光滑的器具，在体表皮肤反复进行刮拭捏挤等物理刺激，使皮肤出现潮红甚至深红、紫红的瘀点瘀斑的皮肤变化，达到疏通经络、行气活血、调整阴阳平衡、增强脏腑功能等作用，从而起到促进人体自身愈病和预防保健的目的。因刮痧具有操作简单、疗效可靠等特点，所以被作为家庭治疗小病痛的一种方式。

刮痧疗法应用较为广泛，明清以前多用于治疗各种痧证。痧证是指发生于夏、秋季，因感受六淫之邪或疫疠之秽浊而出现的一类病证，常表现为发热、头痛、咳嗽、烦闷、眩晕胸闷、脘腹痞满、恶心呕吐、腹泻等，通过刮痧后各类病证均有减轻。而现在的医疗工作中发现刮痧可治疗的病种很多，比如：呼吸系统疾病（支气管炎、哮喘）、消化系统疾病（胃炎、腹泻、胃溃疡）、泌尿系统疾病（前列腺炎、小儿遗尿）、心血管疾病（高血压、高血脂）、运动系统疾病（包括颈椎病、腰椎间盘突出症、关节炎等骨关节劳损性疾病，软组织损伤、腰肌劳损、腰扭伤等肌肉劳损疾病）、神经系统疾病（神经性头痛、神经炎、面神经麻痹）、外科疾病（乳腺炎）、眼科疾病、皮肤疾病（黄褐斑、痤疮、湿疹）、妇科疾病（痛经、子宫肌瘤）、全身性疾病等。

二、源流

刮痧疗法已有几千年的历史，最早可追溯到石器时代的"砭石"。《山海经·东山经》中记载的砭针，"可以为砥（砭）针，治痈肿者"。《说文解字》注："砭，以石刺病也。"可知古人利用砭石采取压、刮、刺、划等方法以治疗疾病，成为刮痧治疗最原始的雏形。在《黄帝内经》中就记载了砭石治病的相关内容，如"其病皆为痈疡，其治宜砭石""病生于肉，治之以砭石"。这是刮痧早期的医疗形式，可见，砭石疗法长期流传，沿用不废。《五十二病方》中也记载了有关刮痧的方法，如"布灸以熨""先孰洒骚以汤""抚以布"等。

晋唐时人们用苎麻作为刮痧工具治疗疾病。葛洪所著的《肘后备急方》是较早记录"痧证"的典籍，所述的"痧症"中认为沙虱引起"沙虱毒"而引起红点，所以要借助尖锐工具将其刮出、挑出。

宋元时期，人们已开始广泛使用汤匙等蘸水或油进行刮痧治疗疾病。宋代张杲名著《医说》中最早提出了"痧"字。此时"痧"字主要指"痧证"，它包含了两方面的含义。从广义上来说，"痧"是指痧疹征象，即其外貌形态，表现为皮肤局部出现的紫红色斑点。它不是一种独立的病，而是许多疾病在发展变化过程中，反映在体表皮肤的一种共性表现，故有"百病皆可发痧"之说。从狭义上来说，"痧"是特指一种疾病，病因是暑热之邪、疫病之邪以及"粪土沙秽之气"等。此时刮痧疗法无论从使用器具、介质、刮拭治疗部位、操作手法均十分单一，理论基础也较薄弱，多根据经验来实施治疗。

宋元以后，危亦林《世医得效方》对"绞肠痧"进行描述："盐汤吐法，治心腹绞痛，冷汗出，胀闷欲绝，俗称搅肠痧。"元·孙允贤《医方集成》也有"绞肠痧"临床症状及拍痧、放痧的记载："绞肠痧，痛不可忍，或辗转在地，或起或卧，或肠绞缩在腹，此是中毒之深，须臾令人死……用手蘸温水，于病者膝弯内拍打，有紫黑点处，以针刺去恶血即愈。"

到明清时期，刮痧疗法的发展日趋完善，相关的记载和专著也越来越多，涉及内容也越来越详尽。书籍中不仅包涵刮痧操作方法、操作手法，还有刮痧疗法的运用以及痧证的辨证等，将刮痧疗法理论研究推向了一个高潮。明代虞抟《医学正传》中记载："治痧证，或先用热水蘸搭臂膊而以苎麻刮之，甚者针刺十指出血，或以香油灯照视胸背，有红点处皆烙之。"这种点烙法即焠法，在寒痧证中应用广泛，在民间也得到了广泛的流传。明代万全认为刮痧、放痧能使"腠理开通，荣卫舒畅"。明后刮痧法广泛应用于风寒外感，《本草纲目》有用桃柳枝刮治风寒证的记载。郭志邃《痧胀玉衡》载有"痧者，天地间之厉气也"，并认为"痧"分表里，其中肌肤之痧、血肉之痧表浅，脏腑之痧深重；"背脊颈骨上下及胸前胁肋、两背肩臂痧，用铜钱蘸香油刮之。头额腿上痧，用棉纱线或麻线蘸香油刮之"指出不同部位刮痧操作的区别。此书是痧证专著，意味着刮痧初步建立起一套理论体系，文中总结了病名、流行、病因病机、症状、辨证方法，以及治疗措施、治疗工具，还提出了刮、放、药结合的治痧方法，并提出了"痧为百病变症"的重要思想，为刮痧疗法广泛应用于临床内外妇儿各科奠定了基础。吴师机在《理瀹骈文》一书中记载了刮痧疗法重刮脊背的原理："盖五脏之系，咸在于脊，刮之则邪气随降，病自松解"。陆乐山的《养生镜》也是一部刮痧专著，为刮痧成为一门专科技术提供了依据。除此之外，《验方新编》《七十二种痧证救治法》《串雅外编》《松峰说疫》等著作中也对刮痧疗法有详细的叙述。

新中国成立后，江静波先生著的《刮痧疗法》一书，将刮痧、放痧、拍法等以刮痧概之，使刮痧由原来局限的"痧病"和"出痧"走上了学术论坛，开创了刮痧现代科学研究的先河。20世纪90年代以来，刮痧疗法蓬勃发展，学术界对刮痧的认识也逐步完善，中医体质学说、生物全息理论等相融合，出现了多部刮痧论著，如吕季儒的《吕教授刮痧健康法》、王敬和杨金生的《中国刮痧健康法》、张秀勤和郝万山的《全息刮痧法》、孔垂成的《中医现代刮痧教程》等。国家多个部门也越来越重视中医刮痧治疗，制定编写了一系列培训大纲和培训教材，出台国家标准的刮痧操作规范，并督促开展刮痧规范化研究的课题，促进了刮痧疗法的规范化、科学化。

三、现代研究

刮痧能够改善局部微循环，诱导白细胞等吞噬破碎的细胞残骸及代谢产物，激活免疫系统，提高机体的免疫功能。此外，皮肤与神经、内分泌的关系密切，共同构成一个完整的调节系统。

（一）刮痧改善微循环

刮痧疗法通过对特定区域皮肤进行反复刮拭，能够提高局部皮肤温度，与刮痧前比较都有明显升高，这种温差可以持续至刮痧后一段时间；增加皮肤表面循环血流灌注量，改善机体的微循环，加速人体组织的新陈代谢。研究发现刮痧区域即刻血流值是非刮痧区域血流值的几倍，且同侧经脉线上穴位的血流灌注量也有不同程度的增加，表明刮痧不仅能改善局部血液微循环，还能改善经脉循行部位的循环，从而影响脏腑的血液循环。相比按摩和针灸，刮痧对表面微循环的增强最大并且更持久。

（二）刮痧抗氧化

刮痧可致局部微毛细血管破裂，血液外溢，使皮肤局部充血或出现瘀血瘀斑，而瘀血、瘀斑不久即能消散，化为一种刺激源，形成一种反射，促进细胞代谢及毒素排泄，从而产生自体溶血，形成良性弱刺激，可以通过作用于大脑皮质，从而调节大脑的兴奋与抑制过程和内分泌系统。

（三）刮痧调节免疫

刮痧使局部血管扩张、充血，会刺激白细胞系统，增高中性粒细胞、淋巴细胞。通过对中性粒细胞和淋巴细胞数量的调节，刮痧可能会增强机体吞噬作用，增强人体的非特异性细胞免疫作用，从而增强机体抵抗力，达到治病、防病的功效。

此外，在皮肤上的痧消退的过程中，组胺类物质、激肽、5- 羟色胺、前列腺素 E 等的释放和变化，引起一系列的刺激反应，如血管反应、细胞内CAMP 和 CGMP 水平改变引起的细胞反应和免疫反应的变化等，最终控制免疫反应。

（四）刮痧调节神经内分泌

除下丘脑、垂体、卵巢、甲状腺、肾上腺外，人体的皮下脂肪、皮肤和血管也是重要的内分泌器官。皮下脂肪可以分泌多种激素、细胞因子，同时多种激素如性激素、生长激素、糖皮质激素等的激活又需要在皮肤上完成。皮肤作为一个重要的神经 - 内分泌器官，各种对皮肤的刺激都可以影响中枢神经系统，而释放神经递质，调节自主神经的兴奋与抑制活动。刮痧作为一种外治法，刮拭皮肤的刺激可以通过皮肤、皮下脂肪与神经、毛细血管等部位的感受器传输到中枢神经系统，释放相关神经递质和内分泌物质，以调节其兴奋和抑制作用，恢复机体正常的调控功能。

四、外治六经操作

随着时代的进步和科技的日新月异，刮痧治疗使用工具、介质、手法也在不断地改进和发展。刮痧工具有很多种形式，如苎麻、棉纱线、麻线、铜钱等，而随着人们生活水平的提高，刮痧工具主要转换为水牛板和玉石板等。刮痧介质主要有油剂和乳膏两大类，它的主要作用为减小刮拭部位的摩擦阻力，减轻疼痛感，避免对操作部位的皮肤造成损伤。刮痧手法多种多样，将其概括为"点""线""面"，并在刮痧过程中，将"点""线""面"相结合，合理选择。

（一）工具的选择

刮痧工具种类多样，如《痧胀玉衡》里所提到的铜钱、棉纱线、麻线，以及日常生活中的梳子、勺子等无毒性及不良反应、不损伤皮肤且能与皮肤贴合的物品均能用于刮痧。但在临床治疗中，为方便操作，保证刮痧的治疗效果，选择使用牛角较为多见。现代制作的工具对形状、大小、重量、边缘厚度都有一定的要求，应与人体皮肤相贴合，适于持握，轻重厚薄适宜。

1. 水牛角刮痧板

为了便于不同部位的使用，水牛角刮痧板会制作成多种形状。水牛角属天然材料，具有光滑耐用、易于清洁消毒和无静电、无毒的优点，同时它还是一种中药，具有清热解毒、软坚散结、活血止痛、解热镇惊的作用，可以促进血液循环、减轻疼痛，有助出痧和提高效果，是现代家庭、医院最常用的一种刮痧工具。

水牛角刮痧板一侧薄而外凸为弧形，刮痧操作时安全且利于出痧；对侧厚而内凹或为直线形，多用于体虚或保健者；刮痧板棱角处多用于点穴；另外还设置有缺口，以扩大接触面积，减轻疼痛，便于手指、足趾、脊柱部位的刮痧操作。头发浓厚且长者，经常使用梳子状刮痧板，便于刮拭头部和保护头发。无论何种形状的刮痧板，边缘必须光滑、圆钝，以便保护皮肤、加强效果的同时又减轻刮痧时的痛感。

2. 玉石刮痧板

用玉石加工而成。因玉石具有清热解毒、润肤生肌、活血通络、明目醒脑之功，所以用玉石刮拭面部皮肤，可以改善血液循环、消除皮肤皱纹，达到美容的效果。

（二）介质

刮痧工具直接作用于皮肤，与皮肤发生摩擦，产生热量，皮肤表面的温度升高、毛孔扩张，会加速水分的蒸发，使皮肤变得干燥，容易破损；此外，从力学的角度来讲，操作者施加在刮痧板上的力传到到患者的刮拭部位，对患者的局部皮肤形成压力和剪切力，会加速局部皮肤的损伤。因此在刮痧过程中需要使用介质，以减少皮肤水分的流失，并降低阻力，防止皮肤受损。

目前临床上使用的刮痧介质主要为药用油、膏制剂。使用药用油、膏类制剂作为刮痧介质，其作用以活血化瘀、消炎镇痛为主，一方面起到润滑作用，减少皮肤损伤，另一方面在刮拭的过程中，皮肤上的毛孔扩张，能促使油、膏中的药用成分更好地被皮肤吸收。

1. 润肤油

刮痧润肤油是进行刮痧时涂抹在人体体表的保护介质之一。明清以前刮痧常用的介质是香油、食用油、酒、水或药汁等。随着社会的变迁，刮痧油已经克服以前的种种不足，出现新型的刮痧专用介质——刮痧润肤油。它使用传统中药与医用润肤油相结合，经现代工艺精炼而成，具有清热解毒、活血化瘀、解肌发表、润肤护肤、缓解疼痛以及减少摩擦等作用。在医疗活动中，已逐渐淘汰了之前的介质。成人刮痧、大面积刮痧或皮肤干燥者多用刮痧润肤油。

2. 润肤乳（膏）

刮痧润肤乳（膏）是在保持刮痧油良好作用的基础上，增加一些促进皮肤吸收的药物和营养滋润皮肤的成分，如维生素 E、芦荟汁等多种纯天然植物精华制成乳膏状，具有润肤通经、解肌透痧、改善循环、促进代谢的作用，刮痧后可不必擦去，又不会污染衣物。尤其适用于面部、妇女、儿童的保健刮痧。

（三）体位的选择

体位的选择很重要，既保证医师准确选择刮拭部位，又让患者感到轻松舒适。主要几种体位如下：

1. 坐位

头面部、颈项、肩部、上肢和背部等区域的刮拭多选用坐位。主要用于治疗头痛、感冒、颈痛、肩痛等。

2. 仰靠坐位

此坐位是患者坐于椅上而背部靠在椅背，暴露颈项前部及胸前部位的一种体位。这种体位多用于面部、颈前、胸部、肩部、上肢等部位的刮拭。常见于面部美容，治疗咽部不适、慢性支气管炎、颈痛、肩痛以及全身保健等情况时选用。

3. 仰卧位

患者面朝上，仰卧在床上，暴露面、胸、腹及上肢内侧。仰卧位多用于对面部、胸部、腹部和上肢内侧部位的刮拭，尤其适用于老年人、妇女和全身保健者。面部美容，治疗腹泻、腹痛以及减肥等也多选择仰卧位。

4. 俯卧位

患者面部朝下，俯卧床上，暴露头、颈、背、臀及下肢后侧。俯卧位多用于对头后部、颈后、肩上、背腰、臀部和下肢内、外、后侧的刮拭。常见的颈痛、肩痛、背痛、腰痛、腿痛、失眠以及全身保健等多选俯卧位，有时会配合拔罐、走罐治疗。

虽然站位、侧卧位也是刮痧常用的体位，但是在临床治疗过程中应用较少，在此就不做介绍。

（四）基本方法

1. 次序

是指进行刮拭时，施术者选择刮拭部位的顺序。对于整体保健进行刮痧者，其顺序为头、颈、肩、上肢、胸腹、背腰及下肢。对于局部保健者，颈部保健的顺序为颈、肩、上肢；肩部保健的顺序为颈、肩上、肩前、肩后、上肢；背腰部保健的顺序是背腰部正中、双侧和下肢。刮痧顺序总的原则是：先头面后手足，先胸腹后背腰，先上肢后下肢，按顺序刮痧。

2. 方向

在操作过程中除注意刮拭部位顺序外，还要注意每一个部位的刮拭方向。头部一般采用梳头法；面部多由里向外、由下向上刮拭；胸部正中由上向下，双侧则由内向外；背部、腰部、腹部则常采用由上向下、由里向外逐步扩展；四肢常向末梢方向刮拭。总的原则是：由上向下，由里向外，单方向刮拭。

3. 操作方式

（1）握法　单手握刮痧板，将其放置掌心，一侧由拇指固定，另一侧由食指和中指固定，或者用拇指以外的其余四指固定，使用腕力进行刮拭，刮痧板移动方向与皮肤之间夹角以 45° 为宜，角度不可太大。

（2）强度与时间　患者的年龄、性别、体质、身体状况以及出痧情况等因素决定施术者手法的轻重、力量的大小、时间的长短、间隔的长短。一般而言，刮痧板进行刮拭时应以患者能承受力度为宜，以单方向均匀刮拭为要，每一方向刮 15~30 次，每一部位刮拭 3~5 分钟。如若患者不易出痧，不可强求出痧。一般刮至皮肤出现潮红、紫红色等颜色变化，或出现粟粒状、丘疹样斑点或片状、条索状斑块等形态变化并伴有局部热感或轻微疼痛即可。出痧者一般 3~5 天可消退，痧退后方可进行再次刮拭。

4. 常用手法

（1）轻刮法　基础手法之一。刮痧时刮痧板移动速度较慢或下压刮拭力量较小。一般接受者无明显疼痛或其他不适感觉，多适应于儿童、妇女、老年体弱者以及面部的刮痧。

（2）重刮法　在刮痧时，刮痧板接触皮肤面积小，移动速度快或下压刮拭力量较大，但要以患者能承受为度。这种手法多适应于年轻力壮、体质较强者或背部脊柱两侧、下肢及骨关节软组织较丰满处的刮痧。

（3）快刮法　是指刮拭的次数在每分钟 30 次以上。力量有轻重之别。力量重，快速刮，多用于体质强壮的患者，主要刮拭背部、下肢或其他明显疼痛的部位；力量轻，快速刮，多用于体质虚弱或整体保健的患者，主要刮拭背腰部、胸腹部、下肢等部位。以舒适为宜。

（4）慢刮法　是指刮拭的次数每分钟 30 次以下。力量也有轻重之别。力量重，速度慢，多用于体质强壮的患者，主要刮拭腹部、关节部位或疼痛的部位；力量轻，速度慢，多用于体质虚弱的患者，主要刮拭背腰部正中、胸部、下肢内侧等部位。以无明显疼痛为宜。

（5）直线刮法　是一种常用的手法，就是利用刮痧板的上下边缘在体表进行直线刮拭。一般用刮痧板薄的一面 1/3 或 1/2 与皮肤接触，利用腕力下压并向同一方向直线刮拭。这种手法适用于在比较平坦部位的经脉和穴位，如背部、胸腹部和四肢部位。

（6）弧线刮法　指刮拭方向呈弧线形，刮拭后体表出现弧线形的痧痕，操作时刮痧板多循肌肉走行或骨骼结构特点而定。在颈项两侧、肩关节前后刮痧多应用此法。

（7）逆刮法　指刮痧方向与常规的由里向外、由上向下方向相反，即由下向上或由外向里进行刮拭的方法。针对下肢静脉曲张、下肢浮肿或按常规方向刮痧效果不理想时，可选择这种方法。逆刮法操作宜轻柔和缓，其方向是由远心端向近心端，其目的是促进静脉血液回流、减轻水肿或疼痛。

（8）摩擦法　将刮板的边、角或面与皮肤直接紧贴或附衣、布进行有规律的旋转移动或直线往返移动的刮拭，使皮肤产生一定热度并向深部渗透，其左右移动力量大于垂直向下按压的力量。操作时动作轻柔，移动均匀。一个部位操作完成后再进行下一个部位的操作。多用于麻木、发凉或隐痛部位的刮痧，如肩胛内侧、腰部和腹部均可应用。此外，在刮痧前，可使用该法使操作部位皮肤有热感后，再继续其他操作手法或操作方法。

（9）梳刮法　多应用在头面部，使用刮痧板或刮痧梳子从前额发际处及双侧太阳穴处向后发际处做有规律的单向轻柔、和缓的刮拭，力量要适中，在穴位或者痛点可以适当选用重刮、点压、按揉等手法。此法具有醒神开窍、消除疲劳等作用，头痛、失眠、疲劳的患者应用此法会收到良好效果。

（10）点压法　是一种较强的手法，多用于穴位或痛点的点压，与按摩法配合使用。用刮痧板的厚边与皮肤成 90°，力量逐渐加重，以患者能耐受为度，保持数秒钟后快速抬起，重复操作 5~10 次。操作中禁用暴力。此法适用于肌肉丰满、刮痧力量不能深达或不宜直接刮拭的部位和骨髓关节凹陷部位，如环跳、委中、犊鼻、水沟以及背部脊柱棘突之间等。它是一种较强的刺激手法，具有镇静止痛和解痉作用，多用于实证。

（11）按揉法　是用刮痧板厚边棱角面着力于腧穴，由浅入深，缓慢着力，力量逐渐加大，到达一定深度后，再做往复来回或顺逆旋转的手法。操作时刮痧板紧贴皮肤不移，每分钟50~100次。常用于太阳、内关、足三里、太冲、涌泉等穴位的刮痧。

（12）边刮法　是常用的一种刮痧方法。刮痧板的两侧长条棱边或厚边或薄边与皮肤接触成45°进行刮拭。该法适宜于大面积的刮痧，如腹部、背部和下肢等部位的刮拭。

5. 操作程序

（1）通过望闻问切，掌握患者的病情，进行六经辨证综合判断，决定病经，再进行配穴。

（2）选择适宜进行刮痧操作的体位，并暴露将要刮拭的部位，并擦拭清洁，使患者放松。

（3）依次均匀涂抹刮痧介质，用刮痧板轻轻往返涂抹。

（4）按要求对不同患者、不同部位选择最适宜的刮痧手法进行刮拭。

（5）刮痧时，在外治六经思想指导下选择穴位，以六经五输穴、背部五脏俞穴和原穴为主穴，多从背部开始刮痧。嘱患者先俯卧位，充分暴露背部刮痧部位，常规酒精消毒后，涂上刮痧油，手握水牛角刮痧板，与皮肤角度呈45°，由上往下刮，从肺俞刮到肾俞。若有其他部位刮痧，也遵循由上至下、由里到外的原则。此外，用力要沉且均匀，保证每次下板的力度都能渗透到被刮者体内。完成后，用卫生纸擦干净背部残留的刮痧油。

痧，一般刮至皮肤出现潮红、紫红色等颜色变化，或出现粟粒状、丘疹样斑点或片状、条索状斑块等形态变化并伴有局部热感或轻微疼痛即可。操作者在刮痧过程中刮痧板的着力点、刮拭角度、刮拭力度、刮拭频率、刮拭时间、刮拭路线长短等方面都会影响出痧。当然刮痧后出现的"痧"在疾病的诊断、治疗、病程、预后判断上有一定的临床指导意义。痧色深浅明暗与病程的新旧、邪气性质相关，热、急症痧色往往鲜明；寒、旧症痧色较为晦暗。因此痧象颜色鲜红光泽，提示热证、炎症，病程短，病情轻；缺乏光泽的紫黑色，提示瘀证、寒证，病情较重，病程长。痧的颜色由暗变红、由斑块变成散点，说明病情在好转，治疗是有效的。临床有些患者出痧不明显要考虑体质虚弱、气血不足的可能。

五、注意事项

（1）根据刮痧的适用范围进行刮痧，不宜超出相应范围。

（2）查看患者的体位是否合适，针对不同目的的治疗一定要选择合适的体位。

（3）根据患者的体质，选择合适的刮痧配穴后，尽量暴露刮痧部位。若刮痧部位不清洁，要用消毒用品、酒精棉球擦洗干净，预防感染。

（4）对于初次接受刮痧治疗的患者，应做必要的解释工作，消除患者的紧张心理。

（5）刮痧时应保持室内温度适宜，不宜过冷或过热。在冬季应避免伤风受寒，夏季应回避风扇或空调直吹刮拭部位。

（6）刮痧后，患者可休息一段时间，并喝适量温开水，不宜即刻食用生冷食物或洗凉水澡。

（7）刮痧时要用力均匀，手法由轻到重以患者能承受为宜，刮到局部潮红或出现痧斑、痧点为止。有的患者经过刮拭后不易出痧，禁忌大力重刮或长时间刮拭。

（8）年迈、体弱、年幼或对疼痛敏感的患者，尽量使用轻刮法刮拭，并注意观察患者面色表情及全身情况，随时调整方案。

（9）刮痧后痧斑未退，不宜在原处再次进行刮拭。一般间隔 3~5 天，待痧退后方可在原部位再刮。

（10）下肢静脉曲张或下肢易肿胀者，宜采用逆刮法，由下向上刮，注意不要从上向下刮。

（11）头部刮痧时，有头发覆盖，无需涂刮痧介质；头发稀少应轻刮。面部刮痧时，要涂抹刮痧乳，整体要向上向外、顺应面部皮肤纹理方向刮，力度要轻，时间宜短。

六、禁忌证

（1）有严重的心脑血管疾病、肝肾功能不全、全身浮肿者禁用。

（2）孕妇的腹部、腰骶部禁用。

（3）眼睛、口唇、舌体、耳孔、鼻孔、乳头、肚脐、前后二阴等部位禁用。

（4）凡体表有疖肿、破溃、疮痛、斑疹和痣、不明原因包块处禁用。

（5）急性扭伤、创伤的疼痛部位或骨折部位禁用。

（6）有接触性皮肤传染病者忌用。

（7）有血液系统疾患，如严重贫血、白血病、再生障碍性贫血和血小板减少等，慎用本法。

（8）过度饥饱、过度疲劳、醉酒者，不可重力大面积刮痧，特殊情况下可用轻刮法或点压法刮拭。

（9）精神病患者禁用。

七、不良反应处理

刮痧是较为安全的外治法，但偶发不良反应。不良反应包括：不熟悉刮痧禁忌证诱发患者死亡、过度刮痧导致的晕刮、未严格消毒导致患者感染梅毒等。

刮痧过程中密切观察患者的状态，询问患者感受。若患者出现头晕、恶心、呕吐等晕刮的现象，应立即停止刮痧，保持房间空气流通，急救时点按内关穴，加按极泉穴，待患者症状缓解。

第六章 拔罐

一、概述

拔罐疗法在古代称为"水角""针角",是一种古老的民间疗法。拔罐是以罐为工具,利用燃烧、抽吸、蒸汽等方法造成罐内负压,使罐吸附于腧穴或体表的一定部位,以产生良性刺激,"外治皮肤、内调脏腑",达到行气化瘀、祛邪排毒、通痹止痛、疏通经络、清热消肿的功效,实现调整机体功能、防治疾病目的的外治方法。

拔罐疗法已被载入《中医外科学》《中医儿科学》《针灸学》《中国医学非药物疗法》《中国中医独特疗法大全》《中国传统康复医学》和《百病中医民间疗法》等书籍,并广泛应用于内、外、妇、儿、五官、皮肤等各科临床实践中,疗效显著。可以说,拔罐疗法的适应证从最初的外科疾病扩展到了多学科的疾病。

二、源流

拔罐疗法经过数千年的发展、进步,才有了现如今的大发展。不同时代条件对拔罐疗法影响深远,直接决定了其发展进程。

据考古学家考证,其在远古时期就已经存在。远古时代的文明程度较低,受伤、感染等现象比比皆是,由于技术条件的限制,常出现局部脓血、肿胀。最早抽吸脓血的方法为直接用嘴吸吮,可以说嘴是最早的拔罐"罐具"。

最早记载拔罐疗法的文字见于《五十二病方》书中"牡痔居窍旁,大者如枣,小者如枣核者,方以小角角之,如孰,二斗米顷,而张角,絮以小绳,剖以刀……""角"即动物的犄角。因动物犄角成为拔罐罐具,故古代称拔罐疗法为"角法"。秦汉时期,陶土罐开始发展,这就使拔罐罐具的选择多了一种可能。

魏晋南北朝时期,角法的临床应用已比较广泛,使用的罐具多由动物犄角制成。东晋医家葛洪在《肘后备急方》中有记载,用制成罐状的犄角拔出脓血,可以用于疮疡脓肿、外伤等的治疗。在南北朝时期的《姚氏方》记载

"苦发肿至坚而有根者，名曰石痈，当上灸百壮，石子当碎出，不出者，可益壮。痈、疽、瘤、石痈、结筋、瘰疬，皆不可就针角。针角者，少有不及祸者也"。可见当时对拔罐疗法的适应证及禁忌证已有比较成熟的认识，认为针角疗法主要适应证相当于现代医学软组织化脓性疾病的成脓期。

隋唐时期，拔罐疗法广泛应用，罐具材料和拔罐方法也有了进一步的发展。唐代著名医家甄权在《古今录验方》中就详细记载了竹罐的制作及使用方法。竹罐的出现是拔罐罐具发展的重要阶段。唐代医家王焘《外台秘要》中有水煮罐吸拔法的最早记录，也是水罐法的雏形，为后世药物煮罐的发展奠定了基础。随着竹罐、水罐的发展，拔罐疗法日益成熟，得到唐代的官方重视，角法被定为五大分科之一，可见角法在当时已经从理论、操作和临床等方面形成比较成熟的体系而被独立为专科。虽然此时拔罐仍称为"角法"，但已不再是用牛、羊角制罐的吸吮之法，已经有了较大进步。

宋元时期竹罐得到更广泛的应用，逐步取代了角制罐。宋代唐慎微撰写的《证类本草》中记载："治发背，头未成疮及诸热肿痛。以青竹筒角之，及掘地作坑贮水，卧以肿处，就坑子上角之，如绿豆大，戢戢然出，不止，遍匝腰肋"。北宋的《太平圣惠方》载有"凡痈疽发背，肿高坚硬脓稠、色赤者宜水角；陷下、肉色不变软脓稀者不宜水角"。元代还出现了药罐，《瑞竹堂经验方》载有药罐所用药方以及煮法、吸拔方法，"吸筒，以慈竹为之，削去青。五倍子多用、白矾少用些，用药和筒煮了收起，用时，在沸汤煮令热，乘热安于患处"。可见，当时药罐的发展已较为成熟。

到明代，拔罐疗法已经成为重要的外治方法之一，除外科外，运用扩展到急救过程中，竹罐、药罐的运用日趋完善。明代将拔罐疗法称为"竹筒吸法""煮竹筒法"，罐具依然以竹罐为主，但吸拔方法已有突破性进展。申斗垣在《外科启玄》中将拔罐疗法称为"竹筒吸法"，并说明何时使用竹筒吸法，文中记载"疮脓已溃已破，因脓塞阻之不通，富贵骄奢及女体不便，皆不能挤其脓，故阻而肿焮，如此当用竹筒吸法"。此外，亦记载有煮罐法："药煮热竹筒一节，安在疮口内，血胀水满了，竹筒子自然落下，再将个别热竹筒子仍前按上……脓尽为度"。陈实功《外科正宗》中将煮筒的中药归纳成"煮拔筒方"，即"拔筒奇方羌独活，紫苏蕲艾石菖蒲，甘草白芷生葱等，一筒拔回寿命符"。此外，明代医家还用拔罐疗法进行急救，方贤编著的《奇效良方》中有记载："治溺水死，以酒坛一个，纸钱一把，烧放坛中，急以坛口覆溺水人脐上，冷则再烧纸钱，放于坛内，覆脐去水即活"。这很好地反映出拔罐疗法在急救中发挥着不俗的作用。

　　清朝时期赵学敏《本草纲目拾遗》中首次出现"火罐"一词，且对拔罐使用罐具、罐具的形状、拔罐适应证及操作方法等做了详细的论述。吴师机《理瀹骈文》中记载："如风寒用热烧酒空瓶覆脐上，吸取汗。亦吸瘰疬、破伤瘀血。"《外治寿世方》记载拔罐治疗黄疸，使用薄草纸卷做罐具进行拔罐。可见在清代，随着罐具的发展，选择也出现了多样化，并且对不同病证也选用不同拔罐方法。

　　19世纪末期，随着我国玻璃生产工业的蓬勃发展，拔罐所用的罐具也产生了突破性的进展，出现沿用至今、临床应用最为广泛的玻璃罐。

三、现代研究

　　拔罐作用于局部血管，调节血液流量，能够促进创面愈合；通过作用局部或全身的血液循环、新陈代谢，以及神经递质的释放，从而调节全身的免疫功能；还有促进神经调节，保证腺体细胞、表皮细胞代谢的作用。

　　拔罐使得局部小动脉和毛细血管扩张，增加施术部位血液含量，出现轻度肿胀、温度升高，皮肤表面颜色呈鲜红，此时血流增快，改善患者局部组织的血氧状态，血液中氧及营养物质供应增多，机体的氧合血红蛋白与脱氧血红蛋白含量增加，功能活动得到增强，物质代谢也都有加快。此变化从罐中心皮肤到周围逐步扩展。国外的相关研究表明，负压可以克服血管平滑肌的收缩，促使血管扩张，显著加速感染创面细菌的清除，并加强内皮细胞间的连接，促进血管基膜恢复完整，从而改善创面微循环，显著提高创面上皮生长速度，促进血管出芽增生，有利于创面愈台。

　　背部走罐可清除血液循环中的免疫复台物、免疫黏附细胞，以及调节免疫等，因此对机体抗感染、抗肿瘤以及自身免疫性疾病起到重要作用。在人们免疫功能日益下降的背景下，这种能够调节免疫、提高机体的抗病能力且较为安全的治疗手段越来越受到重视。

　　拔罐时通过负压作用使机体肌肉组织挤入罐内，出现局部组织充血水肿，局部毛细血管通透性变化，部分毛细血管破裂，使红细胞外渗进入组织间隙，血红蛋白释出，产生瘀血，引起自身溶血反应。机体对这种良性刺激会进行自我修复，可以加强局部新陈代谢，溶血反应还能激活人体免疫系统，刺激机体巨噬细胞及T细胞吞噬已经坏死的红细胞，刺激、释放出组胺、5-羟色胺等，随体液流至全身刺激各个器官，以增强其功能活动，从而提高机体的抵抗力，提高机体抗病能力，促进疾病痊愈。

　　拔罐具有神经调节作用，主要作用于神经系统末梢感受器，加之拔罐对局部皮肤的温热刺激，通过皮肤感受器的反射途径传到中枢神经系统，产生反射兴奋，增强大脑皮层对机体各个器官的调节功能，促进相应皮肤组织的代谢能力。拔罐作为一种良性刺激手法，可减少或消除致痛物质对神经末梢的刺激。现已有研究得出拔罐能使拔罐局部痛阈、耐痛阈值显著升高，有效缓解疼痛，使疼痛对患者的不良影响明显降低，由疼痛引起的功能障碍也明显改善。

拔罐可以舒张毛孔，增加汗腺和皮脂腺的代谢功能，协同肾脏，促进体内代谢产物排出体外，同时也可促进角质层老化细胞脱落，促进新表皮细胞生成，从而推动机体新陈代谢过程。

总之，拔罐疗法作用机制较为复杂，涉及神经、内分泌、免疫等众多的环节和物质。

四、外治六经操作

（一）罐具

最常用罐具有竹罐、玻璃罐。现代罐具的种类和材质多样，目前常用的罐具，按材质分为：角罐、竹罐、陶瓷罐、玻璃罐、金属罐、橡胶罐和塑料罐等；按排气方法分为：抽气罐、注射器抽气罐、空气筒抽气罐、挤气罐、双孔玻璃抽吸罐；按功能分为：电罐、磁罐、药物多功能罐等。

根据病证、操作部位的不同可选择不同的罐具。注意保证罐体完整无质量问题，保持罐内壁的清洁。

（二）部位

应根据病证进行辨证选取病经及适宜穴位。以肌肉丰厚处为宜，常用肩、背、腰、臀、四肢近端以及腹部等。

选穴原则：从经络角度分析，手足三阴三阳合之为十二经络，但实际上人体是 24 条经络，因为每一个名称的经络都是左右手或者左右足相对称的两根，这样经络在人体上的分布就是 24 条。经络虽然有 24 条，但同一名称且对称的二条经络的分布、走向、功能、发病、病理都是一致的，所以就概括为十二条。而手足阴阳同名经脉在生理功能及病理变化上存在着相互之间的联系性、顺从性、互感性关系，在病理上尤为突出。在临床实践中我们发现手足三阴三阳共十二条经脉之间存在着"手足同名经脉同气的病理关系"，即在三阴三阳中，手与足阴阳属性相同的两个脏腑经脉，在生理功能及病理变化上，具有同步变动趋势，认为六经是手足经脉"同气"理论高度概括，即太阳、阳明、少阳、太阴、少阴、厥阴。所以选择经脉或穴位拔罐时辨六经，选病经拔罐，结合病经的五输穴、原穴以及背部五脏俞穴共同起治疗作用。

（三）体位

患者的体位正确与否，关系着拔罐的效果。正确体位应使患者感到舒适，肌肉能够放松，施术部位可以充分暴露。因此应选择患者舒适、医者便于操作的治疗体位。

1. 坐位

颈项、肩部、上肢和背部等区域的拔罐可选用坐位。

2. 仰卧位

患者面部朝上，仰卧在床上，暴露面、胸、腹及上肢内侧。仰卧位多用于对胸胁部、腹部和上肢内侧部位的拔罐。

3. 俯卧位

患者面部朝下，俯卧床上，暴露头、颈、背、臀及下肢后侧。俯卧位多用于颈后、肩上、背腰、臀部以及下肢内、外、后侧的拔罐。有时会配合刮痧、针灸等治疗。

（四）环境

应注意环境清洁卫生，避免污染，环境温度应适宜。

（五）吸拔方法

1. 火罐

火罐是利用火在罐内燃烧产生热力，以排出罐内空气，形成负压，然后将罐吸附在皮肤上的一种方法。火罐的吸拔力度大小与罐具大小、罐内燃火的温度和方式、扣罐时机和速度等因素有关。具体方法有以下几种。

（1）闪火法　用止血钳或镊子等夹住95%乙醇棉球，一手握罐体，罐口朝下，将棉球点燃后立即伸入罐内转动数圈随即退出，速将罐扣于应拔部位。此法是最常用的拔罐方法。但仍需注意，切勿将罐口烧热或使罐口沾上乙醇，以免烫伤皮肤。

（2）投火法　将易燃软质纸片（卷）或95%乙醇棉球点燃后投入罐内，迅速将罐扣于应拔部位。宜罐身侧面横拔。要注意检查罐口与皮肤紧密度，棉球不宜过大，避免由于罐内有燃烧物质落下烫伤皮肤。

（3）贴棉法 将直径 1~2cm 的 95% 乙醇棉片贴于罐内壁，用火将乙醇棉片点燃后迅速将罐扣于应拔部位。此法需注意棉片浸酒精不宜过多，否则燃烧的酒精滴下时，容易烫伤皮肤。

（4）其他 用不易燃烧、传热的物体，如瓶盖、小酒盅等（其直径要小于罐口），置于应拔部位，然后将 95% 乙醇数滴或酒精棉球置于瓶盖或酒盅内，用火将酒精点燃后，将罐迅速扣下。

除闪火法外，其他方法操作时罐内均有火，应谨防灼伤。

2. 水罐

（1）水煮法 此法一般选用竹罐。即选用 5~10 枚完好无损的竹罐，放在锅内，加水或药液煮沸 2~3 分钟，然后用镊子将其夹出，此时保证罐口朝下，迅速用多层干毛巾捂住罐口，以吸去罐内的水液，降低罐口温度，趁热将罐扣在应拔部位，即能吸附在皮肤上，然后轻按罐具。可根据病情需要在锅内放入适量的祛风活血药物，如独活、羌活、艾叶、当归、川椒、红花、川乌、草乌、木瓜等，即称药罐法。

（2）蒸汽法 将水或药液放置小水壶内煮沸，至蒸汽从壶嘴或套于壶嘴的皮管内大量喷出时，将壶嘴或皮管插入罐内 2~3 分钟后取出，速将罐扣于应拔部位。

3. 抽气吸罐法

抽气罐是利用机械抽气原理使罐体内形成负压，使罐体吸附在选定腧穴部位。

（六）拔罐方法

临床常用罐法有火罐法、走罐法、闪罐法、留针拔罐法、出针拔罐法、刺络拔罐法等。拔罐的作用及方法很多，大多分为补法、泻法、平补平泻三种。拔罐的罐体及罐口较小的为补，罐体及罐口较大的为泻；拔罐时吸拔力较轻的为补，吸拔力较重的为泻；吸拔的时间尽量短的为补，吸拔的时间尽可能长的为泻；吸拔时力量渗透较表浅的为补，吸拔力量渗透较深的为泻；吸拔操作时力量小、摆动幅度小的为补，吸拔时操作力量大、摆动幅度大的为泻；选择吸拔点少的为补，吸拔点多的为泻；介于补法与泻法之间的为平补平泻。

1. 单纯拔罐法

（1）闪罐 用闪火法将罐吸拔于应拔部位，立即取下，再吸拔，再取下，如此反复多次地吸拔，直至局部皮肤潮红、充血甚至有瘀血，或罐体底部发热为度。多用于局部皮肤麻木、疼痛或功能减退等疾患。对于不宜留罐的患者尤其适用，如小儿及患者面部。此外，动作要迅速而准确。必要时也可在闪罐后留罐。

（2）留罐　将吸拔在皮肤上的罐具留置一定时间，使局部皮肤潮红，甚至皮下瘀血后再将罐具取下。此法是常用的一种方法，一般疾病均可应用，而且单罐、多罐皆可应用。

（3）走罐　拔罐时先在施罐部位或罐口涂上润滑剂（常用凡士林、医用甘油、润肤霜等），再将罐拔住。用罐吸拔后，一手握住罐体，略用力将罐向上、下或左、右沿着一定路线反复推拉，至走罐部位皮肤红润、充血、紫红为度，推罐时应用力均匀。此法适宜于面积较大、肌肉丰厚部位，如脊背、腰臀、大腿等部位。

（4）排罐　沿某一经脉或某一肌束的体表位置顺序成行排列吸拔多个罐具。

2. 针罐法

（1）留针拔罐　在毫针针刺留针时，以针为中心进行拔罐，留置罐具，待皮肤红润、充血或瘀血时，再起罐、起针。

（2）出针拔罐　在出针后，立即于该部位拔罐，留置数分钟后起罐，起罐后再用消毒棉球将拔罐处擦净。

（3）刺络拔罐　在应拔部位的皮肤消毒后，用皮肤针或三棱针、粗毫针等点刺出血，用皮肤针叩打后或三棱针挑治后，再行拔罐、留罐，于点刺的部位，使之出血，以加强刺血治疗的作用。起罐后用消毒棉球擦净血迹。多用于治疗丹毒、扭伤、乳痈等。

3. 药罐

药罐是中药外用与拔罐疗法的结合，常见的有贮药罐法和煮药罐法。

（1）贮药罐法　是将中药药液置于罐具内，再进行吸拔，以起到药物的作用与拔罐的作用相结合的双重效果。每次贮入罐内的药液不要过多。也可简化为将药液涂抹在应拔部位后再拔罐，这样可称为抹药罐法。

（2）煮药罐法　先将药物煎煮好，将竹罐放入药液中稍煮一段时间，再用镊子夹出竹罐，稍微甩干，并迅速将罐扣于应拔部位。注意竹罐不宜长时间煮在药液里，拔罐前宜用毛巾擦干罐口，以防烫伤皮肤。

（3）药罐常用药物　化瘀凉血药方（土茯苓、槐花、金银花、大青叶、黄芩、生地黄、牡丹皮、当归、玄参、麦冬），疏风止血止痛药方（五倍子、当归、川芎、苏木、鸡血藤、羌活、防风、蔓荆子等），温经通络散寒药方（伸筋草、透骨草、川乌、草乌、羌活、独活、海风藤、乳香、没药等），还有其他经验用药。

（七）起罐方法

1. 一般罐

一手握住罐体腰底部稍倾斜，另一手拇指或食指按压罐口边缘的皮肤，使罐口与皮肤之间产生空隙，空气进入罐内，即可将罐取下。若罐吸附过强时，切勿用力猛拔，以免擦伤皮肤。

2. 抽气罐

提起抽气罐上方的塞帽使空气注入罐内，罐具即可脱落。也可用一般罐的起罐方法起罐。

3. 水（药）罐

为防止罐内有残留水（药）液漏出，若吸拔部位呈水平面，应先将拔罐部位调整为侧面后再起罐。

（八）操作流程

（1）仔细检查患者，以确定病情，选择施术部位。查看是否有禁忌证。

（2）检查应用的罐具、药品、器材等是否齐备，确保消毒后使用。根据患者部位的面积大小、患者体质强弱，以及病情而选择用大小适宜的火罐或竹罐及其他罐具等。

（3）对患者说明施术过程，以解除其恐惧心理。

（4）施术过程中先将选好的穴位或皮损部位显露出来，术者靠近患者身边，选择不同方法拔罐。火罐拔上后，应不断询问患者感觉（假如用玻璃罐，还要观察罐内皮肤反应情况）。如果罐吸力过大，患者产生疼痛感应放入少量空气。如果拔罐后患者感到吸着无力，可取下来再拔。

（5）拔罐的留罐时间可根据年龄、病情、体质等具体情况而定。一般留罐时间为5~20分钟，若皮肤反应明显、皮肤薄弱、年老与儿童留罐时间应缩短。

（6）治疗的间隔时间，按局部皮肤颜色和病情变化决定。同一部位拔罐一般隔日1次。一般慢性病以7~10次为1个疗程，2个疗程之间应间隔3~5天，或等罐斑痕迹消失。

五、注意事项

（1）室温及罐温　拔罐时，室内温度应以适宜为度，即保持在20℃以上。

最好在避风向处。天气寒冷时，拔罐前为避免患者有寒冷感，可预先温罐。温罐时间，以罐子不凉和皮肤温度相等，或稍高于体温为宜。避免罐口温度过高烫伤皮肤。

（2）拔罐前嘱患者选好体位，体位应舒适，充分暴露施术部位，局部宜舒展、松弛，有毛发者宜剃去，同时注意防止感染。药罐宜选择适当体位和肌肉丰满处，若体位不当，骨骼凹凸不平，或者毛发较多，容易脱落。

（3）选罐及留罐　初次拔罐者、儿童或年老体弱者，拔罐数量宜少，留罐时间宜短，宜用中、小号罐具。拔罐顺序应从上到下，罐的型号则应上小下大。一般病情轻或有感觉障碍患者拔罐时间要短；病情重、病程长、病灶深及疼痛较剧者，拔罐时间可稍长，吸附力也可稍大。

（4）留针或刺血拔罐时，消毒部位酒精完全挥发后方可拔罐，否则易灼伤皮肤。留针拔罐时，选择罐具宜大，毫针针柄宜短，要防止肌肉牵拉而造成弯针或折针，发现后要及时起罐，拔出针具。

（5）用火罐时应注意，勿灼伤或烫伤皮肤。

六、禁忌证

（1）禁忌疾病　急性严重疾病、接触性传染病、活动性肺结核、恶性肿瘤、严重心脏病、心力衰竭，血小板减少性紫癜、白血病及血友病等疾病，急性外伤性骨折，中度和重度水肿。局部原因不明的肿块，未诊断清楚亦不可拔罐。

（2）禁忌部位　疝气处，眼、耳、口、鼻等五官孔窍部，皮肤高度过敏、皮肤肿瘤（肿块）部、皮肤溃烂部。

（3）特殊人群　孕妇的腰部及腹部不宜拔罐。

（4）特殊状态　过饥、醉酒、过饱、过度疲劳者均不宜拔罐。

（5）精神失常、精神病发作期、狂犬病等不能配合者不宜拔罐。

七、不良反应处理

（1）在拔罐处若出现点片状紫红色瘀点、瘀斑，或兼微热痛感，或局部发红，片刻后消失，恢复正常皮色，皆是拔罐的正常反应，一般不予处理。若罐斑处微觉痛痒，不可搔抓，数日内自可消退；如果出现水疱，只要不擦破，可任其自然吸收；若水疱过大，可用一次性消毒针从疱底刺破，放出水液后，再用消毒敷料覆盖；若出血应用消毒棉球拭净；若皮肤破损，应常规消毒，并用无菌敷料覆盖其上。

（2）拔罐过程中如果出现拔罐局部疼痛，处理方法有减压放气、立即起罐等。

（3）拔罐过程中若出现头晕、胸闷、恶心欲呕、肢体发软、冷汗淋漓，甚者瞬间意识丧失等晕罐现象，处理方法是立即起罐，使患者呈头低脚高卧位，必要时可饮用温开水或温糖水，或掐水沟穴等。密切注意血压、心率变化，严重时按晕厥处理。

第七章 腧穴疗法

随着现代技术的不断进步，局部穴位操作又有很多可能。下面就从穴位贴敷、穴位埋线、穴位注射、穴位红外照射、穴位激光照射进行介绍。

这几种治疗方法都是在外治六经思想指导下，把握整体，辨证分型，选择病经穴位、五输穴、原穴或背部五脏俞穴。原穴与背俞穴分属六经，均为调理脏腑的要穴。例如《针灸甲乙经》载治疗脏腑胀所取腧穴，五脏胀皆为相应背俞穴和原穴（心脏除外）："心胀者，心俞主之，亦取列缺；肺胀者，肺俞主之，亦取太渊；肝胀者，肝俞主之，亦取太冲；脾胀者，脾俞主之，亦取太白；肾胀者，肾俞主之，亦取太溪……"还可以运用五行生克的观念，在相应的经络上使用，如在治疗心脏病时，可先选择心俞，再加上肺俞、肝俞。

第一节 穴位贴敷

一、概述

穴位贴敷疗法是在中医学理论和经络理论指导下，运用辨证论治理论进行辨证后，根据不同证型选择中药药材制成细末，调成糊状或制成软膏、丸剂、饼剂等，直接贴敷作用于某些穴位或特定部位上来治疗疾病。该疗法是将贴敷药物作用于体表腧穴后，借助经络系统传导以及药物本身的疗效和透皮效果，来纠正脏腑阴阳气血的失调失衡，调理免疫功能，达到治疗疾病的目的。目前，穴位贴敷疗法的适用范围较广，疗效确切。现在盛行的"三伏贴""三九贴"等均属于此疗法的范畴。

穴位贴敷疗法主要通过局部腧穴皮肤吸收药物，避免了肝脏及各种消化酶、消化液对药物造成的分解作用，此外还减少胃肠道刺激等不良反应发生的可能。穴位贴敷疗法不仅能减少给药次数，还不受时间、地点的限制，操作极其简便，无毒性及不良反应，无危险、创伤，安全稳妥，奏效明显。

随着时代的发展与变迁，穴位贴敷疗法已经被广泛应用于内、外、妇、儿等临床学科。

二、源流

穴位贴敷疗法是中医学中源远流长的治疗手段之一。

先秦时期,《五十二病方》中就有记载将白芥子捣成泥,然后敷到百会穴上,使百会穴上的皮肤发红,用于治疗毒蛇咬伤等;其还记载了各种创面外敷疗法,包括"涂"及"封安"等方法。《灵枢·经脉》中记录了马膏的应用,被后世誉为最早的膏药,开创了现代膏药的先河。

汉代时穴位贴敷得到应用。《伤寒杂病论》中列举了各种敷贴方,如治疗劳损的五养膏。汉代还有治疗脱疽方法的记录,即将甘草研磨成粉,用麻油调和,制成膏药,涂于患处,也是穴位贴敷的应用。

在晋、唐以后,将贴敷疗法运用到经络腧穴中,使穴位贴敷法的临床应用更为广泛,有良好的发展前景。葛洪《肘后备急方》中载有"治疟疾……以醋和附子末涂背上",指出用醋调和附子末涂于背部治疗疟疾的方法,还记载了续断膏、丹参膏、五毒神膏等外用膏药的使用方法。朱丹溪《丹溪手镜》中也有很多治疗经验,如:治疗小便不通、脐下急满:"甘遂和蒜捣饼,安脐孔,合实,着艾灸三十壮";对耳痛的治疗:"乌附尖、茱萸、大黄同为末,贴涌泉即脚底心也"。

宋朝及明朝时期,各类医家对中药外治法进行了革新。李时珍在《本草纲目》中详细记载了穴位贴敷疗法的操作方法以及注意事项,如"治大腹水肿,以赤根捣烂,入元寸,贴于脐心",提出了将药物贴敷于神阙穴以利水消肿。

清代,穴位贴敷疗法的发展进入了相对成熟的阶段,大量中医外治方法的专著问世。吴师机《理瀹骈文》中介绍了膏药薄贴,涉及内、外、妇、儿等各科疾病,并对机制、选方用药、具体应用等内容作了详细论述。张璐在《张氏医通》记载:"冷哮灸肺俞,夏月三伏中,用白芥子涂法,往往获效。"这是冷哮方治疗冷哮的应用,堪称贴敷疗法的经典,备受后世推崇。

三、现代研究

1. 系统调节作用

中药药物作用于局部穴位的皮肤,得到吸收和代谢,产生较强的理化刺激,可能会引起机体有关的物理、化学感受器和一系列神经反射,通过下丘脑 – 垂体 – 肾上腺系统、体液循环系统,使机体免疫力和防护功能得到调整。

2.皮肤代谢作用

某些贴敷药物直接刺激穴位后，可产生特异的热学变化，使局部穴位温度升高、毛细血管扩张，皮肤角质层阻抗力低，改善周围的血液循环，使中药有效成分渗入淋巴液、血液，从而有利于药物被机体充分吸收、利用和代谢，发挥出最大的药理作用。

四、外治六经操作

1.贴敷药物

（1）穴位贴敷用药的选用特点　多用走窜开窍活络之品，以领群药开结行滞、直达病所、祛邪外出，常用的有冰片、丁香、花椒、白芥子、肉桂、细辛、白芷等药。多选气味俱厚、生猛有毒之品，如天南星、生半夏、生草乌等。

（2）选择合适的调和溶剂　如醋、酒、蜂蜜、姜汁等。这些调和贴敷药物或熬膏，以达药力专、吸收快的目的。醋调贴敷药，能起到解毒、化瘀、敛疮等作用，虽用药猛，可缓其性；黄（白）酒调贴敷药，则有行气、通络、消肿、止痛作用，虽用药缓，可激其性。

（3）临床上可以将常用药物按效用制成祛湿贴、清热贴、平衡贴、温补贴等。祛湿贴中含有地肤子、蛇床子、车前子、马齿苋等，以达祛湿、通络、止痒等功效；清热贴中有黄连、生栀子、薄荷、桃仁等，以达清热、祛湿等功效；平衡贴中含有麻黄、细辛、附子等，以达温阳通络、调和阴阳等功效；温补贴中含有肉桂、川椒、干姜、丁香、木香等，以达温补脾肾阳气等功效。

（4）常用剂型　以膏剂、丸剂、散剂、糊剂为常见。

2.操作流程

（1）仔细检查患者，以确定病情，选择施术部位。查看是否有禁忌证。

（2）检查应用的药品、器材等是否齐备，确保消毒后使用。

（3）对患者说明施术过程，以解除其恐惧心理。

（4）施术过程中先将选好的穴位或皮损部位显露出来，术者靠近患者身边，先用温水将局部洗净，对局部进行清洁、消毒，再把备好的药物固定在穴位表面。对于所敷之药，无论是糊剂、膏剂或捣烂的鲜品，均应将其很好地固定在穴位表面，以免移位或脱落，之前多使用胶布、纱布或油纸固定，目前有专供贴敷穴位的特制敷料，使用都非常方便。如需换药，可用温水或者植物油等，轻轻擦去皮肤表面的药物，再换药。

（5）穴位贴敷的时间　可根据年龄、病情、体质等具体情况而定。贴敷时间一般是 3~24 小时。潮红、瘙痒、烧灼感、轻微红肿属于穴位贴敷的正常反应。若皮肤反应明显、皮肤薄弱、年老者与儿童时间应缩短。

（6）治疗的间隔时间　每日或隔日 1 次，"三伏贴""三九贴"按照节气时间进行贴敷。

五、注意事项

（1）凡用溶剂调敷药物，需随调配随贴敷，以防挥发，降低药效。

（2）若用膏剂贴敷，膏剂温度不应超过 45℃，以免烫伤。

（3）对胶布过敏者，可选用低过敏胶布或用绷带固定贴敷药物。

（4）对于残留在皮肤的药膏等，可用温水或植物油等擦净，不宜用刺激性物品擦洗。

（5）贴敷药物后注意局部防水。

（6）针对不同病情及不同体质的患者要做到注意调整贴敷时间，不宜过长。

六、禁忌证

（1）久病、体弱、消瘦、孕妇、幼儿以及有严重心肝肾功能不全者慎用。

（2）贴敷部位有创伤、溃疡者禁用。

（3）对已知药物过敏者禁用。

七、不良反应处理

（1）贴敷后若出现范围较大的皮肤红斑、水疱、瘙痒现象，症状较为严重，应立即停药，进行对症处理。

（2）出现全身性皮肤过敏症状者，应及时到医院就诊。

第二节　穴位埋线

一、概述

穴位埋线法是将可吸收性缝线置入人体穴位内，利用其对穴位的持续刺激作用，激发经气、调和气血，以防治疾病的方法。穴位埋线疗法相当于针灸中的"留针"，其治疗的道理同针灸的原理。在临床上，穴位埋线法根据病证特点，进行辨证论治，选取穴位，使用特定的工具将可吸收的缝线埋入选定穴位的皮下或肌层，发挥针刺、经穴和"线"的综合作用，具有疗效持久的特点，可广泛应用于临床各科慢性及顽固病证，如面瘫、鼻渊、哮喘、胃痛、便秘、遗尿、痛经、腰腿痛等。

二、源流

《灵枢·终始》："久病者……深内而久留之。"穴位埋线是在"留针"的基础上发展而来的，"留针"是为了加强针刺效果、延长针刺的作用时间。为了加强疗效进一步发展为"埋针"，又逐步演变为"埋线"。

三、现代研究

穴位埋针能恢复神经功能，调控神经反射；增强人体免疫，改善局部循环；调节细胞因子，加强机体代谢；抑制炎症因子，减少细胞凋亡。

具体而言，埋入人体内的羊肠线，属于异体蛋白，这种蛋白线在体内会被分解而后吸收，这种外来的组织蛋白可视为体内的抗原，人体内的淋巴细胞在此抗原的影响下易产生变态反应，引起局部血管扩张、改善毛细血管通透性、促进生成新血管、淋巴回流及血液循环加快等，使炎症吸收，改善局部微环境和营养状态，从而提高机体免疫力。

四、外治六经操作

穴位埋线疗法通过施术前的羊肠线的长短及粗细，可调整补泻的力度，并通过施术过程中进行手法补泻，共奏"补虚泻实""刚柔相济"的双向调节功效，使机体达到"阴平阳秘"的状态。

1. 体位

四肢、腹部的穴位埋线采取仰卧位；背部的穴位埋线取俯卧位。

2. 术前准备

（1）将欲使用的可吸收缝线用无菌剪刀裁剪好，备用。

（2）检查所用埋线针尖无卷折，然后将准备好的一段缝线放入埋线针管的前端。

3. 操作方法

常用方法有埋线针埋线法、简易埋线法、穿刺针埋线法等，以上几种差别主要在针具的选择。常规消毒局部穴位皮肤，取一段已消毒的羊肠线，放在专用埋线针针管前端，后接针芯，将埋线针快速刺入穴位，根据患者胖瘦，适当调整深度，到达所需深度后，进针后以适当提插捻转，出现针感后，边推针芯边退针管，将羊肠线埋植在穴位的肌层或皮下组织内，用无菌棉签压住针尖部出针，仔细查看有无线头外露，再贴敷好穿刺点，以保护针孔不受感染。此外，还有三角针埋线法、切开埋线法和切开结扎埋线法等。

4. 操作流程

（1）仔细检查患者，以确定病情，选择施术部位。查看是否有禁忌证。

（2）检查应用的药品、器材等是否齐备，确保消毒后使用。

（3）对患者说明施术过程，以解除其恐惧心理。

（4）施术过程中先将选好的穴位或皮损部位显露出来，术者靠近患者身边，先对局部进行清洁、消毒，再按照操作流程进行治疗。

（5）穴位埋线时间可根据年龄、病情、体质等具体情况而定。若皮肤反应明显、皮肤薄弱、年老者与儿童时间应缩短。

（6）治疗间隔及疗程根据病情以及所选部位对线的吸收程度而定，间隔时间可为 2 周至 1 个月，疗程可为 1~5 次。

五、注意事项

选择适当针具、合适缝线、治疗穴位，注意无菌操作、进针深度、进针方向、出针速度、局部出血情况等。

（1）严格无菌操作，防止感染，线不可暴露在皮肤外面，防止断针。

（2）羊肠线必须严格消毒。

（3）若发生晕针现象应立即停止治疗，并按照晕针处理。

（4）严格按照流程进行操作。根据不同部位，掌握埋线的深度，不要伤及内脏、大血管和神经，以免造成不适症状。

（5）术后局部出现轻度红肿或发热，均属于正常现象，一般不需处理。若出现高热或局部剧痛、感染，应及时做相应处理，如患处热敷及抗感染处理。

六、禁忌证

（1）局部有感染或有溃疡时不宜埋线。

（2）肺结核活动期、骨结核、严重心脏病等均不宜使用本法。

七、不良反应处理

（1）在术后前几天，由于穴位局部的损伤及羊肠线的刺激，埋线部位出现红、肿、痛、热等炎症反应。反应较重时，局部渗液较多，用酒精棉球擦去，再覆盖消毒纱布。

（2）局部出现血肿一般先予以冷敷止血，再行热敷消瘀。

（3）偶有全身反应，即埋线后数小时内体温上升，局部并无明显感染现象，持续 2~5 天后体温可恢复正常。如出现高热不退，应酌情给予对症治疗。

（4）由于埋线疗法时间间隔较长，宜对埋线患者进行不定期随访，了解患者埋线后的反应，及时给出处理方案。

第三节　穴位注射

一、概述

穴位注射疗法是以中医经络学说为指导，将药物注射到穴位、阳性反应点、痛点或特定部位的一种疗法，可以将针刺、经络、穴位与药物相结合，在相应穴位进行注射，通过多种治疗因素协同治疗疾病，起到提高疗效的作用。穴位注射的治疗效果主要包括两个方面：一是穴位的局部刺激作用，即具有针刺对经穴的刺激，刺激穴位产生酸、麻、胀、重等针感，刺激经络之气；二是固有的药物生物学效应，即中药或西药药物的治疗作用，充分发挥其辅助治疗的作用。穴位注射疗法是兼容了中医学与西医学的治疗特色、起效方式、药理效用特点及治疗途径，并结合临床应用出现的有效治疗手段，比肌内注射药物及单纯针刺在治疗某些疾病有更好的疗效。

穴位注射法适用范围较广，内外妇儿均适用，如面神经麻痹、多发性神经炎、头痛、神经衰弱、肩周炎、关节炎、骨质增生、肠易激综合征、支气管哮喘、上呼吸道感染、高血压、冠心病、荨麻疹、痤疮等。

二、源流

穴位注射是自 20 世纪中期被发明并逐步兴起的一种现代针灸治疗手段。它是在肌内注射方法的基础上产生的，具有鲜明的中西医结合的烙印。穴位注射依据穴位作用和药物性能，在中医辨证论治体系指导下，将二者有机地结合在一起，通过在穴位内注射药物来起到治病防病的效用。

三、现代研究

穴位注射的治疗方法，与传统针刺相比较，对穴位刺激更强烈，容易产生得气感，可以更大程度地发挥穴位刺激对机体的作用。同时它可以将药物直接作用于局部，药物停留在患处时间较长，可充分发挥药物的治疗作用，又避免药物进入血液循环，对于肝肾功能异常的患者来说，药物不直接经过肝肾代谢，可减轻药物不良反应对机体的影响，其安全性更高。

四、外治六经操作

1. 操作用具

常使用无菌注射器和无菌针头，根据使用药物剂量大小及腧穴所在部位，选用不同规格的注射器和针头，一般常用的有 1ml、2ml 和 5ml 注射器，若肌肉肥厚部位，可使用 10ml、20ml 注射器。

2. 药物（常用药物有 4 类）

（1）中草药制剂 常用的中草药制剂有丹参注射液、川芎嗪注射液、鱼腥草注射液、清开灵注射液、柴胡注射液等。

（2）维生素类制剂 如维生素 B_1 注射液、维生素 B_6 注射液、维生素 B_{12} 注射液、维生素 C 注射液等。

（3）其他常用药物 如氯化钠、葡萄糖、泼尼松龙、曲安奈德、盐酸普鲁卡因、利多卡因、神经生长因子、甲钴胺、氯丙嗪等。还有自体血，一般是从肘正中静脉抽取患者自身静脉血 4~6ml，或加入一定抗凝剂以防凝血。

3. 药物剂量

剂量可按照药物种类和注射穴位不同进行选择。肌肉丰厚处药物用量可多些，浅薄部位用量宜少些；刺激性小的药物可多些，刺激性大的药物宜少些。一般头面部穴位注射药物 0.1~0.5ml，腹背及四肢穴位注射药物 1~2ml，腰臀部穴位注射药物 2~5ml。

4. 操作方法

进针前用手指按压、揣摸探索穴位。局部皮肤常规消毒后，将针头迅速刺入患者穴位处皮肤。进针后，通过针头获得各种不同的感觉，分辨出针头在不同组织中的进针情况，然后慢慢推进或上下提插，待针下有得气感后回抽一下，若回抽无血，即可将药推入，同时随时观察患者的反应。

5. 操作流程

（1）仔细检查患者，以确定病情，选择施术部位。查看是否有禁忌证。

（2）检查器材是否齐备，根据所选穴位或部位、注射剂量，选择适当的注射器及针头，确保消毒后使用。

（3）对患者说明施术过程，以解除其恐惧心理。

（4）施术过程中先将选好的穴位或施术部位显露出来，术者靠近患者身边，先对局部进行清洁、消毒，再按照操作流程进行治疗。

（5）慢性病及体弱患者多缓慢推进药物，急性病、体强患者多快速推进药物。药物较多时，注射针可由深部退至浅层，边退针边推药，或往不同方向注射。注射后用棉签或棉球按压 1~2 分钟。

（6）针刺深度根据穴位所在部位不同，针刺深浅有不同选择。头面部、四肢远端等皮肉浅薄处穴位多浅刺；腰部和四肢肌肉丰厚处可深刺。

五、注意事项

（1）做好交待、解释说明工作。在操作前应向患者详细介绍本疗法的特点和可能出现的正常反应，如局部会出现酸胀感、轻度不适。

（2）注意药物的性能作用、剂量、配伍禁忌及不良反应。中草药制剂有时也可能有不良反应，应用时要注意观察患者症状，不良反应较严重的药物，使用时应谨慎。要注意药物的有效期，并注意检查药液有无沉淀变质等情况。

（3）年老体弱及初次接受治疗者，最好取卧位，注射部位不宜过多，药量也可酌情减少，手法宜轻柔。孕妇的下腹部、合谷、三阴交等穴，不宜做穴位注射，以免影响妊娠。避免同一部位连续多次注射，以减少感染风险。

六、禁忌证

（1）穴位皮肤破损、感染者禁用。

（2）孕妇及年老体弱者慎用。

（3）对已知药物过敏者禁用。

七、不良反应处理

（1）若患者出现心慌、多汗、头晕、面色苍白等不适症状，立即停止穴位注射，并嘱患者放松休息；若患者症状严重或休息仍不缓解应进行对症处理。穴位注射后医者应观察 5~10 分钟，患者无不适症状方可离开。

（2）穴位注射局部红肿、疼痛，予消毒、湿敷等对症治疗。

第四节　穴位红外线照射

一、概述

穴位红外线照射法是一种运用红外线照射人体体表穴位，产生温热效应，达到疏通经络、宣散气血作用，以治疗疾病的方法。

本法临床应用范围较广，能够治疗各科疾病，如神经根炎、周围神经损伤、慢性支气管炎、胸膜炎、慢性胃炎、慢性肠炎、慢性肾炎、软组织损伤、烧伤创面、压疮、外阴炎、慢性盆腔炎、湿疹、神经性皮炎等。

二、源流

穴位红外线照射法是中医经络理论与现代技术相结合的产物。随着红外线技术在全球范围内的广泛应用，穴位红外线照射法应运而生。

三、现代研究

红外线位于光谱的可见光红光以外，它的波长范围为 0.76~1000μm。红外光谱可以分为两部分，即短波红外线和长波红外线。短波红外线波长 0.76~1.51μm，能够穿入人体较深的组织；长波红外线波长 151~1000μm，主要作用于皮肤，能够被皮肤所吸收。

远红外线被人体吸收后，作用于局部组织，产生热效应。热效应有加速人体化学反应的作用，包括：扩张毛细血管，加快血液循环，促进炎症物质吸收，提高物质代谢率，改善局部组织形态，降低神经兴奋性及促进神经功能恢复，增强和改善局部组织营养状态。就全身作用而言，能提高免疫功能，还能起到镇痛、解除肌肉痉挛等作用。

四、外治六经操作

（1）仔细检查患者，以确定病情，选择施术部位。查看是否有禁忌证。

（2）对患者说明施术过程，以解除其恐惧心理。

（3）施术过程中先将选好的穴位或施术部位显露出来，术者靠近患者身边，先对局部进行清洁、消毒，再按照操作流程进行治疗。

（4）将辐射头对准照射部位，检查需要照射的部位温度感觉是否正常，调整适当的照射距离，一般距离照射部位 30~50cm。治疗过程中，询问患者照射部位温度感觉是否正常，根据患者的感觉，随时调节照射距离，以照射部位出现温热舒适的感觉、皮肤呈现潮红色均匀红斑为宜。每次照射时间为 15~30 分钟，每日 1~2 次。

五、注意事项

（1）治疗期间要经常询问患者感觉和观察局部皮肤反应情况。

（2）照射面颈部、胸部的患者，应注意保护眼睛，可戴有色的眼镜或用湿纱布遮盖。

（3）照射过程中，应使患者保持舒适体位，嘱患者如有过热、心慌、头晕等，应及时告知医护人员。

（4）如皮肤出现紫红色，应立即停止照射。

六、禁忌证

（1）未明确病因的患者禁忌。

（2）恶性肿瘤、活动性肺结核、重度动脉硬化、闭塞性脉管炎、有出血倾向及高热患者禁用红外线照射。穴位红外线照射会促进血管扩张、增加血供，从而增加出血。

（3）月经期、孕妇、婴幼儿最好不要使用穴位红外线照射治疗。身体的一些特殊部位，如睾丸部位、支架部位，或有特殊装置，也不能使用红外线照射治疗。

第五节　穴位激光照射

一、概述

穴位激光照射是利用激光治疗仪发射出的激光束直接照射穴位治疗疾病的方法，又称"激光针"。临床适应证较广，常用于头痛、面神经麻痹、神经衰弱、急慢性咽炎、扁桃体炎、鼻炎、支气管炎、支气管哮喘、皮肤和黏膜的慢性溃疡、口腔黏膜病、湿疹、高血压、慢性结肠炎、前列腺炎、前列腺肥大、小儿腹泻等。

二、源流

激光技术是 20 世纪中期发展起来的一门新兴科学技术，激光具有相干性强、方向性优和能量密度高等特点。1960 年美国梅曼制成第一台激光器，20世纪 60 年代中期，前西德学者将激光引入针灸领域，70 年代我国开始推广应用，并进行了大量的基础和临床研究。

三、现代研究

He-Ne 激光治疗仪工作物质为 He-Ne 原子气体，发射波长 6328A，功率从 1 毫瓦到几十毫瓦，光斑直径为 1~2mm。小功率的 He-Ne 激光束能部分到

达皮肤组织 10~15mm 深处，故可对穴位起刺激作用，

二氧化碳激光治疗仪工作物质是二氧化碳分子气体，发射波长为 10.6μm，属中波红外线波段，输出形式为连续发射或脉冲发射。其照射患者穴位有类似毫针的刺激作用。

掺钕钇铝石榴石激光治疗仪工作物质为固体掺钕钇铝石榴石，输出方式为连续发射。激光仪发出近红外激光，可作用皮下深部组织，并引起深部的强刺激反应。

四、外治六经操作

（1）仔细检查患者，以确定病情，选择施术部位。查看是否有禁忌证。

（2）对患者说明施术过程，以解除其恐惧心理。

（3）施术过程中先将选好的穴位或施术部位显露出来，术者靠近患者身边，先对局部进行清洁、消毒，再按照操作流程进行治疗。

（4）根据针灸选穴原则首先确定好患者需要照射的部位，然后接通电源，激光器应发射出光束，将激光束的光斑对准需要照射的穴位直接垂直照射，光源至皮肤的距离为 8~10cm，每次每穴照射 5~10 分钟，共计照射时间一般不超过 20 分钟，每日照射 1 次。

五、注意事项

（1）治疗期间要经常询问患者感觉和观察局部皮肤反应情况。

（2）照射面颈部、胸部的患者，应注意保护眼睛，可戴有色的眼镜或用湿纱布遮盖。

（3）照射过程中，应使患者保持舒适体位，嘱患者如有过热、心慌、头晕等，应及时告知医护人员。

（4）光源至皮肤的距离不宜过短，照射时间不宜过长。

六、禁忌证

（1）未明确病因的患者禁用。

（2）恶性肿瘤、活动性肺结核、重度动脉硬化、闭塞性脉管炎、有出血倾向及高热患者禁止照射。

（3）月经期、孕妇、婴幼儿最好不要使用穴位激光照射治疗。身体的一些特殊部位或有特殊装置，如睾丸部位、颈部、支架部位也不能照射。

第四篇 | 验案

"昨夜江边春水生，艨艟巨舰一毛轻。向来枉费推移力，此日中流自在行。"

——宋·朱熹《观书有感·其二》

第一章 内科疾病

第一节 感冒

病例

谢某，男，19岁。初诊：2007年3月9日。

主诉：发热1天。

病情：患者昨晚受风吹后出现发热，体温最高38.5℃，微咳，咽痛，今晨体温37.9℃。现自觉头目胀痛，咳嗽，流浊涕。面色微赤，舌淡红，苔白微黄，脉浮数。

西医诊断：上呼吸道感染。

中医诊断：感冒（风热证）。

中医治则：疏散太阴风热。以手太阴经、督脉为主。

外治六经法：主穴：尺泽、太渊、大椎、曲池、合谷、少商；配穴：照海、迎香、头维。其中少商放血，大椎刺络拔罐，余穴针刺强刺激泻法，每日2次，持续捻针5~10分钟不留针。天突、神阙穴位贴敷：用葱白10g、豆豉10g、生姜10g，加适量凡士林调和而成。

二诊：3月11日。体温37.3℃，咽痛、头目胀痛有所缓解。治法改配穴为足三里、丰隆平补平泻法，每日1次，留针10~12分钟；耳穴压丸选肺、内鼻、下屏尖、咽喉。

三诊：3月12日。感冒已痊愈，无不适感觉。嘱患者注意饮食，少食辛辣油腻之品以防复发。

按语 风热犯表，热郁肌腠，卫表失和，故见身热；风热上扰则头目胀痛；风热之邪熏蒸清道，故咽喉肿痛；风热犯肺，肺失清肃，则咳嗽、流浊涕；舌淡红，苔白微黄，脉浮数，皆为风热侵于肺卫之征象。本病病位在手太阴肺经，病性属实属热，故治疗以疏散太阴风热为主。后期以防治疗手法强烈而损伤正气，故以调和肺胃，兼化痰湿为主。

本患者风热之邪犯肺，肺失宣降，营卫失和，配伍尺泽、太渊、大椎清肺泄热，曲池、合谷祛邪解表，表里经原合配穴，双调气血，为清理上焦之妙法；再配合井穴少商放血，治疗头目疼痛、咽干等风热疾患；大椎刺络拔罐以泄热解表。"列缺任脉行肺系，阴跷照海膈喉咙"，配照海有效缓解咽痛；迎香属手阳明大肠经，位于鼻旁，脉气直通鼻窍，故通经活络、通利鼻窍之作用甚强；头维为局部取穴治疗头痛；天突、神阙用穴位贴敷疗法，贴敷药物用葱豉汤调和而成，可辛凉透表、宣肺化痰，也可用隔姜灸，借助艾叶燃烧产生的热力，"药之不及，针之不到，必须灸之"，刺激穴位，而起到药效、穴效的双重作用，达到治病的目的。疾病后期防强刺激泻法损伤脾胃，故用足三里、丰隆健脾和胃、扶正培元、调补气血、疏风化湿、通经活络。

临床分析

普通感冒是最常见的急性呼吸道感染性疾病，临床常表现为鼻塞、流涕、喷嚏、咽痛以及恶寒、发热、咳嗽等一系列症状，起病较急，所有季节皆可发病，以冬春为多见。本病为自限性疾病，但易合并细菌感染，导致病情加重迁延并可产生严重的并发症，严重者除发热外，可感乏力不适、畏寒、四肢酸痛和头痛以及食欲不振等全身症状。

本病属于中医学"感冒"范畴。外因为风邪及夹寒、暑、湿、燥、热侵袭口鼻或皮毛，邪正相争，肺卫失和，肺失宣肃；内因为体虚或年老体弱，正气不足，卫外不固，容易受邪而使疾病反复发作且病程较长。正气不足感受的外邪也有差异，如气虚多易感受风寒，阴虚者多易感受风热。本病临床常分为风寒证、风热证、风燥证、暑湿证、气虚证、气阴两虚证。基本治疗原则以祛风解表为主，治法可分为疏风散寒、疏风清热、疏风润燥、祛湿解表、益气温阳、益气养阴等，以手太阴经、手阳明经以及督脉穴为主。素体正气不足、卫外不固而致感冒反复发作者，在未发病时可根据正虚性质不同而选择益气温阳、益气养阴等治法。

外治六经法治疗本病主要选取手太阴经原穴、合穴、经穴等特定穴位，配穴根据辨证不同，可分为：风寒者，配风门、风府；风热者，配大椎、曲池、少商、足三里、合谷、丰隆、尺泽；暑湿者，配中脘、足三里；气虚者，配足三里、气海；阴虚者，配三阴交、太溪、阴郄。主穴亦选用督脉中的穴位，例如大椎，因其位于阳气隆盛的背部，是脏腑之气输注之处，故有总督全身脏腑之阳的作用。此外，在临床中，也可应用五脏的背俞穴，即扩大背俞穴的治疗空间，以达到整体治疗的目的。脏腑与背俞穴之间是以经络联系为基础的，并且这种联系有一定的特殊性，它不但具有经络的循环往复，而且还有上、下、左、右、前、后经脉之气的沟通，从而使膀胱经具有广泛的联络作用，使背俞穴具有中心枢纽作用。背俞之间有纵向经气扩布的联系，故上下相邻的背俞穴，由于位置相近，经气相通，主治效能常有相同之处。如：心、肺同居上焦，其俞虽分别在三椎、五椎旁，但肺俞能治疗心神失常之"妄言"，而心俞亦能治疗"寒热咳唾"，所以心俞、肺俞等可以共主上焦心肺荣卫之疾，只是侧重不同而已。中七椎之肝、胆、脾、胃的背俞穴均司仓廪之职，共主消化系统之中焦之病。肾、大小肠、膀胱俞，位于下七椎，互主下焦诸疾。《灵枢·五邪》曰："邪在肺，则病皮肤痛，寒热，上气喘，汗出，咳动肩背。取之膺中外腧，背三节五脏之傍。"

第二节 头痛

病例

魏某，男，44 岁。初诊：2006 年 9 月 14 日。

主诉：头痛 3 个月。

病情：患者 3 个月前因发热、头痛、呕吐等症状于当地医院就诊，诊断为"流行性脑脊髓膜炎"，住院治疗半月余，诸症皆愈，唯头痛不消，午后痛减。现患者头部胀痛，以两侧疼痛为主，痛处不固定，口干喜冷饮，大便干燥，3~4 日一行。舌质红，苔黄腻略干，脉弦数。

西医诊断：血管神经性头痛。

中医诊断：头痛（少阳头痛、风热毒蕴证）。

中医治则：祛风通络，清热解毒。以手太阴经、足少阳经为主。

外治六经法：主穴：手太阴经、足少阳经及其相表里的经络之原穴，即太渊、合谷、丘墟、太冲，用针刺泻法；配穴：列缺、百会、太阳、率谷、角孙、侠溪、悬钟，用针刺泻法。留针 20 分钟。风池用维生素 B_{12} 行穴位注射。阿是穴以皮肤针叩刺。

二诊：2006 年 9 月 21 日。患者头痛大减，黄腻苔退，大便通畅。配穴改为太阳、头维、百会、风池，针刺泻法；足三里补法。

三诊：2006 年 9 月 28 日。诸症皆平，唯头痛未除，每日发作 2~3 次，每次持续数分钟至十余分钟不等。治疗改为颈部拔罐。1 个月后已无头痛。

按语 本例患者为中年男性，素体血分有热，3 个月前正值夏季，外感风热之邪，肺气失和，故出现发热、头痛等症状。风邪留恋未去，潜伏机体阻滞经络，迁延日久，复因肝脾功能失调，遇热或情志刺激而诱发。故古人曰：

"高巅之上，唯风可到；伤于风者，上先受之。"正如《证治准绳》所云："医书多分头痛、头风二门，然一病也，但有新久去留之耳。浅而近者名头痛，其痛卒然而至，易于解散速安也；深而远者为头风，其痛作止不常，愈后遇触复发也"。风热之邪余毒未清，与体内血热互结，上扰头目，闭塞经隧，清气不升、浊气不降，故出现头痛；热毒之邪耗伤津液，故口干、大便干燥；舌质红，苔黄腻略干，脉弦数，皆为风热毒蕴之征象。患者两侧头痛，属少阳头痛。综上，本病病位在手太阴肺经、足少阳胆经，病性属实属热，故治疗以祛风通络，清太阴、少阳风热为原则。

外治六经法旨在"六经同治、脏腑同调"，选择病经及其相表里的经络之原穴，整体调理脏腑气血。此患者因风热之邪上犯肺卫引发，头痛部位多为两侧，属少阳头痛，故以调理太阴、少阳为主。取手太阴肺经络穴列缺可宣肺解表、祛风通络；近取百会、太阳、足少阳之率谷、手少阳之角孙疏导头部经气，头维、风池疏通头部气血、活血通经；远取足少阳之侠溪、悬钟。阿是穴点刺放血以泄局部风热毒邪，疏通局部气血。二诊时，恐肺气太过，子病及母，同时清泻火热毒邪可能损及脾胃，故取足三里以养气生血，补益后天之本。

临床分析

头痛是指额、顶、颞及枕部的疼痛，可单独出现，亦见于多种疾病的过程中。例如全身感染发热性疾病往往伴有头痛，精神紧张、过度疲劳也可有头痛，但反复发作或持续的头痛，可能是某些器质性疾病的信号。血管神经性头痛是临床最常见症状之一，包括血管性头痛和神经性头痛，具有反复发作的病史，每次持续4~72小时。发作时局限于单侧，可能为双侧性的搏动性头痛，程度为中度或重度，可因日常活动而加重，疼痛剧烈时伴恶心、呕吐、畏声、畏光等。现代研究认为，本病多由于神经血管不稳定导致脑供血两侧失衡，多伴有血液黏稠度增高、血小板凝聚力增强等特点。

中医学将本病归为"偏头痛""脑风""首风"范畴。《素问·厥病》记载"真头痛，头痛甚，脑尽痛，手足寒至节，死不治"，是第一次关于头痛的描述。中医学根据病因病机将头痛分为外感与内伤两大类。外感即因起居失慎以及坐卧当风之类，感受六淫之邪，继而上犯巅顶，导致清阳之气受到阻碍致使气血凝滞，阻碍脉络后而引起头痛；内伤多与肝脾肾的病变有关，气血痰湿，闭阻脉络，血脉瘀滞不通，导致脉络拘急或失养、清窍不利，概因脏腑调理紊乱、气血亏虚、血络受阻等因素引起。属实者，外风侵袭，多夹寒热湿邪，阻滞经络；内风所致，或因肝阳上亢气血逆乱，或因瘀血阻滞，脑脉痹阻，或因湿热蕴结、痰浊内生，闭阻清窍。属虚者，多因气血两虚、经脉失常，或因脑髓空虚、精血不足、清窍不充。临床将外感头痛分为风寒证、风热证、风湿证，将内伤头痛分为肝阳上扰证、风痰上扰证、血瘀证、血虚证、肾虚证。

外治六经法治疗头痛常先辨外感、内伤头痛，外感头痛以手太阴经的背俞穴、原穴、络穴为主，内伤头痛以局部经穴为主。风寒证头痛配列缺、风池、合谷；风热证头痛配大椎、鱼际、曲池、风池；风湿证头痛配百会、太阳、中脘、丰隆、足二里、阴陵泉；肝阳上扰证头痛配百会、四神聪、率谷、风池、太冲、行间；风痰上扰证头痛配丰隆、足三里、阴陵泉；血瘀证头痛配百会、风池、阿是穴、合谷、血海、膈俞；血虚证头痛配百会、太阳、中脘、足三里、脾俞、关元；肾虚证头痛配百会、风池、肾俞、太溪。再配合以头痛部位辨证归经取穴，前额痛为阳明头痛，侧头痛为少阳头痛，后枕痛为太阳头痛，巅顶痛为厥阴头痛。

第三节 胃痛

病例 1

曹某，男，39 岁。初诊：2007 年 4 月 3 日。

主诉：胃脘部疼痛半年。

病情：患者半年前无明显诱因自觉胃脘部疼痛，于外院行 X 线钡餐检查，诊断为"胃窦炎"，经西药抑酸护胃等治疗未见明显好转。现自觉中上腹隐痛，遇寒或饥时痛剧，得温熨或进食则缓，神疲乏力，食少，便溏，无嗳气反酸。面色无华，舌质淡胖、边有齿痕，苔薄白，脉沉细。

西医诊断：慢性胃炎。

中医诊断：胃痛（脾胃虚寒证）。

中医治则：温中健脾，和胃止痛。以足阳明经、足太阴经为主。

外治六经法：主穴：脾俞、胃俞、中脘、足三里，针刺补法；配穴：肺俞、肾俞、期门、下脘、心俞、内关、太冲，针刺平补平泻法。艾灸法：采用艾条灸，灸脾俞、胃俞、中脘、足三里、神阙，每日 1 次，每次 20 分钟，以皮肤潮红为度。

二诊：4 月 10 日。胃痛渐消，遇冷仍痛，食欲好转，大便已成形。舌质淡胖、边有齿痕，苔薄白，脉沉。再守原法，巩固疗效。

三诊：4月17日。胃痛消失，大便正常，精神尚可。改为穴位贴敷疗法，用温胃贴：川椒、炮姜、生附子、檀香、苍术等份研成粉末，用精油拌匀。选穴中脘、足三里、脾俞、胃俞、神阙，每日1次。

按语 《济生方·脾胃虚寒论治》："夫脾者，足太阴之经……方其虚也，虚则生寒，寒则四肢不举，饮食不化，喜噫吞酸；或食即呕吐，或卒食不下，腹痛肠鸣，时自溏泄，四肢沉重，常多思虑，不欲闻人声，梦见饮食不足，脉来沉细软弱者，皆虚寒之候也。"本例患者饮食不节，过食生冷，损伤脾阳、胃阳，脾阳不足，运化失健，则胃脘疼痛、纳少、神疲乏力；阳虚阴盛，寒从中生，寒凝气滞，故得温痛减；阴寒之气内盛，水湿不化，见大便溏泄；面色无华，舌质淡胖、边有齿痕，苔薄白，脉沉细，皆为脾胃虚寒之征象。本病病位在足阳明经、足太阴经，病性属虚属寒，故治疗以温中健脾、和胃止痛为原则。

患者脾胃虚寒，以脾俞配胃俞、中脘、下脘、足三里健脾扶正；虚则补其母，以心俞补益心气，其相表里经的内关宽胸解郁、行气止痛；又因母病及子，脾气虚衰，气血生化无源，以致肺气虚弱，以肺俞补益肺气、理气止痛；脾失健运，影响肝失疏泄，导致土壅木郁，治宜抑木扶土，以扶土为主、抑木为辅，以太冲、期门疏肝理气；脾和肾互生互用，脾气虚损，肾气不足，以肾俞补肾益阴。其中，中脘、足三里、脾俞、胃俞、神阙穴具有温胃健脾的功效，艾灸这些穴位具有温通经络、调和气血、直达病所之用。穴位敷贴具有畅通经络气血、调和阴阳的功效，以川椒、炮姜、生附子、檀香、苍术等药给穴位以温热刺激以达温中散寒止痛、健脾和胃的作用。同时，考虑本例患者胃痛部位为中上腹部，任脉起于胞中，行腹正中，中脘穴位于腹部，是任脉和手太阳小肠经、手少阳三焦经、足阳明胃经的交会穴，胃的募穴，八会穴中的"腑会"；背俞穴与五脏六腑有着密切的关系，归属于足太阳膀胱经的背俞穴是脏腑之气输注于背腰部的腧穴，可以反映脏腑功能的盛衰；位于下肢部的足三里穴和太冲等穴的选用，有着循经远道取穴的规律，与中脘穴等胸腹部腧穴的运用有着远近结合的特点。

病例2

吴某，男，50岁。初诊：2008年9月10日。

主诉：胃脘部疼痛十余年，加重2周。

病情：患者十余年来每于季节交替之际易发胃脘部疼痛，曾于外院行 X

线钡餐检查示：十二指肠球部龛影，便常规示：大便潜血阳性，诊断为"十二指肠溃疡"。近 2 周无明显诱因症状加重，空腹时痛甚，以左上腹为主。平素情绪急躁，且情志不遂时疼痛加重。不思饮食，夜寐不安。舌质红，苔薄白，脉弦。

西医诊断：慢性胃炎。

中医诊断：胃痛（肝胃气滞证）。

中医治则：疏肝和胃，理气止痛。以足阳明经、足厥阴经为主。

外治六经法：主穴：太冲、冲阳、太白、大陵、太渊、太溪，针刺平补平泻法，留针 20 分钟，隔日 1 次；配穴：中脘、足三里、阳陵泉、内关，艾灸法。穴位贴敷，用溃疡贴：党参、白术、当归、吴茱萸、白茯苓、高良姜、甘草、木香、丁香、巴戟天，等份研成粉末，用麻油拌匀，选穴肝俞、脾俞、胃俞、中脘、神阙，隔日 1 次。

二诊：9 月 24 日。胃痛较前明显好转，食欲好转。舌淡红，苔薄白，脉弦。选取胃经五输穴中的厉兑、内庭、陷谷、解溪刺络放血，穴位贴敷法同前。

三诊：10 月 7 日。胃部几乎无疼痛，心情舒畅，纳眠皆正常。只用穴位贴敷法以巩固疗效。

按语 本例患者平素情绪急躁，气郁伤肝，肝气横逆，势必克脾犯胃，致气机阻滞、胃失和降，则胃痛、不思饮食；肝气郁滞，化火伤阴，阳不能入阴，则夜寐不安；气滞导致血瘀，则病情缠绵难愈；舌质红，苔薄白，脉弦，皆为肝胃气滞之征象。本病病位在足阳明经、足厥阴经，病性属实，故治疗以疏肝和胃、理气止痛为原则。

本病的病位在足厥阴肝经与足阳明胃经，是木土乘克的关系，与其他脏腑亦无可分割，十二经原穴作为主穴体现了外治六经法"六经同治、脏腑同调"的根本思想。故用五脏原穴加胃经原穴以疏肝理气、健脾止痛。配伍中脘、足三里、阳陵泉、内关加强清肝和胃之效。溃疡贴以四君子汤为君，加疏肝理气、清宣芳香之品，刺激脾、胃两经之背俞穴及募穴，应用俞募配穴可以充盛机体之正气和脏腑经络气血之阴阳，疏通经络气血的运行。同时，患者疼痛部位以左上腹为主，为足厥阴肝经和足太阴脾经循行处，取穴规律遵循局部与远端相结合原则，重用特定穴。局部取穴主要取俞募穴，远端取穴重用下肢五输穴。二诊用胃经五输穴是利用其对远端经脉循行病患、内部脏腑功能调节均有显著疗效，《难经·六十八难》曰："井主心下满，荣主身热，输主体重节痛，经主喘咳寒热，合主逆气而泄"，故以此清泻胃火、理气止疼。

临床分析

胃痛，中医学又称"胃脘痛""胃气痛""肝胃气痛"，是指上腹近心窝处发生疼痛为主的病证，常伴见纳差不欲食、嗳气呃逆、嘈杂反酸、大便溏结不调等症。本病相当于西医学中的急慢性胃炎、胃十二指肠溃疡病、胃神经官能症、胃下垂、胃痉挛等以上腹胃脘疼痛为主的疾病。

胃痛的病位在胃，与肝、脾密切相关。疾病早期多为外邪、饮食、情志所伤，以实证为主。后期常见脾虚等正气虚弱，病变由实转虚，如寒邪日久损伤脾阳；或因虚致实，如脾胃虚弱，运化失司，水湿内停，湿郁化热，最终导致虚实错杂之证。病因为感受外邪、饮食不节、情志不畅、劳倦过度和素体虚弱。病机关键为胃气失和，气机不利，不通则痛；胃失濡养或胃失温养，不荣则痛。临床上辨证以辨寒热、辨虚实、辨气血、辨脏腑为主，可分为胃气壅滞证、胃中蕴热证、肝胃气滞证、肝胃郁热证、胃络瘀阻证、脾胃虚寒证、胃阴不足证。胃痛的基本治则为理气和胃止痛，常用治法有散寒止痛、消食和胃、疏肝理气、清胃泄热、活血化瘀、清热化湿、养阴和胃、温阳止痛、健脾和胃等。

外治六经法治疗本病以和胃止痛为原则，主穴选用足阳明胃经的背俞穴、原穴、募穴。中医学认为人体是一个有机整体，构成人体的各个组成部分之间，在结构上是不可分割的，在功能上相互协调、相互为用，在病理上相互影响。人体在某一局部区域内的病理变化，往往与全身脏腑、气血、阴阳的盛衰有关。因此治疗局部病变，必须从整体出发，才能保持生理平衡。背俞穴的主治病证除局部病变外，多为相应脏腑病证、相表里脏腑病证以及相应脏腑的五官、五体病证等。应用背俞穴在正常条件下可以促进和调整脏腑的生理功能，在病理状态下又可以不同程度地促进脏腑功能恢复生理平衡。《内经》中多篇关于背俞穴主治的描述中，对背俞穴的选用表现为以脏腑辨证取穴为主，《灵枢·癫狂》曰："厥逆腹胀满，肠鸣，胸满不得息，取之下胸二胁，咳而动手者，与背俞以手按之，立快者是也"。而原穴是指脏腑原气经过和留止的腧穴。所有的脏腑经络必得原气始能发挥各自的功能，脏腑经络之气的产生也要根于原气的滋养温煦。五脏有疾时，往往在相应的原穴部位出现一定的反应，反之，如果原穴部位出现各种异常变化，也同样可以推知五脏的盛衰情况。正如《灵枢·九针十二原》所云"五脏有疾也，应出十二原，而原各有所出，明知其原，睹其应，而知五脏之害矣"。募穴是五脏六腑之气结聚于胸腹部的腧穴，因为募穴接近脏腑，所以不论病生于内，抑或邪犯于外，均可在相应募穴上出现异常反应，如压痛、酸胀等。临床根据这些反应，可以辅助诊断相应脏腑病证。关于这方面的内容，早在《圣惠方》中已有记载，如"期门隐隐而痛者，肝疝也；上肉微起者，肝痈也。天枢隐隐而痛者，大肠疝也；上肉微起者，大肠痈也"。募穴在临床上多用于治腑病，《素问·阴阳应象大论》说"阳病治阴"，说明募穴对六腑病证有着特殊的疗效。如：胃病取中脘，胆病取日月，大肠病取天枢，膀胱病取中极，等等。募穴与相应背俞穴联用，则称俞募配穴，常用来治疗相应的脏腑病证。

本病配穴，肝胃不和者加太冲、期门；伴郁热加天枢、丰隆；脾胃虚弱者加梁丘、气海；胃阴不足者加三阴交、太溪；脾胃虚寒重者，可灸上脘、中脘、下脘、足三里；兼有恶心、呕吐、嗳气者，加上脘、内关、膈俞；痛甚加梁门、内关、公孙；消化不良者加合谷、天枢、关元、三阴交；气滞血瘀者加太冲、血海、合谷；气虚血瘀者加血海、膈俞等。治疗方法以针灸、穴位贴敷为主，还可选用穴位埋针、穴位注射、穴位按摩、拔罐、刮痧等疗法。

第四节　慢性肾炎

病例

马某，女，46岁。初诊：2008年4月3日。

主诉：面部、双足水肿8个月。

病情：患者8个月前曾因"上呼吸道感染"后，患急性肾小球肾炎，经当地县医院治疗，好转出院。返家后经常出现颜面及双足浮肿，伴腰部酸胀，头晕，心悸，胸闷，不思饮食，二便不畅，周身无力，睡眠不佳。在当地服用中药及偏方，至今未见好转。舌苔白腻，脉沉弦。

西医诊断：慢性肾炎。

中医诊断：水肿（脾肾阳虚证）。

中医治则：温肾助阳，健脾行水。以足太阴经、足少阳经为主。

外治六经法：主穴：取十二经原穴，太渊、合谷、冲阳、太白、神门、腕骨、京骨、太溪、大陵、阳池、丘墟、太冲，针刺，用补法；配穴：足三里、三阴交、三焦俞、合谷、章门、肝俞、肾俞、脾俞，针刺，用平补平泻法。针刺得气连接电针治疗仪，连续波，强度以患者耐受为度，留针20分钟，每日1次。连续治疗7天。同时配合三阴交、命门、关元艾炷灸，每日1次，每次 20 分钟，以皮肤潮红为度。

二诊：4月10日。水肿有所减轻，腰酸、头晕、心悸、胸闷等症有所减轻，食欲一般，睡眠稍好转，二便仍不畅。配穴加大肠俞。其余治疗同前，连续治疗 7 次。

三诊：4月17日。水肿大部分消退，小便量较前明显增多，腰酸、心悸等进一步好转，睡眠尚好，大小便均通畅。治疗同前，连续治疗 7 次。

四诊：4月24日。食欲增强，精神好，水肿消退，仍觉腰酸。

按语 《景岳全书·肿胀》指出："凡水肿等证，乃肺、脾、肾三脏相干之病。盖水为至阴，故其本在肾；水化于气，故其标在肺；水惟畏土，故其制在脾。今肺虚则气不化精而化水，脾虚则土不制水而反克，肾虚则水无所主而妄行。"本例患者为中年女性，因"上呼吸道感染"患急性肾小球肾炎，属中医学的外邪侵袭肺卫而致的肺失通调、风水相搏，治愈后又因脾肾两脏的脏腑功能失调，迁延不愈发为慢性肾炎。脾不运湿、肾失气化，水湿壅滞，泛溢肌肤故有颜面、双足浮肿；湿久化热伤阴，肝肾阴虚，出现腰部酸胀；久病劳倦，心脾两虚，水气上犯，出现头晕、心悸、胸闷、不思饮食、二便不畅、周身无力等症；舌苔白腻，脉沉弦，均为脾肾两虚之征象。

外治六经法治疗本病取穴取十二经原穴。因慢性肾炎病程日久，除脾肾两脏功能失调外，全身脏腑功能亦在不同程度上受到影响和损害，故治疗时应从整体调理全身脏腑功能，方能收到良好的治疗效果。同时配合足三里、三阴交、肾俞、脾俞，健脾益肾、温阳化湿；三焦俞、合谷、章门、肝俞，疏肝理脾、调理三焦、利水除湿。同时配合艾灸补气助阳、温益脾肾，使人体元气充足，脾肾功能恢复，肝气得疏，三焦气道、水道通畅，则水肿自消。

临床分析

慢性肾炎是内科常见疾病之一，单纯西药治疗病程长，效果不佳。本病属中医学"水肿""肾劳"等范畴。"外邪侵袭，内伤脾肾"是慢性肾炎发生的根本病机，是全身气化功能障碍的一种表现，涉及的脏腑较多，其病位有肺、脾、肾、三焦之不同，但脾肾虚弱是其关键病机。本病虽由外邪诱发，但其根本乃机体脏腑功能的虚损，内外相因，外邪束肺、脾虚湿滞、脾肾阳虚、三焦气化不利为水肿的基本病理病机，即肺失宣降、脾失健运、肝失疏泄、肾失开合，以致三焦气化不利而致水肿。

本病的全过程始终呈现本虚标实的病机特点，正虚难复、易感外邪，外邪侵袭、正气更虚，进而病情反复发作。另外，病机特点要抓住正虚与邪实的比重，肺、脾、肾三脏的主次，急性期与慢性期的特点，水、气、血三者失调的状况。温补脾肾、扶正固本是本病的主要治法，且应该注意顾护阳气。另外，疏理肝气对调节肺、脾、肾的功能起着不容忽视的作用。

外治六经法治疗本病取穴取十二经原穴，正是基于以上病机和病理特点，而采取整体调理全身脏腑功能的治法。单独针对某一病机或某一脏腑经络，并不能使机体达到阴阳平和的常态，故应六经同治、脏腑同调。

第二章 外科疾病

第一节 荨麻疹

病例 1

刘某，女，34 岁。初诊：2018 年 7 月 18 日。

主诉：全身反复起风团伴瘙痒 3 个月。

病情：患者近 3 个月来全身泛发大片淡红色及白色风团，时起时消，每遇风寒即起，发无定所，瘙痒严重，皮肤划痕征（+）。曾多次服用氯雷他定、西替利嗪、依巴斯汀等抗过敏药物，效果甚微，仍于遇风寒时反复发作，瘙痒严重，影响睡眠。头晕，神疲乏力，纳可，小便可，大便偏稀。月经周期正常，量少，无痛经及血块。舌质红，苔薄白，脉细。

西医诊断：慢性荨麻疹。

中医诊断：瘾疹（气血不足证）。

中医治则：益气养血，疏风和营。

外治六经法：主穴：肺俞、脾俞，针刺用补法；太冲，针刺用泻法。配穴：血海、足三里、少海、支正、外关、间使、太渊、复溜，针刺用补法。左右各一对穴分别连结同一对电极，选用疏密波，强度以患者耐受为宜。每日治疗 1 次，每次留针 20 分钟，连续治疗 7 天。

二诊：8 月 25 日。风团 1 周内发作 2~3 次，瘙痒明显减轻，再用原法。配合耳穴压丸，选取肺、脾、肾、神门处敏感点。每日按压耳穴 3~4 次，每次按压 3~5 分钟，3 天后更换另一侧耳穴贴压。

三诊：9 月 1 日。外治六经法治疗 14 天，已无新发皮疹及瘙痒。

按语 本例患者为年轻女性，皮疹及瘙痒反复发作，迁延不愈，夜间加重，是为先天禀赋不足，复外感风寒，卫表不固所致。气亏虚则卫外不固，易受风邪侵袭；血虚则肌肤失养，化燥生风，风邪阻滞肌肤腠理而发本病。头晕、神疲乏力、月经量少，舌质红，苔薄白，脉细，皆为气血不足之征象。本病病位在足太阴脾经，病性以虚为主。治疗以益气养血、疏风和营、温补太阴为原则。

气血不足主因脾气虚弱而引起，以脾俞、血海健脾养血，足三里健脾扶正，且血海、足三里又有利水除湿、养血祛风止痒之功效，而血海治"诸血证"，寓"血行风自灭"之意；以少海补益心气，支正镇静安神，间使宁心安神；又因母病及子，脾气虚衰，气血生化无源，以致肺气虚弱，以肺俞、太渊补益肺气；脾失健运，影响肝失疏泄，土壅木郁，治宜抑木扶土，以扶土为主、抑木为辅，以太冲疏肝理气；脾和肾互生互用，脾气虚损，肾气不足，以复溜补肾益阴；外关疏通经络、祛风散邪。

病例 2

李某，女，48 岁。初诊：2017 年 3 月 22 日。

主诉：全身风团伴瘙痒 1 年。

病情：患者自诉 1 年前无明显诱因出现全身红色风团，瘙痒剧烈，皮损主要集中在腰际、臀部，时隐时现。曾于某医院应用氯雷他定片和中草药治疗 2 个月，停药后复发，其间未再系统治疗，皮疹反复发作。皮损出现时伴口黏，口中异味，腹胀，纳差，寐欠安，大便稍溏、每日 1 行，小便正常。舌暗红，舌体胖边有齿痕，苔黄腻，脉滑数。

西医诊断：慢性荨麻疹。

中医诊断：瘾疹（脾胃湿热证）。

中医治则：健脾利湿，疏风清热。以足阳明经为主。

外治六经法：主穴：肺俞、脾俞、章门，针刺用补法；太冲，针刺用泻法。配穴：三阴交、中府、肾俞、神门，针刺用补法；丰隆、内关、中渚、合谷、肝俞，针刺平补平泻法。针刺得气连接电针治疗仪，连续波，强度以患者耐受为度，每次 2~4 组，留针 30 分钟，每日 1 次。穴位贴敷涌泉穴。

二诊：3 月 29 日。连续治疗 7 天后，未出现新丘疹，瘙痒较前缓解，余同前。治疗在一诊基础上加针刺足三里、地机、曲池，平补平泻法。

三诊：4 月 5 日。治疗 7 天后，患者瘙痒症状较前明显减轻，腹胀改善，纳可。治疗改足三里为灸法，其余穴位治疗方法同前。

四诊：4 月 12 日。瘙痒消失，基本未再现风团，纳可，寐安，大便质可、日 1~2 行，舌质淡红、边有齿痕，苔薄黄，脉滑。继续治疗 1 周后病愈，未再复诊。

按语 本例患者因饮食不节、过食辛辣发物及肥甘厚味，使脾胃积热，脾胃损伤，内不得疏泄、外不得透达，脾虚不能运化水湿，湿与热结，蕴阻于皮毛腠理而发病。脾胃积热，不能输布津液，则口黏、口中异味；脾胃运化失职，气机不畅，则腹胀、纳差、大便溏泄；舌暗红，舌体胖边有齿痕，苔黄腻，脉滑数，皆为脾胃湿热之征象。患者皮疹以腰际、臀部为主，是足阳明经循行部位。综上，本病病位属足阳明胃经，病性属实。故治以健脾利湿、疏风清热，以足阳明胃经为主。

本患者选穴脾俞、三阴交、丰隆健脾利湿；脾主土，心主火，虚则补其母，选神门、内关、中渚补益心气、安定心神；"母病及子"，脾气虚衰，生气无源，以致肺气虚弱，以肺俞、中府（肺经募穴）补益肺气，以合谷疏风解表、扶正祛邪；脾失健运，影响肝失疏泄，导致"土壅木郁"，治宜抑木扶土，以扶土为主，抑木为辅，以章门、太冲、肝俞疏肝理气；脾与肾相互资生，相互促进，脾虚失运，水湿内生，以肾俞、涌泉补肾清热。二诊中加足三里、地机、曲池进一步健脾祛湿，调理胃肠气机，清泄阳明内热。

病例 3

张某，女，29 岁。初诊：2017 年 6 月 3 日。

主诉：全身起风团伴瘙痒 2 个月。

病情：患者 2 个月前因吹空调受凉后全身出现淡红色风团，瘙痒剧烈，曾于某院口服依巴斯汀片治疗，治疗后风团减少、瘙痒减轻，但停药后近期每遇吹风受凉时发作加重，接触冷水时尤易发作，在温暖环境中皮损逐渐消退。刻下全身泛发苍白色风团，高出皮肤，压之退色，可自行消退，消退后不留任何痕迹，皮损瘙痒剧烈，入夜加重，皮肤划痕征（+），纳可，寐欠安，二便调。舌淡红，苔薄白，脉数。既往慢性湿疹史 3 年，过敏性鼻炎史 5 年。

西医诊断：慢性荨麻疹。

中医诊断：瘾疹（风寒束表证）。

中医治则：疏风散寒，调和营卫。

外治六经法：主穴：太渊、太白，针刺用补法；肝俞，针刺用泻法。配穴：三阴交、足三里、风门、合谷、巨阙、内关、肾俞、膈俞，针刺，用平补平泻法。针刺得气连接电针治疗仪，连续波，强度以患者耐受为度。每次 2~4 组，留针 30 分钟，每日 1 次。神阙穴闪罐、留罐 3 分钟，每次重复 3 遍，1 周 3 次。

二诊：6 月 10 日。患者全身新出风团减少，瘙痒缓解，余同前。针刺加列缺、太渊、神门穴，平补平泻法。

三诊：6 月 17 日。患者无新皮损出现，瘙痒较前明显缓解，寐安。继续治疗 1 周后痊愈。

按语 本例患者禀赋不耐，风邪侵袭，卫外不固，风寒之气与气血相搏于肌肤腠理而发本病。风团色白、遇冷或受风后加重、得温则减，舌淡红，苔薄白，脉数，皆为风寒束表之征象。本病病位在手太阴肺经，病性属虚实夹杂。治疗以疏风散寒、调和营卫为原则。

合谷擅开泄，可疏风解表；太渊、风门穴补益肺气；表虚不固，肺气虚弱，根据五行相乘关系，金不足则火旺，故以心之募穴巨阙抑制心火，心包经之内关宁心安神；子病犯母，肺金与脾土为相生关系，肺气虚累及脾气亦虚，治以太白、三阴交、足三里培土生金、补益脾肺；金克木，但当金过于虚弱时，不但不能制约其所胜（木），反而受到反克，即木亢侮金，治以肝俞佐金平木。金为水之母，肺阴充足，下输于肾，使肾阴充盈；肾阴为诸阴之本，肾阴充盛，上滋于肺，使肺阴充足，因此，肺气虚损，肾阴亦虚，治宜肾俞以使金水相生。膈俞为血之会，可调理营血，而收"治风先治血，血行风自灭"之效。神阙乃任脉穴，具有健运脾阳、和胃理肠、温阳救逆的作用，在此穴处拔火罐能疏风散寒、温经通络。

病例 4

饶某，女，36 岁。初诊：2018 年 3 月 22 日。

主诉：周身风团伴有瘙痒 3 天。

病情：患者 3 天前无明显诱因，每当午后周身即起大小丘疹，先起于四肢，后遍及全身，红肿奇痒作痛，遇热更甚。现自觉发热，咽喉肿痛。舌质红，苔薄黄，脉浮数。

西医诊断：急性荨麻疹。

中医诊断：瘾疹（风热犯肺证）。

中医治则：疏风清热，滋润太阴。

外治六经法：主穴：肺俞、中府，针刺用泻法；脾俞，针刺用补法。配穴：太溪、肾俞、阴陵泉、足三里，针刺用补法；少冲、中冲、太冲、风池、天突，针刺平补平泻法。留针 30 分钟，隔日治疗 1 次。

二诊：4 月 5 日。红肿疼痛均解，痒止三分有二，小便清利，黄苔已退，为热邪虽去而风邪未尽。

三诊：4 月 12 日。全愈未发。嘱忌鱼腥发物，以免复发。

按语 本例患者禀赋不足，风热之邪侵袭皮表，热邪与气血相搏于肌肤腠理之间，则发风团，红肿奇痒作痛，遇热更甚；热邪犯表，卫气被郁，营卫不和，故发热、咽喉肿痛；舌质红，苔薄黄，脉浮数，皆为风热犯肺之征象。本病病位在手太阴肺经；病性属虚实夹杂，以阴虚为主。故治以疏风清热、滋润太阴为原则。

患者肺失清肃，肺阴不足，燥热内盛，选用肺之背俞穴与募穴中府俞募相配，使肺气通调、清肃有权；肺阴不足，肺热内盛也可伤及肝阴，致肝阳亢逆，选太冲、风池以清肝疏风；肺主金，金生水，肺阴不足，母病及子，致肾阴亏虚，选太溪、肾俞以滋补肾阴而养肺阴；肺主金，脾属土，子病及母肺阴不足亦可致脾阴不足，补益脾阴可滋助肺阴，选脾俞、阴陵泉、足三里；心主火，心火亢盛，灼伤肺阴，选少冲、中冲以泻心火；天突为任脉穴，任脉入咽喉，针刺天突可治疗咽喉肿痛。

病例 5

熊某，女，37 岁。初诊：2018 年 2 月 3 日。

主诉：全身风团伴瘙痒 10 年。

病情：患者 10 年来全身反复起暗红色风团，自觉瘙痒，日久不愈。伴面色晦暗，口干不欲饮。平素月经周期 34 天，痛经，有血块。舌质紫暗，苔少，脉细涩。

西医诊断：慢性荨麻疹。

中医诊断：瘾疹（气滞血瘀证）。

治则：理气和血，化瘀通络。

外治六经法：主穴：脾俞，针刺用补法；太冲、膈俞、环跳，针刺用泻法。配穴：足三里、三阴交、尺泽、太渊、太溪、肾俞，针刺用补法；少府、内关，针刺用泻法。留针 30 分钟，隔日治疗 1 次。

二诊：2 月 17 日。风团发作较前减轻，面色晦暗好转，月经无痛经，稍有血块。

三诊：4 月 15 日。诸症明显好转，皮疹已无复发。

按语 本例患者为年轻女性，情志不舒，或外邪侵袭，引起肝气久郁不解，气机郁滞而致血运行受阻，瘀滞于肌肤腠理而发暗红色风团伴瘙痒。气为血帅，肝郁气滞，日久不解，必致瘀血内停，故面色晦暗；气机不畅，津液不能向上输布，则口干不欲饮；肝主藏血，为妇女经血之源，肝血瘀滞，阻碍经血下行，经血不畅则致经期延长、痛经、有血块。舌质紫暗，苔少，脉细涩，皆为气滞血瘀之征象。故治以理气和血、化瘀通络。

患者气滞血瘀，选血会膈俞活血化瘀为主；肝气郁结不疏，选肝经原穴太冲以疏肝理气，环跳疏通经络、祛风除疹；肝郁则泻其子（心），心火得清，肝气自疏，选少府清心宁神，内关宁心安神；肝胆属木，木旺则克脾土，肝失疏泄，气机郁滞，易致脾失健运，治以脾俞、足三里、三阴交抑木扶土；肝郁化火，耗伤肺阴，木旺则侮金，治以尺泽滋阴润肺，太渊调肺气、解热毒，以佐金平木。肝为水之子而肾为木之母，肝肾同源，肾阴滋养肝阴，共同制约肝阳；肝肾阴虚，阴不制阳，则水不涵木，易致肝火旺盛，治宜滋水涵木，选太溪、肾俞补益肝肾、培土生金。

临床分析

荨麻疹可发生于任何年龄、季节。一般起病突然，可于全身任何部位出现形态不一、大小不等的红色或白色风团，界限清楚，可于 1 天内消退，不留痕迹。本病易反复发作。患者常自觉瘙痒；若侵犯消化道黏膜，可伴恶心呕吐、腹痛腹泻等症状；喉头和支气管受累时可导致喉头水肿及呼吸困难，甚至气闷窒息感。荨麻疹根据病程长短分为急性荨麻疹和慢性荨麻疹，一般超过 6 周即为慢性荨麻疹。特殊类型荨麻疹包括：皮肤划痕症（人工荨麻疹）、寒冷性荨麻疹、胆碱能性荨麻疹、压迫性荨麻疹、日光性荨麻疹、水源性荨麻疹以及自身免疫性荨麻疹。

中医学称荨麻疹为"瘾疹""鬼风疙瘩""赤白游风"等，认为本病主因禀赋不足，卫外不固，外感邪气侵袭机体所致。《诸病源候论》指出："邪气客于皮肤，复逢风寒相折，则起风瘙瘾疹。"阐明了瘾疹因素体卫气不足，风邪侵袭体表；表虚不固，肌腠疏松，风寒、风热等外邪侵犯肌表，营卫失调而发疹；或饮食失当，过食辛辣油腻，或寄生虫滋扰，致胃肠瘀热，复感外邪，热郁于皮毛肌腠之间而发病。此外，情志失调、气血不和、冲任失调、肝肾不足、血虚生风等也可引发本病，如《外科枢要·赤白游风》云："赤白游风属脾肺气虚，腠理不密，风热相搏；或寒闭腠理，内热怫郁；或阴虚火动，外邪所乘；或肝火风热、血热。"皆揭示了荨麻疹发病的病因病机。临床多见风寒束表、风热犯肺、湿热蕴结、气血不足、气滞血瘀等证型，辨证方法以八纲辨证及病因辨证为主，治疗原则有：疏风散寒，调和营卫；疏风清热润肺；健脾利湿，疏风清热；益气养血，疏风和营；理气和血，化瘀通络；等等。实际临床诊疗中，各种病因不是独立存在的，而是相互作用而致病。

单独针对某一病机或某一脏腑经络，并不能使机体达到阴阳平和的常态，故应脏腑同调、六经同治。外治六经法治疗荨麻疹多选用手太阴肺经、足太阴脾经、足厥阴肝经，采用背俞穴、原穴、募穴进行脏腑同调。临床上外治法可采用穴位针刺、穴位贴敷、穴位照射、穴位区域刮痧等。同种证型，选取相同穴位，可根据患者具体情况采用不同的治疗方法，比如针刺、艾灸、拔罐、刺络、穴位贴敷、穴位注射、激光照射、埋针等。如果某些患者对扎针恐惧，则可选择揿针或其他治疗手段，同样可以达到一定的临床疗效。

第二节 带状疱疹

病例 1

李某，男，77岁。初诊：2018年5月18日。

主诉：左侧耳部水疱伴疼痛3天。

病情：患者3天前无明显诱因出现左侧耳鸣、耳痛，经外院诊治，查耳膜、耳道正常，予活血化瘀中成药及营养神经药，效果不明显。现患者耳痛、耳鸣呈嗡嗡音，左侧为重，可见左耳红斑伴散在小水疱，并有耳胀闷感。平素心烦易怒，腰膝酸软，小便频，夜尿2~3次。舌边尖红、边有齿痕，舌体有裂纹，舌苔薄白少津，寸关脉弦数，尺脉沉细。

西医诊断：带状疱疹。

中医诊断：蛇串疮（肝胆火旺、肾精亏虚证）。

中医治则：清利少阳，补益少阴。以足少阳经、足少阴经为主。

外治六经法：主穴：太冲，针刺用泻法；章门、京门，针刺用补法。配穴：足三里，针刺用补法，神门、内关、听宫、听会，针刺用泻法，风池、太溪、阳陵泉、少府、尺泽，针刺用平补平泻法。留针30分钟，每日治疗1次。半导体激光治疗：采用半导体激光照射耳部疼痛部位，用激光波长650nm，功率20mW，直接照射，探头距离患部3~5cm。每次10分钟，每日1次。

二诊：5月23日。患者自述针后耳痛明显减轻，嗡嗡音消失。继续予上述处方，加左耳尖放血。

三诊：5月30日。患者自述耳痛减轻80%，嗡嗡音无复发，腰酸缓解，夜尿1~2次。舌边红色变淡，苔白略腻，脉弦。

按语 患者平素心烦易怒，情志内伤诱发，致肝气内结，郁久化火，肝火上炎，循经外发，与毒邪搏结于肌肤，则耳部红斑水疱；经络闭阻，不通则痛。患者年老体虚，肝肾不足，精血亏虚，必致髓海空虚，耳窍失于充养，故见耳鸣、耳痛；腰为肾之府，肾阴亏虚，腰府失养，故腰膝酸软；肾精亏虚，摄纳作用减退，则夜尿频；舌边尖红、边有齿痕，舌体有裂纹，舌苔薄白少津，寸关脉弦数，尺脉沉细，皆为肝胆火旺、肾精亏虚之征象。因胆经循行身侧，起始于目外眦，上头部，绕耳后，沿颈部外侧下行，过两胁，沿下肢外侧循行至足部，故本病病位在足少阳胆经，病性属实，治疗以清利少阳、补益少阴为原则。

患者肝气内结，郁久化火，肝火上炎，选用太冲、风池、阳陵泉以清肝泻火、清热解毒；实则泻其子，火为木之子，泻火而减其光，则火不刑金，金无畏于火，则能伐木，木受金伐则疏而不实，选神门、内关以泻心火；尺泽使肺气肃降、气机条畅；肝主木，肾主水，虚则补其母，壮水之主以制阳光，选太溪、少府、京门滋补肾精以降肝火；肝气过旺克伐脾土，选脾之募穴（属于足厥阴肝经）章门、胃之下合穴足三里以健脾气、敛肝气。听宫、听会位于耳屏，可开窍聪耳、泄热活络；耳尖放血可解毒止痛，皆为局部取穴，直达病所。

病例 2

张某，男，68 岁。初诊：2018 年 7 月 18 日。

主诉：左侧腹部窜痛 1 年。

病情：患者 1 年前因劳累后出现左侧腹部红斑、丘疱疹，伴疼痛，经诊断为"带状疱疹"，予抗病毒、营养神经等治疗后，皮疹痊愈，但疼痛仍持续存在。现患者腹部窜痛，夜间明显，眠差易醒，平素易疲乏，纳可，二便调。舌暗苔白，舌底脉络瘀紫，脉弦细。既往高血压病史。

西医诊断：带状疱疹后遗神经痛。

中医诊断：蛇串疮（气虚血瘀、邪毒留滞证）。

中医治则：补气活血，化瘀通络。以足少阴经为主。

外治六经法：主穴：章门、太冲，针刺用泻法；脾俞、肾俞，用穴位注射法。配穴：血海、太冲、神门、内关、尺泽、肺俞、太溪，针刺平补平泻法。留针 30 分钟，每日治疗 1 次。穴位注射疗法：患者取坐位，选取脾俞、肾俞，常规消毒后，用 5ml 注射器抽取 2% 利多卡因 1ml、$VitB_1$ 2ml、$VitB_{12}$ 2ml，回抽无血后，将注射器直接在穴位处进针，得气后分别将上混合液注入所取穴位 1~2ml，出针后，针眼用干棉球按压。每日 1 次。

二诊：7 月 25 日。患者疼痛明显缓解，睡眠改善。继续上述处方加服中草药治疗。

三诊：8 月 23 日。患者疼痛基本消失，夜间已可安睡。舌暗，苔白，脉细。

按语 本例老年患者，久病迁延不愈，正气亏虚，无力祛邪外出，毒邪稽留，瘀阻经脉，气血不通而致疼痛。带状疱疹虽经治疗但毒邪黏滞缠绵，余邪未尽，湿热之邪留滞经络、蕴阻肌肤，阻碍气血运行，则患者易疲乏；余毒未清，热扰神明，故眠差易醒；舌暗苔白，舌底脉络瘀紫，脉弦细，皆为气虚血瘀、邪毒留滞之征象。同时，应用经络辨证的方法，对带状疱疹进行辨证分析，带状疱疹的皮疹分布与十二经络的走行有高度的吻合之处。本例患者腹部带状疱疹，为足太阴脾经及足少阴肾经循行部位，故选穴与此两经关系密切。故本病病位在足太阴、足少阴经，病性属虚实夹杂，治疗以补气活血、化瘀通络为原则。

患者为老年男性，脾气亏虚，无力推动血液运行而致气血瘀滞。选脾俞、血海补脾益气、养血活血；脾主土，心主火，虚则补其母，选神门、内关补益心气、安定心神，且内关穴"至腹部，与足太阴脾经同行，到胁部，与足厥阴经相合"，故针刺内关穴可疏肝健脾、补气活血；"母病及子"，脾气虚衰，生气无源，以致肺气虚弱，以肺俞、尺泽补益肺气；脾失健运，影响肝失疏泄，导致"土壅木郁"，治宜抑木扶土，以扶土为主、抑木为辅，以章门、太冲原募相配，疏肝理气，气行则血行，进而活血化瘀；脾与肾相互资生、相互促进，脾虚失运，肾气亦亏，以肾俞、太溪补肾气。

临床分析

带状疱疹是一种由水痘－带状疱疹病毒引起的，以沿单侧周围神经分布的红斑、水疱，并常伴明显的神经痛为特征的病毒性皮肤病。本病常见于中老年人，可因过劳、情绪波动、恶性肿瘤、免疫抑制剂治疗和器官移植等诱发。皮疹出现前常先有皮肤疼痛、麻木、瘙痒和感觉异常，可伴有低热、少食、倦怠等症状。典型的临床表现为发生于红斑基础上的簇集水疱，呈绿豆到黄豆大小，累累如串珠，周围绕以红晕，排列如带状，聚集一处或数处，疱群之间的皮肤正常。皮损好发于一侧胸胁、腰部或头面部，一般不超过正中线。疱液初始透明，后变浑浊，重者可有血疱或坏死。经5~10天疱疹干燥结痂，痂皮脱落后，遗留暂时性淡红色斑或色素沉着，愈后一般不留瘢痕。患者自觉皮损局部疼痛明显，老年体弱者常常疼痛剧烈，常扩大到皮损范围之外，有的皮损消退后可遗留长期的神经痛。少数病例仅出现红斑、丘疹，不发生典型水疱，亦有患者仅感觉皮损瘙痒，不产生疼痛。患恶性肿瘤、长期应用肾上腺皮质激素或免疫抑制剂、年老体质极差以及患艾滋病等免疫功能低下的患者，疱疹可双侧同时出现或泛发全身，并可出现血疱、大疱甚至坏死，常伴有高热、肺炎、脑炎等，病情笃重。如病毒侵及眶上神经上支者（多见于老年人），疼痛剧烈，可累及角膜，形成溃疡性角膜炎，甚至引起全眼炎，导致失明。病毒也可侵犯面神经及听神经，表现为外耳道或鼓膜疱疹。膝状神经节受累同时侵犯面神经的运动和感觉神经纤维时，可出现面瘫、耳痛及外耳道疱疹三联征。

中医学称本病为"蛇串疮""缠腰火丹""蜘蛛疮"等。《诸病源候论》云："甀带疮者，缠腰生，此亦风湿搏于血气所生，状如甀带。"《疮疡经验全书》云："火腰带毒，受在心肝二经，热毒伤心，流滞于膀胱不行，壅在皮肤，此是风毒也。"《外科正宗》云："火丹者，心火妄动，三焦风热乘之，故发于肌肤之表……腰胁生之，肝火妄动，名曰缠腰丹。"《外科大成》云："缠腰火丹，一名火带疮，俗名蛇串疮，初生于腰，紫赤如疹，或起水疱，痛如火燎，由心肾不交，肝内火炽，流入膀胱而缠带作也。"可见本病主要由情志不遂，气郁化火，火毒外溢于皮肤而发；或饮食不节，脾虚湿蕴而化热，湿热互相搏结于气血而发。带状疱疹与心、肝、脾关系最为密切，久病及肾。

中医治疗原则早期以祛邪为主，晚期攻补兼施，主要治法为清热利湿解毒、理气活血止痛。临床上可将本病分为肝经郁热证、脾虚湿蕴证和气滞血瘀证，治法包括：清肝泻火，凉血解毒；健脾化湿，清热解毒；理气活血，化瘀通络。

"外治六经法"以中医学整体观念为基础，以五行学说、藏象学说及经络学说为核心，以"中和"思想为指导，调节体内阴阳平衡，以达到"六经同治、脏腑同调"的目的，该方法在治疗疾病过程中充分体现了"既病防变""未病先防"的思想。中医学整体观念认为，人体是一个由多层次结构构成的有机整体。构成人体的各个部分都是这个有机整体的一部分，各脏腑、形体、官窍之间，结构上不可分割，功能上相互协调、相互为用，病理上相互影响。人体的任何一部分发生异常，都会影响脏腑间的生克制化，并通过经络，将各种病理现象反映在体表。因此，由于人体的整体和局部的这种相互关系，治疗某一疾病时，不应只考虑某一脏一腑、某一条经络的单一问题，而应在辨证论治的基础上，根据中医学整体观，进行未病先防，当"见肝之病，知肝传脾，当先实脾"，将辨证、辨病、辨体相结合，应用"六经同治、脏腑同调"的整体辨治方法。

外治六经法治疗带状疱疹以原穴与背俞穴为主，均为调理脏腑的要穴。例如《针灸甲乙经》载治疗脏腑胀所取腧穴，五脏胀皆为相应背俞穴和原穴："肝胀者，肝俞主之，亦取太冲；脾胀者，脾俞主之，亦取太白；肾胀者，肾俞主之，亦取太溪……"五脏俞同为足太阳膀胱经的腧穴，腧穴之间有着微妙的配伍效果。治疗上主张用补其母的方法，因"子能令母实，母能令子虚"，正如《难经正义》所解释："'子能令母实'一句言病因也，'母能令子虚'一句言治法也，其意盖曰，火为木之子，子助其母，使之过分而为病。今将何以处之，惟有补水泻火之治而已。夫补水者，何谓也，盖水为木之母，若补水之虚，使力可胜火，火势退而木势亦退，此则母能虚子之义。"治以补水以制火、壮水以制阳光，复泻心火使火衰而不烁金，则金不虚则能制木，木因而平之。此治法未涉及补土，可能考虑到"见肝之病，知肝传脾，当先实脾，四季脾旺，不受邪，即勿补之"。然当脾虚时，补土也未尝不可。补木之母肾水，火本亏，今补之使实，则子食母气而肥，故脾虚得治，土不虚则水受制，而无犯于火，因此火亦不亏，生土不已，所以虚补其母，五行得以平衡。带状疱疹神经痛患者大多影响睡眠，而背俞穴能使人体从身心两方面恢复健康，所治患者除身体失调得到调整外，治疗后均有精神振作、心情愉悦的改变。临床上从背俞穴的整体调整作用入手治疗全身功能低下、功能性紊乱、神志病均收到显著的疗效。

中医外治法可选择穴位针灸、刺络拔罐、疱疹局部围刺、梅花针、穴位注射和火针疗法等，还可酌情选用红外线照射，半导体激光、氦氖激光、红光、紫外线照射，微波和中频电疗等物理疗法。艾灸背俞穴也可应用于对针刺恐惧的患者，具有疗效好、安全性高、可重复操作等特点。艾灸背俞穴可刺激体内经络，调节气血，补虚泻实，促进机体恢复阴阳平衡，提高免疫力。通过艾灸刺激穴位，传导全身经络，调整全身气血，联络各脏腑功能，上下内外沟通，传导信息后积极调节机体功能平衡，从而达到有效缓解疼痛、改善肌肉紧张的功效。穴位注射是根据经络学说原理，在选定经穴上注入小剂量药物，调整机体功能，平衡阴阳、扶正祛邪、疏理气血，达到治疗目的。穴位注射药物通常采用 VitB$_1$ 注射液和 VitB$_{12}$ 注射液，有营养神经的作用；利多卡因可通过阻断神经末梢对疼痛刺激的化学传导止疼，穴位注射可达到行气活血、通络止痛、促进神经恢复的功效。

带状疱疹后遗神经痛患者因长期疼痛、全身不适，易影响日常工作及生活，令患者产生消极情绪，故对此类患者的心理治疗也十分重要。医者应尽其所能为患者进行本病的宣传教育，科普基本知识，消除患者的困惑，为患者详细解读外治操作流程。例如向患者解释外治六经方法，说明治疗意义，先从少穴位、轻手法开始治疗，待患者适应后逐渐加重治疗程度。还可利用聊天方式使患者身心获得放松，包括耐心倾听患者倾诉，时刻关心患者情绪的改变，指导其适当发泄情绪的正确方法，告知患者调整心态，鼓励患者表达自身感受。依照具体疼痛程度，通过深呼吸法、注意力转移法以及暗示疗法等，缓解患者的疼痛。

第三节　湿疹

病例 1

刘某，男，50 岁。初诊：2018 年 11 月 2 日。

主诉：双下肢皮疹伴瘙痒 5 年，加重 2 周。

病情：患者 5 年前无明显诱因双下肢外侧起红斑丘疹，伴瘙痒，自行服用抗过敏药后及外用激素药膏后可缓解。此后每年秋后即反复发作，经各种治疗未能痊愈，且每次发作皮疹面积逐渐增大。2 周前患者食辛辣油腻食物后，双下肢、腹部出现大片红斑、丘疹，瘙痒剧烈，搔抓后皮肤破溃渗液伴流脓，纳眠可，小便可，大便干燥。既往高脂血症 3 年。平素喜饮酒，嗜肥甘厚味。舌淡红，苔薄白微腻，脉缓，左关微弦。

西医诊断：慢性湿疹急性加重期。

中医诊断：湿疮（风湿热蕴证）。

中医治则：祛风除湿，清利阳明。以足阳明经为主。

外治六经法：主穴：少商放血；中脘、足三里，针刺用补法。配穴：心俞、神门、肾俞，针刺用补法；行间、血海、中府、风池，针刺用泻法。针刺与上述背俞穴拔罐放血、刮痧疗法交替，每日 1 次。

二诊：11 月 9 日。双下肢及腹部皮疹面积缩小，几乎无渗液，但仍瘙痒，下肢内侧及腹部明显。食欲、二便正常，舌淡红苔薄白，脉如前。

三诊：11 月 16 日。皮疹面积较前明显缩小，瘙痒好转，纳眠可，二便调。

四诊：11 月 30 日。皮疹已基本消退，偶有微痒，余无不适感。背俞穴改为穴位贴敷，其余穴位针刺。后疹消而愈，至今未发作。

按语　本例患者为中年男性，素体禀性不耐，平素喜饮酒、嗜肥甘厚味而致中焦气机升降失常，脾胃运化功能减弱，水湿不能完全排出体外，则郁积于内，聚为湿浊，干扰正气，导致机体抗御病邪能力下降，风、湿、热之邪气乘虚而入，与体内湿热互扰，发于肌肤而见红斑、丘疹、渗液，瘙痒难耐，每于秋后发作；湿热之邪下注，且热邪下迫大肠耗伤津液，故大便干燥；舌淡红，苔薄白微腻，脉缓，左关微弦，皆为风湿热蕴。本患者皮损以下肢外侧为主，属足阳明经循行部位。故病位在足阳明经，病性属实属热。治疗以祛风除湿、清利阳明为主，并注重调理中焦气机以助运化。

本例患者因嗜食肥甘厚味而致脾胃不和，《素问·刺禁论》曰："脾为之使，胃为之市。"脾胃同属中土，为人体气机升降之枢纽，为后天之本。本病与脾胃代谢功能减弱关系密切，胃纳脾运能力降低，导致湿邪聚于体内，与风、湿、热之邪互结。募穴与合穴相配对于治疗腑证、实证、热证效果较好，故取胃经募穴中脘、合穴足三里利中焦湿热，使水谷精微运转，中焦气机升降复常。肺主皮毛，风、湿、热之邪气侵入首先犯肺，根据五行生克关系，取相应病变皮部所属经脉的金穴，一是五脏中肺主皮毛、其性应金，二是五行中金克木，可谓一举两得，故取少商放血令肺气得降，肺经募穴中府清肺热。行间、风池有抑木以防过旺化火之意。心在五行属火，根据子母补泻原则，取心俞、神门补法意在以火生土，助运中焦。本病内伤在前，外感风湿热邪而内陷在后，脾肾同源，水中火弱，水寒而不能涵土，故用肾俞滋水，血海养血活血，使既往缠绵留恋于机体内外的邪气经反复托透而透达体表，有开达表邪的作用。

病例 2

李某，男，34 岁。初诊：2019 年 1 月 14 日。

主诉：全身泛发皮疹，反复不愈 3 年。

病情：患者 3 年前冬季无明显诱因于双下肢内侧起两片簇集状丘疱疹，瘙痒，搔破后渗液，经外院久治不愈，皮疹范围逐渐扩大。现胸、腹及后背、四肢可见成片红斑、丘疹及簇集之丘疱疹，渗液糜烂，搔痕结痂，部分呈暗褐色，瘙痒无度，一般入冬即见加重。平素胃脘部疼痛，纳食不思，食后腹胀，大便一日 2~3 次，完谷不化，便溏，不敢食生冷水果。舌质淡，苔薄白腻，脉缓滑。

西医诊断：泛发性湿疹。

中医诊断：浸淫疮（脾虚湿蕴证）。

中医治则：温补太阴，化浊利湿。以足太阴经为主。

外治六经法：主穴：脾俞、太白、肾俞，针刺用补法。配穴：肺俞、太溪、血海，针刺用补法；心俞、行间、曲泉、巨阙，针刺平补平泻法。配合局部皮损肥厚处梅花针叩刺，隔日 1 次。涌泉用温补贴，每日 1 贴。

二诊：1 月 21 日。疱疹渗液糜烂明显减轻，红斑、丘疹颜色变淡，仍有瘙痒，便溏，胃纳仍差，舌脉同前。继前法。

三诊：1 月 28 日。躯干部皮损显著减轻，四肢皮损亦趋好转，大便成形，胃纳见馨，舌苔白腻渐化。继从前法。

四诊：2月4日。躯干、四肢皮损均已消退，原发下肢处皮损尚未痊愈。仍以健脾理湿为法，以期巩固。

按语 本例患者为青年男性，冬季外感风寒湿邪，脾胃运化失职，寒湿内生，蕴于肌肤，故见丘疱疹、糜烂渗液；病情缠绵多年不愈，脾肾两虚，脾胃气虚不能运化水谷，寒湿阻滞，不通则痛，故见胃脘部疼痛、纳食不思、食后腹胀；脾肾两虚，寒湿困阻，不能摄纳水谷，则大便一日2~3次、完谷不化、便溏；舌质淡，苔薄白腻，脉缓滑，皆为脾虚湿蕴之征象。本患者皮损以下肢内侧为主，属足太阴经循行部位。故病位在足太阴脾经，病性以虚为主、虚实夹杂，治疗以温补太阴、化浊利湿为主。

患者冬季外感风寒湿邪，病情缠绵，脾肾两虚。《内经》云"东方生风，风生木，木生肝，肝生血，血生心"，患者脾肾两虚，根据母病及子，火亦受困，火虚而不能生土，土虚而不能胜湿。选脾俞、太白、血海、肾俞、太溪用补法，温补脾肾、补益气血、运化水湿。虚则补其母，以心俞、巨阙俞募相配补益心气、镇静安神；又因母病及子，脾气虚衰，气血生化无源，以致肺气虚弱，以肺俞补益肺气、理气通络。根据五行辨证，水寒而不能涵养木气，木气生发失阖，不化火而化风，风邪善于走窜，外邪引动内邪，故瘙痒难忍。水寒则木虚，故以行间、曲泉以温润木气，使木达而风气自止。

病例3

王某，女，42岁。初诊：2019年2月3日。

主诉：躯干四肢反复红斑瘙痒5年，加重1个月。

病情：患者5年前无明显诱因腹部皮肤出现红斑、丘疹，伴有轻度瘙痒，未予重视。后逐渐蔓延至四肢。曾至多家医院就诊，诊断为"慢性湿疹"，予抗过敏药口服及激素药膏外治，病情时有好转，但常反复，每于秋冬季节加重。近1个月无明显诱因，病情加重。现躯干及四肢散在暗红色斑丘疹，皮损干燥粗糙，上覆少许鳞屑，以腰背部和双上肢为甚，自觉灼热瘙痒。伴有口干咽燥，大便秘结。舌质红，苔薄白而干，脉细数。

西医诊断：慢性湿疹。

中医诊断：湿疮（血虚风燥证）。

中医治则：滋补太阴，养血润燥。以手太阴经为主。

外治六经法：主穴：肺俞、中府、太渊；配穴：尺泽、神门、太冲、章门、太溪、京门、阴陵泉、少冲。背俞穴刮痧及刺络拔罐法，配合其余穴位针刺平补平泻法，隔日1次。

二诊：2月10日。躯干四肢皮疹颜色变淡，皮肤粗糙好转，无脱屑，瘙痒症状稍有缓解。仍有大便干燥，舌脉同前，继前法。

三诊：2月17日。躯干部暗红斑片基本消退，四肢皮疹仍有遗留，瘙痒轻微。继从前法。

四诊：2月23日。四肢皮肤趋于光滑，皮疹均已消退，几乎无瘙痒。单用背俞穴，改为穴位贴敷以巩固疗效。

按语 本例患者为中年女性，皮损每于入秋时加重，湿疹病久，郁结肌肤，耗伤阴血，致血虚风燥，但病久入络，加之阴血耗伤，血行不畅，肌肤失于濡养，故皮损暗红、干燥粗糙、瘙痒剧烈；气血失衡，营卫失和，导致腠理疏松，肌表失于濡养，易受外邪侵袭，燥邪伤肺则口干咽燥；肺与大肠相表里，肠道津枯则大便秘结；舌质红，苔薄白而干，脉细数，皆为血虚风燥之征象。本患者皮损以腹部为主，属阴经循行部位。综上，病位在手太阴肺经，病性以虚为主、虚实夹杂，治疗以温补太阴、化浊利湿为原则。

外治六经法强调"六经同治、脏腑同调"。李中梓曰："肺主气，气调则脏腑诸官听其节制，无所不治。"而肺主皮毛，正如《素问·痿论》所论"皮毛者，肺之合也"，皮毛受病与肺有关。因虽时至初秋，但秋阳以暴，气候干燥，且温燥乃初秋之气，乘虚侵袭体表、首犯肺卫，肺气失于肃降，肺通调水道功能下降，水液代谢失常，随之化燥，生风动血，易耗伤人体津液，流注肌肤发为慢性湿疹。肺失清肃，肺阴不足，燥热内盛，选用肺俞、中府、太渊、尺泽清泄肺热、滋补肺阴；肺阴不足，肺热内盛也可伤及肝阴，致肝阳亢逆，选太冲以清肝疏风；肺主金，金生水，肺阴不足，母病及子，致肾阴亏虚，选太溪、京门以滋补肾阴而养肺阴；肺主金，脾属土，子病及母，肺阴不足亦可致脾阴不足，选章门、阴陵泉募合配穴补益脾阴可滋助肺阴；心主火，心火亢盛，灼伤肺阴，选少冲、神门以泻心火。

临床分析

湿疹是一种由内外多种因素所引起的具有渗出倾向的皮肤炎症性疾病。皮疹一般对称分布，常反复发作，自觉症状为瘙痒，甚至剧痒。可发生于任何年龄、性别和季节，以先天禀赋不耐者为多，严重影响患者生活质量。本病根据年龄，分成人湿疹与婴儿湿疹；根据病程，分为急性、亚急性和慢性湿疹；根据皮损特点，分为丘疹性、红斑性、水疱性、糜烂性湿疹等。急性湿疹多表现为红斑基础上密集的粟粒大小丘疹、丘疱疹和水疱，常有点状或小片状糜烂面，伴有明显渗出及结痂，瘙痒多剧烈；亚急性湿疹多表现为皮损暗红色，红斑基础上以小丘疹、鳞屑及结痂为主，可有少量丘疱疹或水疱及糜烂，可有轻度浸润，瘙痒较为明显；慢性湿疹常由前两种迁延而成，或发病即为慢性，患部皮肤肥厚，可有浸润或苔藓样变，皮损多呈暗红色或灰褐色，局部干燥、粗糙、鳞屑，可伴有色素沉着或色素减退等，伴不同程度的瘙痒。西医治疗有基础治疗（包括患者教育、避免诱发或加重因素、保护皮肤屏障功能）、局部治疗（依照分期选药）、系统治疗（抗组胺药、抗生素、维生素 C、葡萄糖酸钙、糖皮质激素、免疫抑制剂等）以及物理治疗。

中医学将本病归为"湿疮""奶癣""旋耳疮""绣球风""四弯风"等范畴。从《内经》《金匮要略》至历代的医学文献，对湿疹都有明确的记载。《医宗金鉴·外科心法要诀》在"浸淫疮"将其描述为："此证初生如疥，瘙痒无时，蔓延不止，抓津黄水，浸淫成片。由心火、脾湿受风而成"；在"黄水疮"描述为："此证初如粟米，而痒兼痛，破流黄水，浸淫成片，随处可生。由脾胃湿热，外受风邪，相搏而成"。本病主要因禀赋不耐，风、湿、热邪外袭引起，又因饮食不节、过食辛辣鱼腥动风之品，或嗜酒伤及脾胃。治疗以祛风除湿，清利阳明；温补太阴，化浊利湿；滋补太阴，养血润燥为原则。

外治六经法治疗湿疹疗效可观，尤以慢性湿疹为最。由于背部治疗适应证广、疗效好、简便易行，故古代医家非常注重背部的施治，《理瀹骈文·续增略言》提到："五脏之系咸在于背……前与后募俞亦相应，故心腹之病皆可兼治背，言背而心腹不必言也……背为胸之府也。未至于背则治胸，既至于背，倘必令还反胸膈，始得趋胃趋肠而顺下，岂不费手？治背极妙。"综上，临床上可以运用背部的五脏俞作为外治六经治疗本病的首选取穴。此外，除了背俞穴，还可以运用五行生克的观念，在相应的经络上使用原穴、合穴、募穴等。例如，俞募相配，募穴在胸腹，与背俞相对，二者一前一后、一阴一阳，相互协同，对治疗脏腑病证疗效颇著，在临床中应用十分广泛，尤其是症状比较复杂的患者用配穴法疗效最佳。还可募合、俞原相配，即分别将本脏腑的募穴与本脏腑合穴相配，本脏腑的背俞穴与本脏腑原穴相配，属于远近配穴法。由于募穴主治偏重阳性病证，背俞穴主治偏重于阴性病证，合穴主治内腑偏于通降，原穴主治内脏偏于扶正祛邪，故募穴与合穴相配对于治疗腑证、实证、热证效果较好，而俞穴与原穴相配则对脏证、虚证、寒证较为适宜。此外，临床取用俞、募穴时，还可视不同病情，根据经络理论结合各种配穴方法，灵活加以运用。

另外，可同时选择阿是穴，阿是穴既能反映疾病，也能治疗疾病，起到直接疏通局部经络气血的作用。湿疹皮损可发于全身任何部位，在调理脏腑阴阳的同时也要注重疏通局部气血。

治疗方法包括针刺、艾灸、刺络放血、拔罐、穴位注射、穴位贴敷、火针疗法等。临床上应用两种或两种以上治疗方法效果更佳，常根据不同病期及证型选用不同的治疗方法。特殊部位湿疹（如面部、头部、阴部）应选用较为安全的疗法。

第四节　银屑病

病例 1

白某，女，27 岁。初诊：2018 年 4 月 17 日。

主诉：全身红斑鳞屑 2 年。

病情：患者 2 年前无明显诱因四肢出现点滴状红斑，上覆白色鳞屑，未予重视，后皮疹逐渐泛发全身。于当地医院诊断为"银屑病"，予抗过敏药口服、激素药膏外用，稍有缓解，但近年来反复发作。现患者颈部、四肢及躯干均泛发如铜钱大之红色斑片，表面附着较薄之银白色鳞屑，鳞屑周围有明显红晕，基底呈红色浸润，强行剥离鳞屑后，底面可见筛状出血点，瘙痒较严重。伴心烦易怒，大便干燥，小便黄赤。舌质红，苔微黄，脉滑数。

西医诊断：银屑病。

中医诊断：白疕（血热证）。

中医治则：清热解毒，凉血散风。

外治六经法：主穴：膈俞、太渊，针刺泻法；配穴：大椎、陶道刮痧；肩髃、曲池、血海、阳陵泉，针刺强刺激泻法。电针，用断续电刺激。每日 1 次。

二诊：4 月 24 日。经上法治疗 1 周，皮损变薄，色由潮红转淡红，未见新生皮疹，痒感减轻。继用前法。

三诊：5 月 2 日。患者颈部及躯干皮疹部分消退，呈现色素脱失，四肢皮疹仍色红作痒。予十二经原穴针刺，留针 20 分钟，余治疗不变，隔日 1 次。

四诊：5 月 9 日。全身皮疹消退，已无瘙痒，呈现色素脱失。改为主穴清热贴穴位贴敷疗法以巩固疗效。

按语　本例患者为年轻女性，因情志内伤，气滞化火，毒热伏于营血，肌肤失养，则皮肤红斑鳞屑；火热炽盛，灼伤津液，故大便干燥、小便黄赤；火热扰心神，则心烦易怒；舌质红，苔微黄，脉滑数，皆为血热证之征象。

本患者皮损以全身为主，热毒入营血，故病位在血、脉，病性以实热为主，治疗以清热解毒、凉血散风为原则。

外治六经法强调六经同治，利用血会膈俞、脉会太渊作为主穴，旨在疏通气血筋脉，传导上下。大椎与陶道相连，同为督脉穴位，督脉为诸阳之海，统摄全身阳气，而《针灸甲乙经》即言大椎为"三阳督脉之会"，说明此穴的物质为手三阳经的阳气和督脉的阳气汇合而成，本病为血热未清、血瘀脉络，此二穴在清血热、化血瘀发挥了重要作用。患者皮疹以颈部、四肢较为多见，故近端取上肢手阳明经的肩髃、曲池，下肢凉血清热之要穴血海、阳陵泉以清热凉血活血。

病例 2

于某，女，24 岁。初诊：2019 年 2 月 18 日。

主诉：双下肢红斑鳞屑 1 个月。

病情：患者 1 个月前进食海鲜后，双下肢外侧出现点滴状红斑，上覆白色鳞屑，瘙痒，面积逐渐扩大至臀部。平素工作紧张，精神疲倦，皮疹瘙痒影响睡眠。现患者臀部及双下肢外侧散在蚕豆大鲜红色斑、丘疹，表面覆盖灰白色鳞屑，搔之呈银白色多层性鳞屑，用力剥离鳞屑后，底面有出血点，皮疹周围有散在抓痕血痂，皮损基底呈红色浸润。舌质红，苔黄微腻，脉弦数。

西医诊断：银屑病。

中医诊断：白疕（湿热毒蕴证）。

中医治则：清阳明热，凉血解毒。以足阳明经为主。

外治六经法：主穴：冲阳、丰隆、内庭，针刺泻法；背部膀胱经走罐。配穴：血海、三阴交、环跳，刺血疗法。隔日 1 次。

二诊：2 月 25 日。臀部及双下肢皮疹变淡红，鳞屑减少，瘙痒减轻。治疗方法同前。

三诊：3 月 4 日。原有皮疹大部分消退，未见新发皮疹，唯仍觉瘙痒，影响睡眠。配穴改用梅花针、三棱针叩刺，手法宜轻、浅、快。

四诊：3 月 10 日。经上治疗后，下肢皮损几乎消退，偶有轻微瘙痒。所有穴位改为祛湿贴穴位贴敷疗法。

按语 本例患者为青年女性，平素工作压力大，肝气郁结，克脾犯胃，加之偏食肥甘厚味、辛辣滋腻之品，损伤脾胃，脾胃失于布散水谷精微及运化水湿，致使湿浊内生，内湿郁而化热，且膏粱之品本易酿生胃肠湿热，湿热熏蒸久蕴成毒，发为本病。舌质红，苔黄微腻，脉弦数，皆为湿热毒蕴之征象。本患者皮损以臀部及双下肢外侧为主，属足阳明经循行部位。综上，病位在足阳明胃经，病性以实热为主，治疗以清阳明热、凉血解毒为主。

外治六经法选择足阳明胃经原穴（冲阳）、络穴（丰隆）、荥穴（内庭）为主，正如"外治六经、内调脏腑"。原穴不仅是五脏六腑之精气输注于体表的所在，同时通过三焦之气与命门真阳之气相贯通，所以针取原穴不仅有调节相应脏腑功能的作用，同时调节全身功能状态而达到强壮之作用。原穴和络穴配合应用，称为"主客原络配穴"，它是以脏腑经络先病、后病为依据，运用时一般是先病脏腑为主，取其经之原穴；后病脏腑为客，取其经之络穴。荥穴多治疗热证，在本病中应用可清阳明热。血海、三阴交、环跳亦为近端取穴，可调血生血、调理冲任。膀胱经从头至足，纵贯全身，五脏六腑的经气均在背部输注于膀胱经上，膀胱经在背部的十二个背俞穴即是五脏六腑的经气所输注的部位。所以膀胱经走罐可以疏通五脏六腑的经气、调整全身的阴阳平衡以及气血运行，另外还通过脊神经根反射性地刺激中枢神经，调节了神经系统的功能活动，从而增强了机体的抗病能力。诸穴相配，共奏宁心、疏肝、补肾之功，从内脏调理机体以治其本。

临床分析

银屑病是一种免疫相关的慢性复发性炎症性皮肤病，典型皮损为鳞屑性红斑。本病是遗传与环境共同作用诱发的免疫介导的慢性、复发性、炎症性、系统性疾病。其典型临床表现为鳞屑性红斑或斑块，局限或广泛分布，无传染性，治疗困难，常罹患终身。本病病程较长，病情易反复，缠绵难愈，给患者的身心健康带来严重的影响。该病的治疗以控制症状、改善患者生活质量为主，西医治疗该病，轻度以外用治疗为主，中重度可使用系统治疗。本病临床分 4 种类型，包括寻常型、红皮病型、脓疱型和关节病型。常用外用药物包括润肤剂、保湿剂、维生素 D_3 衍生物、维 A 酸类、糖皮质激素、钙调磷酸酶抑制剂等。系统治疗药物包括甲氨蝶呤、环孢素、维 A 酸类和生物制剂等。

中医学将本病归为"白疕""松皮癣""干癣""蛇虱""白壳疮"等范畴。本病总由营血亏虚，血热内蕴，化燥生风，肌肤失养而成。初起多为内有蕴热，复感风寒或风热之邪；或机体蕴热偏盛；或性情急躁；或外邪入里化热；或恣食辛辣肥甘及荤腥发物，伤及脾胃，郁而化热；内外之邪相合，蕴于血分，血热生风而发。病久耗伤营血，阴血亏虚，生风化燥，肌肤失养；或素体虚弱，病程日久，气血运行不畅，以致经脉阻塞，气血瘀结，肌肤失养而反复不愈；或热蕴日久，生风化燥，肌肤失养；或流窜关节，闭阻经络；或热毒炽盛，气血两燔而发。临床上本病分为血热证、血燥证、血瘀证、湿毒蕴阻证、火毒炽盛证、风湿阻络证、热毒伤阴证。治疗原则进行期以清热凉血为主，静止期、退行期以养血润燥、活血化瘀为主。可根据不同证型辨证选用适宜的内外治方法，包括：清热凉血，解毒消斑；养血润燥，解毒祛风；活血化瘀，解毒通络；清利湿热，解毒通络；清热泻火，凉血解毒；祛风化湿，活血通络；清热解毒，养阴凉血。

外治六经法治疗本病主要选取病经原穴，可配合募穴、五输穴等。原穴是原气所过留止的部位，而原气是人体赖以生存的根本，亦是十二经之本，三焦通行原气以达周身，因此针刺原穴可调整脏腑功能，从而达到治疗疾病的目的。在《难经·六十六难》中明确提出五脏六腑的疾病可以取相应脏腑的原穴进行治疗。《灵枢·九针十二原》指出十二原于四关所出，而四关则治五脏，"五脏有疾，当取之十二原"。十二原穴除了治疗本经脉循行所过部位的组织、脏腑、器官等病证外，还能治疗神志类疾病，而银屑病的发病与情志较为密切，且病情易反复发作，对患者的心理造成严重影响，故选择十二原穴亦可从调理神志方面治病。

第五节　神经性皮炎

病例 1

李某，女，27 岁。初诊：2018 年 6 月 23 日。

主诉：躯干四肢泛发皮疹伴瘙痒 2 年。

病情：患者 2 年前因摩擦后，颈后出现红色苔藓样斑块，继之两肘伸侧亦起暗红斑块伴剧烈瘙痒，曾用多种口服及外用药，均不见效。后经他人介绍外用偏方，其中含斑蝥等药（具体不详），外用后局部立即起疱、糜烂，同时前胸、腰腹、两侧腹股沟等处泛发斑块，瘙痒更甚，再三求医，仍不见效。现患者后颈偏左侧有一约 8cm×10cm 大小的暗红色苔藓样斑片，肥厚浸润，双肘伸侧各有一片手掌大小类似皮损，前胸两侧及腋下可见大片红色扁平丘疹，腰腹部、腹股沟、双下肢可见大片深褐色苔藓样损害，抓痕血痂累累，彻夜瘙痒，影响睡眠。精神萎靡，面色无华，大便干结。舌质红，苔薄白，脉弦细。

西医诊断：泛发性神经性皮炎。

中医诊断：牛皮癣（肝郁血燥证）。

中医治则：疏通厥阴，养血润燥。以足厥阴经为主。

外治六经法：主穴：足厥阴肝经原穴太冲、荥穴行间、脏会章门；配穴：神门、太白、太溪、大陵、曲池、太渊、血海、三阴交、风池。梅花针叩刺与放血疗法交替，隔日1次。

二诊：7月7日。瘙痒有所缓解，颈后皮损趋薄，前胸红色皮疹颜色变淡，双下肢皮损未见明显改变，舌脉同前。

三诊：7月21日。由于瘙痒减轻，已少抓痕，颈项及两腿皮损渐薄，前胸、腰腹部丘疹趋于消退，大便已通畅。操作方法改为针刺。

四诊：8月5日。瘙痒显著减轻，前胸腹部皮损基本消退，颈后、腿部皮损亦已明显转轻，大便通畅。宗前法，又经2周后痊愈。

按语 本例患者为年轻女性，情志致病，精神紧张，导致肝失疏泄，气郁气滞，气血不通；气郁化火，煎灼津液化燥，火盛生风，肝风内动，导致局部皮肤干燥肥厚、瘙痒剧烈；肝火灼伤津液，则大便干结；肝气上逆，克脾犯胃，脾失健运，不能运化水谷濡养周身，则精神萎靡；水谷不化，不能上荣头面，则面色无华；舌质红，苔薄白，脉弦细，皆为肝郁血燥之征象。本患者皮损以躯干四肢为主，多为足三阴经循行部位。综上，本病病位在足厥阴肝经，病性属实，治疗以疏通厥阴、养血润燥为主。

本例患者肝郁化火，造成气血运行失职，导致气血凝滞于肌肤，选太冲、行间、章门以清肝泻火、调畅气机；根据外治六经法"实则泻其子"原则，火为木之子，泻火而减其光，则火不刑金，金无畏于火，则能伐木，木受金伐则疏而不实，选神门、大陵以泻心火，太渊使肺气肃降、气机条畅；曲池既可疏风清热，又可清血分之郁热；肝主木，肾主水，虚则补其母，壮水之主以制阳光，选太溪滋补肾精以降肝火；《金匮要略》中述"见肝之病，知肝传脾，当先实脾"，可知肝郁易克脾土，选太白、血海、三阴交实脾土、降肝火、养血疏风润燥。本患者病程较长、病情易反复，日久血热、血虚化燥生风，古人云"无风不作痒"，而根据"治风先治血，血行风自灭"的治疗原则，多以养血活血、祛风止痒为治则，同时加入祛风要穴风池，可以收到事半功倍的效果。

病例2

刘某，男，35岁。初诊：2019年4月23日。

主诉：右颈肩部丘疹伴瘙痒1个月，加重5天。

病情：患者1个月前无明显诱因颈右侧颈肩部出现淡红色绿豆至黄豆大

小丘疹伴瘙痒。于外院诊断为"神经性皮炎"，予糠酸莫米松乳膏外用，症状稍有好转，但易反复。5天前患者皮损部位扩大至右上肢，瘙痒加重，自用氯雷他定、西替利嗪等抗过敏药后未见缓解。现右侧颈肩部、右上肢大片暗红色斑片，粗糙肥厚，瘙痒剧烈，影响睡眠。形体肥胖，舌红少苔，脉滑数。

西医诊断：泛发性神经性皮炎。

中医诊断：牛皮癣（风湿热蕴证）。

中医治则：清少阴热，祛风止痒。以手少阴、足少阳经为主。

外治六经法：主穴：少冲放血；神门、通里、丘墟、光明，针刺泻法。配穴：尺泽、合谷、三阴交、足三里。背部膀胱经走罐，肺俞、肾俞放血。隔日1次。

二诊：5月7日。患者睡眠改善，右上肢皮损颜色变浅，较前变薄，部分斑片消失，自觉瘙痒感减轻，睡眠改善。背俞穴改贴敷治疗，其余继前法。

三诊：5月21日。患者诉已无明显瘙痒，皮损大多变为暗褐色，睡眠可。继前法治疗，嘱患者饮食忌辛辣、油腻及发物。

按语 本例患者为年轻男性，形体肥胖，素有痰湿，复感风湿之邪蕴结于皮表，外邪引动内邪渲诸于肌肤，则出现丘疹、斑片伴瘙痒，且皮疹色红。《素问》曰："心者，君主之官也，神明出焉""诸痛痒疮，皆属于心"。患者平素工作压力较大，中医学认为，心主神明，情志为心所主，情志不舒，气血不畅，影响心的功能。心主血，属火，心火上炎，血分有热，湿热蕴结于里，则影响睡眠；热邪日久耗伤阴液，心血不足，燥而生风，故皮损肥厚粗糙。本患者皮损以颈、肩部、上肢为主，属足少阳经循行部位。综上，本病病位在足少阳胆经、手少阴心经，病性属实属热，治疗以清利少阳、祛风胜湿为原则。

患者心火旺盛，风湿热邪侵袭胆经，取心经井穴少冲，神门、通里原络配穴以清心火、安心神；丘墟、光明原络配穴清少阳胆火、祛风清热、滋阴润燥以止痒。脾主土，心主火，实则泻其子，取三阴交、足三里健脾清热利湿；肺主气，心主血，"气为血之帅，血为气之母"，心火过旺，克伐肺金，燥热伤肺，影响肺主气之功能，以肺俞放血清肺气，以尺泽、合谷扶正祛邪；根据五行反克，心火旺盛不能滋肾水，火多则克水，心肾不交，肾阴亏耗，湿热内生，取肾俞放血滋肾阴、泻火热。应用刺络拔罐法治疗本病，可通其经脉，疏其血气，调和气血。且要求患者禁食辛辣油腻，重视日常调摄。

临床分析

神经性皮炎，又称为慢性单纯性苔藓，是一种常见、多发的慢性皮肤病。临床表现以皮肤苔藓样变及剧烈瘙痒为特征。神经性皮炎的病因尚未十分清楚，但与神经、精神因素有着明显的关系。现代医学治疗以对症缓解瘙痒为主，口服抗组胺药物，严重者给予镇静安眠药，外用以糖皮质激素类药物为主，虽能暂时缓解病情，但停药易复发，且反复应用不良反应较大。

中医学根据其状如牛领之皮、厚而且坚、多好发于颈部、缠绵难愈等特点，将本病归为"牛皮癣""摄领疮""顽癣"范畴。明代医家陈实功所著《外科正宗》对本病描述："顽癣乃风、热、湿、虫四者为患，其形大小圆斜不一，有干湿新久之殊……此等总皆血燥风毒克于脾、肺二经"；《医宗金鉴·外科心法要诀》论曰："此证总由风热湿邪，侵袭皮肤，郁久风盛，则化为虫，是以瘙痒之无休也"。强调风湿热邪为本病的发病原因，日久化虫，瘙痒无休止；内因则与肺、脾二经的密切关系。结合近现代医家对本病的认识，总结出神经性皮炎多由情志致病，肝气郁滞，郁久化热，热伏营血，日久耗伤阴血，血虚生风化燥，致皮肤失去濡养；或心火上炎，以致气血运行失职、凝滞肌肤而成。外邪多为风湿热邪客于肝、脾二经所致，且外界物理摩擦刺激亦是本病的重要诱发因素之一。中医辨证分型多为肝郁化火证、风湿蕴肤证、血虚风燥证。治疗基本原则为祛邪止痒、扶正润肤。具体治法包括：疏肝理气，泻火止痒；疏通厥阴，养血润燥；清利少阳，祛风胜湿。

外治六经法治疗本病选穴大多为病经原穴，如太冲、神门、太白、合谷、太溪、大陵，配合阿是穴，可围刺或艾灸；或背部五脏俞穴，用拔罐、穴位贴敷或灸法。原穴与背俞穴分属六经，均为调理脏腑的要穴。原穴是五脏六腑原气在体表表现的位置，是本原的意思。十二经脉各有一原穴，故又名十二原。《内经》云："五脏有疾，当取之十二原。"《难经》云："五脏六腑之有病者，皆取其原也。"而背俞穴是五脏六腑之气输注于背部的腧穴，是归属足太阳膀胱经的经穴。背俞穴虽归为膀胱经，但与十二经脉是相通的，其对脏腑的调节作用并不仅仅是近部取穴原则，应从十二经的角度去考虑分析。结合五脏相关学说，选择背俞穴的时候，除了可以在本经上使用外，还可以运用五行生克的观念，在相应的经络上使用，具体方法包括子母补泻、泻南补北。治疗方法包括针刺、艾灸、梅花针叩刺、穴位贴敷、埋线及穴位注射等。

第六节　多形性红斑

病例 1

李某，男，20 岁。初诊：2017 年 9 月 5 日。

主诉：全身圆形红斑 1 周。

病情：患者 1 周前无明显诱因发热、关节酸痛、咽痛，双上肢皮肤起圆形红斑、大小不等。自行服用感冒清热、金花清感等药后热退，皮疹逐渐蔓延至躯干。于外院诊断为"多形性红斑"，予抗生素、吲哚美辛、泼尼松、维生素 C 等治疗，均未见明显好转。现患者四肢躯干对称性红斑、水疱，形如猫眼，红斑稍隆起，其边缘呈堤状突起，色红，压迫时退色，上肢高举或两腿抬高红斑颜色减轻，灼热瘙痒、刺痛。自觉口干、咽痛。唇红，舌质红，苔白微黄，脉微数。

西医诊断：多形性红斑。

中医诊断：猫眼疮（血热证）。

中医治法：清热凉血解毒。

外治六经法：主穴：六条阳经中的原穴，即合谷、阳池、腕骨、冲阳、丘墟、京骨，针刺泻法，留针 20 分钟；配穴：曲池、足三里、阿是穴，激光照射。每日 1 次。

二诊：9 月 8 日。患者咽痛、关节痛、口干消失，躯干部红斑渐消，水疱渗液明显减少，多数已结薄痂。改为大椎刺络拔罐；曲池、合谷、风池三棱针点刺放血，隔日 1 次。

三诊：9 月 15 日。红斑、水疱全部消退。2 个月后随访未见复发。

按语　本例患者为年轻男性，本病乃外感风热，营卫不和而致。病初发热、关节痛，素体阳盛，热盛易迫血妄行，"血得热则行"则血流加快，脉络充血，则见皮损色红、灼热刺痛；血分有热易煎灼阴津，阴液不足则会出现口干、咽痛；血热易聚毒，毒邪聚集于肌肤则可见水疱、糜烂渗液；舌质红，苔白微黄，脉微数，皆为血热证之征象。本患者皮损以躯干四肢为主，属手、足阳经循行部位。综上，本病病位在阳经，病性属实属热、虚实夹杂，治疗以清热凉血解毒为原则。

外治六经法取原穴为主穴，考虑到原穴是脏腑原气经过和留止的部位，位于四肢腕踝关节附近，从其所处部位来看，处于"神气之所游行出入"和"真气之所过"的部位；从经脉流注来看，脉气在输、原处比较盛大，而十二原穴却恰好位于此处，诸脏之原与流注穴中的"输穴"相重合，诸腑之原与流注穴中的"原穴"相重合，这也从侧面证实了原穴确为原气出止之处，因此原穴堪称"多气之穴"，具有调整脏腑经络虚实的作用。本患者素体阳盛，复感外邪，灼伤营血，血热内蕴，取六条阳经中的原穴通利气血、清热解毒。配穴取曲池扶正祛邪，足三里健脾摄血，阿是穴行经活络。复诊改大椎、风池以泄热解表、祛邪外出。

病例 2

廖某，女，29 岁。初诊：2018 年 10 月 8 日。

主诉：下肢红斑伴瘙痒半年。

病情：患者半年前无明显诱因双下肢内侧、足背部起红斑、水疱，糜烂，伴瘙痒，后逐渐手腕起相同皮疹。皮肤发凉，每遇冷时加重，遇暖时症状减轻。于外院诊断为"多形性红斑"，予西药抗炎、抗过敏等治疗稍有缓解，易反复发作。现患者双下肢、足背部暗红色圆形红斑，大小不等，周边微隆起，呈环形，相互融合，少许红斑中心起水疱，伴清稀渗液。舌淡红无苔，脉沉细。

西医诊断：多形性红斑。

中医诊断：猫眼疮（虚寒证）。

中医治法：温补太阴，散寒除湿。以足太阴经为主。

外治六经法：主穴：太白、公孙、脾俞，针刺补法；配穴：足三阳经合穴，即足三里、阳陵泉、委中，针刺补法。命门、关元、阿是穴，拔罐疗法，留罐 5 分钟。每日 1 次。

二诊：10 月 15 日。患者双下肢红斑逐渐消退，瘙痒及渗液略减轻，手足稍转温暖。此乃湿浊下注，气血瘀滞。配穴改予足三里、涌泉，隔姜灸，每日 1 次。

三诊：10 月 22 日。患者红斑、水疱趋向痊愈，偶有轻微瘙痒。全部穴位改为温补贴穴位贴敷疗法以巩固疗效。

按语　本例患者为年轻女性，先天禀赋不耐，后天脾胃虚弱，阳气不足，不能达于四末，卫外不固，风寒之邪乘虚而入，气血凝滞不通，阻于肌肤则发为暗红色斑片；脾虚不能运化水湿，体内湿气与外寒相合则起水疱伴清稀渗液；舌淡红无苔、脉沉细皆为虚寒证之征象。本患者皮损以双下肢内侧、足背部为主，属足太阴脾经循行部位。综上，本病病位在足太阴脾经，病性属虚属寒，治疗以温补太阴、散寒除湿为原则。

外治六经法主穴取足太阴脾经的原穴、络穴、背俞穴即太白、公孙、脾俞相配，温补脾阳散寒。配穴根据经络辨证取皮损局部阳经的合穴，《黄帝内经素问集注》曰："经满而血者，病在胃，及以饮食不节得病者，取之于合""肺与阳明主秋金之令，入胃之饮食，由肺气通调输布，而生此营卫血脉，故经满而血者，病在胃。饮食不节者，肺气不能输而得病也……肺与阳明，并主秋令，此章以腑合脏，而脏合于四时，五行味主秋，则秋令所主脏腑，皆隐于其中矣"。又阴经之合属水，阳经之合属土，水与肾相应，土与脾相应，脾与胃同居中焦，因为饮食不节而得病者，可致脾胃受损；脾为后天之本，肾为先天之本，先天需要后天运化的水谷精微充养，脾胃受损，可导致先天补充不足，同时先天可以促进脾运化水谷。是故饮食不节得病者，关乎脾胃以及肾。合穴具有健脾益胃、扶正培元之功。配合命门、关元、涌泉、阿是穴温补脾肾、温经散寒、活血通脉。

临床分析

多形性红斑是皮肤黏膜的一种急性渗出性炎症性疾病，发病急，具有自限性和复发性的特点，季节更替时期发病较多。黏膜和皮肤可以同时发病，也可单独发病。皮肤多呈对称性多形性红斑疹，典型皮肤损害色泽为内紫外红，中央可出现水疱，外周境界清晰，靶状形态，即虹膜皮损。患处皮肤瘙痒或红肿、溃烂。前驱症状有低热、头痛、四肢乏力伴各关节及肌肉酸痛等全身症状。部分患者可同时或发病之前易患单纯疱疹或上呼吸道感染，并反复发作。现代医学对多形性红斑的治疗主要以抗炎、抗过敏药物为主。

中医学将本病归为"猫眼疮""雁疮""寒疮"之范畴。《医宗金鉴·外科心法要诀·猫眼疮》云："此证一名寒疮，每生于面及遍身，由脾经久郁湿热，复被外寒凝结而成。初起形如猫眼，光彩闪烁，无脓无血，但痛痒无常，久则近胫。"《奇症汇·卷六》曰："有人患身面生疮，如猫儿眼样，有光彩无脓血，但痛痒无常，饮食减少，名曰寒疮。"本病发生多因血热夹湿、外感毒邪，或脾经久蕴湿热、复感寒邪，以致营卫不和、气血凝滞、郁于肌肤而致。中医辨证主要分为血热证和虚寒证。血热证是以实证为主，以清热凉血为基本治则；虚寒证多以虚证为主，或以虚实夹杂为主，临床治疗以温补太阴为原则。

外治六经法治疗本病，血热证：主穴为病经原穴；配穴选曲池、足三里、阿是穴、大椎、曲池、合谷、风池。虚寒证：主穴选择五输穴；配穴选命门、关元、内关、足三里、阿是穴；隔姜艾灸局部、大椎、足三里、涌泉、合谷等。原，即本原、真元之意。原穴是脏腑原气经过和留止的部位，十二经脉各有一个所属的原穴，故称"十二原"。《灵枢·九针十二原》曰："五脏有疾，当取之十二原。十二原者，五脏之所以禀三百六十五节气味也。五脏有疾也，应出十二原，十二原各有所出，明知其原，睹其应，而知五脏之害矣……凡十二原者，主治五脏六腑之有疾者也。"由此可知，原穴是脏腑原气留止之处，脏腑有病变，相应原穴会有所反映。在临床上，原穴可以治疗各自所属脏腑病变，也可以根据原穴的反应变化，推测脏腑功能的盛衰。原穴能使三焦原气通达，从而激发原气，调动体内的正气以抗御病邪，临床主要用来治疗五脏的病变。五输穴即分布在四肢肘膝关节以下井、荥、输、经、合五类腧穴的简称。《灵枢·九针十二原》提出："所出为井，所溜为荥，所注为输，所行为经，所入为合。"五输穴配属五行，阴经的五行属性为木、火、土、金、水；阳经的五行属性为金、水、木、火、土，五输穴表达脏腑经络之气从小到大、阳气由小到大的发展过程，从始至终流注的五行模式。阴经的井穴属木，阳经的井穴属金，阳克阴经，其他4个五输穴，按照五行生克规律依次排列，这种搭配既说明五输穴如水流的连续性，又说明阳经对阴经的五行排列是相克的。这种制中有生、刚柔相济的关系，是符合阴阳交泰观点和阴阳互根道理的。在经脉气血流注中，五输穴发挥重要的作用。

第七节 结节性红斑

病例 1

毛某，女，37 岁。初诊：2017 年 10 月 23 日。

主诉：双下肢皮疹 1 个月，加重 4 天。

病情：患者 1 个月前无明显诱因出现全身发热恶寒，后双下肢前侧出现大片红肿、疼痛，外院诊断为"丹毒"，予抗菌药物及清热解毒中药治疗（具体不详），未见明显好转。4 天前双下肢出现鲜红色钱币至核桃大小结节，质硬，稍隆起，境界清楚，下肢灼热、肿胀，触痛明显。伴口干咽燥，大便干结，纳眠可。舌红，苔黄腻，脉滑数。

西医诊断：结节性红斑。

中医诊断：瓜藤缠（湿热下注证）。

中医治则：清利阳明，活血通络。以足阳明经为主。

外治六经法：主穴：内庭、解溪、冲阳、丰隆；配穴：太白、太冲、太溪、丘墟、京骨。针刺泻法，留针20分钟。急性发作期十宣点刺放血，曲泽、血海艾灸疗法。每日1次。

二诊：10月28日。双下肢结节渐退，颜色变暗，疼痛减轻，未见新生结节。续前法，患者已过急性发作期，故配穴改为大椎、委中刺络拔罐。

三诊：11月4日。双下肢胫前皮肤红肿已消，硬节缩小如黄豆大，有轻度压痛，小便黄浊、短赤，黄腻苔减退。继前法，隔日1次。

四诊：11月11日。药后疼痛基本消失，结节已消退，局部留有色素沉着，舌苔薄白，脉滑。

按语 本例患者为中青年女性，外感湿热毒邪，循经流注，瘀阻经脉，经络阻隔，气血运行不通，不通则痛，则发质硬结节伴肿痛；湿热之邪下注于血脉经络，则结节色红；湿热内阻，津液不能上荣，则口干咽燥；湿热下注，热邪灼伤津液，下迫大肠，则大便干结；舌红，苔黄腻，脉滑数，皆为湿热下注之征象。本患者皮损以双下肢前侧为主，属足阳明经循行部位。综上，本病病位在足阳明胃经，病性属实属热，治疗以清利阳明、活血通络为原则。

本病取穴以足阳明胃经荥穴、经穴、原穴、络穴即内庭、解溪、冲阳、丰隆为主，清利阳明湿热。又选取足部经脉原穴为配穴，原气是人体生命活动的原动力，通过三焦运行于五脏六腑，为"十二经之根本"，十二经脉以其与脏腑紧密联系，临床疗效显著。患者妇女，以血为本，动易耗血，冲任受损，气血不调，血病则气不能独化，气病则血不能畅行，气滞则血瘀，取血海清热凉血。十宣穴为经外奇穴，《针灸大成》记载："十宣穴，位于手十指头上，去爪甲一分。"《备急千金要方》记载："十宣穴，别名鬼城。"十宣穴点刺放血配合曲泽艾灸，具有祛瘀生新、通络荣筋之功。中后期改为大椎、委中清解余热，《针灸资生经》云："委中者，血郄也……足热厥逆满，膝不行屈伸，取其经血立愈"。

病例2

安某，女，45岁。初诊：2018年4月12日。

主诉：双下肢丘疹结节半年。

病情：患者于半年前感冒发热后左下肢伸侧起数个散在丘疹，色红，质硬而痛，于外院诊断为"结节性红斑"，经西药抗感染等治疗，未见明显好转。现双下肢伸侧有数个散在大小不等之圆形或椭圆形暗红色结节，稍隆起，境界清楚。常于午后发热，最高体温37.6℃。双下肢膝关节痛，精神疲倦，手足心热，烦躁失眠，食欲较差，大便略干。舌暗红，苔白腻，脉细滑数。

西医诊断：结节性红斑。

中医诊断：瓜藤缠（瘀热互结证）。

中医治则：活血通络，清热化湿。以足太阴、足阳明经为主。

外治六经法：主穴：中脘、章门、太冲、太溪、冲阳、丘墟、京骨，针刺平补平泻法，留针20分钟。配穴：间使点刺放血，膈俞、血海艾灸。

二诊：4月26日。左下肢结节逐渐消退，个别未退者已软化，疼痛大减，但仍觉午后低热，手足心热，精神疲乏，食欲不振。舌红，苔薄白，脉弦细。继前法，膈俞改为拔罐。

三诊：5月9日。左下肢结节完全消退，关节疼痛消失。其他诸症亦消除。上法改为穴位贴敷。

按语 本例患者为中年女性，病情迁延日久，肝肾亏虚，脾失健运，积湿生痰，痰浊凝聚，气滞血瘀，瘀血不化，新血不生，患肢常缺少血液灌注，使络道阻塞，气血瘀结益甚，以致结节丛生，病久不愈。肝肾亏损，精血不足，形体官窍失养，则精神疲倦；阴虚内热，则手足心热；虚热上扰心神，则烦躁失眠；脾失健运，积湿生痰，则食欲差、大便干；舌暗红，苔白腻，脉细滑数，皆为瘀热互结之征象。本患者皮损以下肢伸侧为主，属足阳明、足太阴经循行部位。综上，本病病位在足太阴脾经、足阳明胃经，病性以实为主，治疗以活血通络、清热化湿为主。

治疗本患者以脾胃两经募穴中脘、章门为主，加以原穴，强化清解脾胃湿热之功效。病程日久，应重视血分，从"瘀"论治。唐容川在《血证论》中云："初起总宜散血，血散则寒、热、风、湿均无遗留之迹矣。"膈俞为八会穴中的血会，与血海相配艾灸可行气活血、祛瘀生新、通络止痛。间使为心包经的经穴，五行属性属金，心包属火，金通肺气，"经主喘咳寒热"，故针刺该穴既可解肌表之热，又可泻入里之火，善于治疗热病；营卫不和，阴阳相搏，该穴可通里达表，通调和解厥阴与少阳的经气，使三焦气机和畅，血脉运行正常，以达清热除烦之效；心包与三焦相表里，心包脉气力贯三焦，该穴有调理气机、和胃降逆之功。

临床分析

结节性红斑是发生于皮下脂肪小叶间隔的炎症性疾病，青年女性较多见，好发于双小腿伸侧，为对称分布的深在性触痛结节，直径1~10cm。结节表面皮肤初呈红色，平滑有光泽，略微高出皮面。几天后损害变平，留下挫伤样的青紫色斑。不发生溃疡，皮疹消退后无萎缩和瘢痕形成。结节成批出现，逐渐消退，自然病程数天或数周。可有发热、头痛、乏力、关节炎及下肢水肿等症状。本病病因复杂，可继发于感染、肿瘤、结缔组织病等疾病，也可由应用某些药物而引起。西医治疗主要以抗结核、抗感染、糖皮质激素、免疫抑制剂和物理治疗为主，疗效一般。

中医学将本病归为"瓜藤缠""三里发""肾气油风""湿热留注"等范畴。本病病因多为外感暴风疾雨、寒暑湿火，内因劳力伤筋、劳房伤肾。故发病部位在肌肉腠理之间，邪气与肌腠相搏而形成红斑；脏腑主要责之于肝、脾、肾三脏，与足之三阴三阳经有密切关系。中医对本病尚未形成确切统一的临床分型，根据其病因病机、皮损特点等方面，大致分为湿热瘀阻证、寒湿阻络证、气滞血瘀证。治疗原则以清热凉血、利湿解毒、通络止痛为主。本病主病在血，气滞血瘀贯穿始终，血瘀而致湿聚，湿蕴而致热郁，故治疗中不可忘活血通络。

外治六经法治疗本病主要取原穴，用于内脏有病而症状反映在体表器官的病变。内为阴，阴经经穴主治内脏病证；外为阳，阳经经穴主治体表器官疾病。若内脏有病而病证反映在体表，取阴经原穴同时配合阳经原穴可增强治疗效果。配穴时，少阴配少阳，太阴配太阳，厥阴配阳明。《针灸大成》曰："四关者，五脏有六腑，六腑有十二原，出于四关，太冲、合谷是也……寒热疼痛若能开四关者，两手两足刺之。"手太阴经原穴合谷与足厥阴原穴太冲相配，一阳一阴、一腑一脏、一上一下、一升一降、一气一血，两者配伍可取得事半功倍的效果。因本病主要责之于肝、脾、肾三脏，与足之三阴三阳经有密切关系，故主穴可选用太白、太冲、太溪、冲阳、丘墟、京骨。

第八节　慢性前列腺炎

病例

李某，男，58岁。初诊：2018年4月7日。

主诉：反复尿道灼痛伴会阴部胀痛1年。

病情：患者于1年前出现尿频、尿急、尿痛，少腹部、会阴部、腰骶部、腹股沟部间歇性胀痛，偶有寒颤发热。曾于外院查尿常规示：尿红细胞（＋），尿白细胞（＋）。前列腺液常示：白细胞（＋），卵磷脂小体（＋），培养有白色葡萄球菌生长。诊断为"慢性前列腺炎",予西药并配合电疗医治两月余,症状稍有减轻,但病情经常反复。现患者尿频且不畅,有时点滴而下,尿道口有刺痛感,少腹两侧胀痛,会阴部不适,纳眠可,大便调。舌暗红、边有齿痕,舌苔白厚,脉沉细弦。

西医诊断:慢性前列腺炎。

中医诊断:精浊(脾肾气虚、湿热蕴结证)。

中医治则:健脾固肾,清热化湿。以足三阴经、任脉为主。

外治六经法:主穴:脾俞、肾俞、膀胱俞,针刺,用补法;配穴:中极、关元、三阴交、太冲、太溪、公孙、列缺、支沟,针刺,平补平泻法。留针30分钟,每日治疗1次。

二诊:4月21日。排尿稍畅,少腹胀痛感减轻。予次髎、委中穴点刺放血,后于肺俞、心俞、肝俞、脾俞、肾俞闪罐、留罐5分钟,隔日1次。

三诊:4月28日。少腹及会阴部等不适感基本消除,小便已畅,余无不适。予关元穴进行中药穴位贴敷:黄芪、附子、马钱子、冰片、川芎、大黄、黄柏适量研末,加凡士林调匀,填脐中,再用麝香止痛膏贴,每日1次以巩固疗效。

按语 本例中年患者,病情迁延不愈,以致脾肾气虚,膀胱气化不行,故尿频不畅;湿热下注,气机失宣,不通则痛,故腰骶、少腹及会阴部胀痛不适;舌暗红、边有齿痕,舌苔白厚,脉沉细弦,皆为脾肾气虚、湿热蕴结之征象。本病病位在足太阴、足少阴经,病性属虚实夹杂,治疗以健脾固肾、清热化湿为原则。足三阴经及任脉均循行到小腹部、阴器,故以此为主。

外治六经法主穴选脾俞、肾俞、膀胱俞以健脾补肾,固摄膀胱之气;《素问·骨空论》:"任脉者,起于中极之下,以上毛际,循腹里,上关元",取中极、关元扶正治本;三阴交、公孙健脾利湿;太溪为肾经的原穴、输穴,取其补肾益气;脾失健运,影响肝失疏泄,导致"土壅木郁",以太冲疏肝理气,使气血运行;列缺益肺气以通调水道而调整小便的排泄功能;支沟调理三焦而通利二便,治疗尿频、尿急、尿痛;次髎、委中刺血,可以提高清热利湿的功效。诸穴合用为扶正治本之法,能从整体上调整五脏功能,进而促进膀胱、前列腺功能的恢复。

临床分析

前列腺炎是由于前列腺受到病原体感染或某些非感染性刺激而发生的炎症反应。临床上有急性和慢性、有菌和无菌、特异性与非特异性之分,其中又以慢性无菌性非特异性前列腺炎最为常见。它通常以排尿刺激征与盆骶疼痛为主要临床表现。具有病程长、病情顽固难愈等特点，严重影响患者的精神健康和生活质量。

慢性前列腺炎据临床证候，当属中医学"精浊""淋浊""白淫"等范畴。如《素问·痿论》云："思虑过度，所愿不得，意淫于外，入房太过，宗筋弛纵……及为白淫。"而《金匮要略·消渴小便不利淋病脉证并治》曰"淋之为病，小便如粟状，小腹弦急，痛引脐中"则就其临床证候作了详尽而又生动的叙述。中医学认为本病在脏多责之于心、肝、脾、肾；湿热为本病之标，肾虚为本病之本，气滞血瘀为本病进一步发展的病理关键。病程日久、缠绵难愈为本病特点，病性初期为实证，后期可表现为虚证，亦可为虚实夹杂之证。清利湿热、祛瘀排浊应为本病的治疗法则。

外治六经法治疗本病有明显特色和优势，具有给药方便、无创或创伤小等特点，极大地减少了患者的痛苦，使患者乐于接受。以"外治六经、内调脏腑"理论为基础，从整体出发，辨证治疗，手段丰富，在改善患者的自觉症状和疗效的持久性方面有一定的优势。在内服药基础上合理选用外治方法，如针灸、局部注射、穴位贴敷等，使药直达病所，充分发挥药物的作用，或结合前列腺按摩，极大提高中医药治疗本病的疗效。

第九节　前列腺增生

病例

汪某，男，66岁。初诊：2019年3月20日。

主诉：尿频、排尿困难4年，加重5个月。

病情：患者4年前外出跋涉时感小便不利，翌晨即无法排尿，于当地医院诊为"前列腺肥大并急性尿潴留"，予肌内注射青霉素、链霉素，口服乙烯雌酚治疗后稍有好转，仍排尿困难。4年来反复发作，排尿困难，尿线变细，时常点滴而出，夜尿2~3次，未予治疗。5个月前症状明显加重，每晚夜尿5~6次。现患者腰膝酸痛，耳鸣，眠差易醒，纳可，大便偏干。肛诊：前列腺明显肥大，光滑柔和，边缘清楚。舌暗红、苔薄黄，脉沉细、尺脉涩。

西医诊断：前列腺增生。

中医诊断：癃闭（肾阴亏虚、瘀热互结证）。

中医治则：补肾益阴，清利下焦。以足太阳经、足少阴经为主。

外治六经法：主穴：肾俞、膀胱俞、膈俞；配穴：水道、关元、中极、三阴交、阴陵泉、秩边、次髎。针刺平补平泻法，留针 30 分钟，每日 1 次。

二诊：4 月 3 日。排尿较前通畅，腰膝酸痛、耳鸣较前明显好转。予中药穴位贴敷：芥子、陈皮、青皮、三棱、葛根、黄柏、芦荟等中药适量研成粉末，用食醋调成糊状，于睡前外敷神阙、关元穴，晨起去掉。1 次 / 日。

三诊：4 月 10 日。排尿基本通畅，大便调。予中药穴位贴敷：生甘遂、冰片适量，醋调匀，于睡前敷于脐下关元穴，外用胶布固定。1 次 / 日。

按语 本例患者年过六旬，肾气虚亏，膀胱气化不利，局部瘀血阻络，闭阻溺窍，故见小便频多、排尿困难；下焦积热，日久不愈，津液耗伤，肾阴亏虚，故见腰膝酸痛、耳鸣等症；年老体虚，肠腑无力推动糟粕，故见大便干；舌暗红、苔薄黄、脉沉细、尺脉涩，皆为肾阴亏虚、瘀热互结之征象。本病病位在足太阳经、足少阴经，病性属虚实夹杂，治疗以补肾益阴、清利下焦为原则。

外治六经法主穴选肾俞、膀胱俞、膈俞，背俞穴是脏腑之气输注于腰背部的腧穴，可治疗与其相应的脏腑病证，故肾俞与膀胱俞共用，相得益彰，可通调水道、助膀胱气化、清下焦而利小便；中极穴为足太阳膀胱经募穴、足三阴与任脉之会，具有助阳利水、补气固本之功，善于调理下焦、通畅气机，针灸中极穴可促进前列腺及膀胱局部气血流通，增强膀胱气化功能，达到排尿顺畅的目的；关元穴为小肠经募穴，足三阴、任脉的交会穴，是人周身之气血元精所聚之处，具有固本培元、补益下焦的功效，针灸可升清降浊、调理冲任、振元阳、促气机，使阴得阳以生，肾中精气盛而病自然痊愈；三阴交为足三阴经交会穴，具有健脾利湿、补益肝肾、疏经通络之功效；秩边、次髎同为足太阳膀胱经腧穴，具有疏通经络、强健腰膝、清利膀胱之功；水道穴属足阳明胃经，以其穴名而知其通利水道之功，《针灸甲乙经》言："三焦约，大小便不通，水道主之"；阴陵泉穴为足太阴脾经合穴，针刺该穴具有健脾利湿、通经活络、通利小便的功用。二诊针对下焦湿热进行中药穴位贴敷，促进药物更好地吸收，有效地提高中药的治疗效果。三诊患者病久气滞血瘀，穴位贴敷促进气血运行，巩固疗效。

临床分析

前列腺增生症亦称前列腺良性肥大，是一种以尿路刺激、排尿困难为主要特征的男性常见病。本病为老年性疾病，发病率可随年龄增长而加重。数据表明：前列腺增生症发病一般始于 50 岁左右，发病率约 40%，60~70 岁发病率达 75%，80 岁以后发病率接近 90%。现代医学有关前列腺增生的病因，迄今尚未完全明了，当前较为肯定的是本病的发生与体内性激素水平变化有关。

本病属中医学"癃闭"范畴。如《医学纲目》所言："闭癃，合而言之，一病也；分而言之，有暴久之殊。盖闭者，暴病为溺闭，点滴不出，俗名小便不通是也；癃者，久病为溺癃，淋沥点滴而出，一日数十次或百次。"中医学认为本病的基本病机是年老肾气虚衰，气化不利，血行不畅，致前列腺阴血凝聚而增生肥大。临床可分为膀胱湿热证、气滞血瘀证、脾肾气虚证、肾阴亏虚证、肾阳不足证、肺气郁闭证。治疗应本着"缓则治其本，急则治其标"的原则。"癃证"以调和阴阳、软坚散结为主，防止增生的前列腺进一步发展；"闭证"则以缓解痉挛为主，保证尿液的正常排出，防止肾功能损害及"关格"的出现。

外治六经法治疗本病选用背部五脏俞穴共同调理机体功能，脏腑同调，整体辨证与局部辨证相结合，发挥外治疏经通络的局部作用，从而缓冲尿路梗阻、改善尿路症状，共同达到平衡阴阳、治疗疾病的目的。本病病位虽在膀胱与精室，但与多个脏腑功能失调密切相关，其中肺、脾、肾三脏同调水道，大肠与精室邻近，故治疗时可配伍宣通肺气、补益脾气、通腑化浊之品提高疗效。另外，患者易全身呈现虚、瘀状态，但可存在局部湿热困阻的表现，适当利用局部清热利湿之法能改善局部症状，亦可防治良性前列腺增生症合并泌尿系感染。外治六经法利用针刺、灸法、穴位贴敷、推拿、刮痧等方法，临床上疗效显著。其中针灸是通过引起一系列神经－体液机制调节而使膀胱及尿道平滑肌张力下降，减轻尿道压迫，并能改善前列腺微循环，改善血运状况，缓解临床症状，调节内分泌，调控前列腺生长内外因子，抑制前列腺增生，缩小前列腺体积，减轻或消除膀胱、尿道出口机械性梗阻，从而达到治疗前列腺增生症的目的。灸法还可使毛孔舒张，透皮给药，有利于药物直接吸收，药到病所。

第十节 阳痿

病例

白某，男，39岁。初诊：2017年6月5日。

主诉：阴茎勃起硬度不足半年。

病情：患者自半年前开始出现阴茎痿弱无力，无法进行正常性生活，时有滑精，曾服用壮腰健肾丸、六味地黄丸等，未见明显好转。现患者腰以下怕凉，心悸气短，失眠健忘。体质肥胖，精神萎靡，表情苦闷，面色不华。舌淡胖，苔薄白，脉细缓。

西医诊断：勃起功能障碍。

中医诊断：阳痿（阴阳两亏证）。

中医治则：阴阳双补。以任脉、足少阴经为主。

外治六经法：主穴：太渊、太溪、太冲、神门、丘墟；配穴：关元、中极、三阴交、腰阳关、命门、复溜、百会。揿针治疗，每日 1 次。

二诊：6 月 12 日。患者晨勃较前增多，勃起硬度有所增强。腰以下怕凉好转，精神稍差，眠差。予心俞、命门、关元、中极闪罐、留罐 5 分钟，起罐后用艾条温灸，15 分钟 / 穴，以皮肤有温热感为宜，1 次 / 日。

三诊：6 月 26 日。患者诉勃起较好，性欲提高，同房成功。睡眠可，面色稍红润，精神可，余未见明显不适。予二诊穴位隔姜灸，15 分钟 / 穴。

按语 《类证治裁》曰："伤于内则不起，故阳之痿，多由色欲竭精、所衰太过，或思虑伤神，或恐惧伤肾……亦有湿热下注，宗筋弛纵而致阳痿者。"据症所见，此例可为恣情纵欲、竭精伤阴、阴损及阳、阴阳两亏之阳痿证。阳虚阴亏，精关不固，故阳痿滑精、腰以下怕凉；肾阴不足，致心肾不交，故心悸健忘、失眠；舌淡胖，苔薄白，脉细缓，皆为肾阴阳两亏之征象。故治以滋阴壮阳益肾，以任脉、足少阴经为主。

外治六经法治疗本病主穴选肾经、肝经、肺经、心经、胆经原穴。太溪为足少阴肾经原穴，肾为先天，取之补肾填精；太冲为足厥阴肝经原穴、输穴，谓五脏有疾当取之十二原，又谓脏病求其输；太渊为手太阴肺经；神门为手少阴心经原穴，主心胸情志之患；丘墟为手少阳胆经原穴，本穴为胆经风气的生发之源，《内经》有"凡此十一脏皆取决于胆"之论，又"胆者，敢也"，用此穴自能舒郁畅志、振奋士气。五穴进补，水火既济，坎离融融，故患者向愈之速，实寓于情理之中。本病与肾脏关系密切，关元、中极为任脉与足三阴经交会穴，可补肾益精、温下元之气；三阴交亦是足三阴经交会穴，既可补益肝肾，又可强筋起痿；腰阳关、命门、复溜以温肾助阳、补益元气、培肾固本；百会起醒脑护神、振奋阳气之效。穴位艾灸更具温肾助阳之功，共同温补肾阳、滋养肾阴，疗效得以巩固。

临床分析

阳痿又名勃起功能障碍，是指性交时阴茎不能勃起，或硬度不足以插入阴道，或勃起不能持续足够时间，以致不能正常完成性交的一种病证。临床特点为"阴茎痿而不举，举而不坚，坚而不久"。一些患者同时伴有头晕、乏力、失眠、焦虑、易疲劳、精力不集中等神经官能症状。此外，器质性阳痿患者还可出现原发疾病自身所固有的症状。

据临床证候，阳痿当属中医学"阴痿""不起""阴器不用"等范畴。阳痿的发生关乎五脏，与心、肝、脾、肺、肾功能失调和气血经络失和密切相关。病因为情志内伤、湿热、瘀血、虚损。基本病机为肝郁气滞，实邪内阻，宗筋失于充养而不用；或脏腑虚损，精血不足，宗筋失养。阳痿辨治要点可概括为分清虚实、明辨病位、细审寒热及了解"三因"。肝气郁结者，应以疏解肝郁、调达肝气为主；肝经湿热者，当以清热利湿为先；瘀血阻络者，则以活血通络为治。

外治六经法治疗本病遵循在辨证论治基础上，运用"六经同治，脏腑同调"理论，综合运用针灸、推拿、拔罐、穴位注射、穴位埋线、耳穴压贴等疗法治疗本病。男性性功能与多个脏腑经络的关系十分密切，各脏腑经络功能协调统一，才能维持正常的性功能，而各脏腑经络的病变亦可对性功能产生影响，甚至引起性功能障碍。从肾、从肝、从心、从脾、从肺进行调理或多脏同调均可达到恢复男性性功能的目的。同时，《黄帝内经》中论其经脉"循阴股入毛中，过阴器，抵少腹""肝者筋之合也，筋者聚于阴器""足厥阴之别……上睾"为阳痿从肝论治提供了理论上的依据。性欲的产生是由神气血协调而发，性活动当属精神活动之一，为心神所支配，心主神明而司性欲，主明则下安，阳道功能自如，即可恢复男性性功能。

第三章　妇科疾病

第一节　月经失调

病例

王某，女，53 岁。初诊：2006 年 5 月 9 日。

主诉：月经紊乱 2 年。

病情：患者近 2 年月经紊乱，不定期，经行量多，色深红，带下黄，时有腰痛。咽干，便秘，音哑，偶有发热。颈部瘿肿，弥漫肿大，质软不痛，经某医院检查诊为"慢性甲状腺炎"。血压 150/100mmHg，舌苔薄黄，脉沉软。

西医诊断：月经失调。

中医诊断：月经先后无定期（气血失调、肝经湿热证）。

中医治则：调和气血，清肝利湿。

外治六经法：主穴：心俞、肺俞、脾俞、肾俞、肝俞，针刺，用补法；配穴：蠡沟、阴廉、行间、曲泉，针刺，用泻法。配穴加电针，选用连续波，强度以患者耐受为宜。隔日治疗 1 次，每次留针 20 分钟，连续治疗 14 天。

二诊：5 月 24 日。治疗后于 5 月 13 日行经。此次经量已不多，5 月 19 日经净。带下明显减少，仍音哑，便秘，偶有发热。咽微干，舌苔微黄，脉沉软。再用原法治疗 14 天。

三诊：6 月 8 日。带下已正常，未发热，大便正常，瘿肿消退，血压正常，音哑改善。舌苔薄白，脉缓和略沉。以前法治疗 3 次巩固疗效。

按语　月经周期或前或后 1~2 周者，称为"月经先后无定期"，又称"经水先后无定期""月经愆期""经乱"。青春期初潮后 1 年内及更年期月经先后无定期者，如无其他证候，可不予治疗。月经先后无定期若伴有经量增多及经期紊乱，常可发展为崩漏。本病相当于西医学的排卵型功能失调性子宫出血病的月经不规则。

本例患者为中老年女性，处于围绝经期，近两年开始出现月经不调，是为肾气渐亏、天癸将竭、经血不足所致。绝经期月经不调多发生在 49 岁左右。是时"任脉虚，太冲脉衰少，天癸竭"，以致停止行经。由于子宫各部功能衰退，在月经将绝一二年间，常见月经不调，而兼见各症。在绝经期甲状腺素激增，常伴有弥漫性甲状腺肿大，其症见音哑、便秘、咽干；血分郁热，则经行量多；湿热蕴蒸，则带下色黄。故治以调和气血、疏肝清热利湿。

因心主血脉，推动血的运行；肺主一身之气，朝百脉；脾为后天之本，气血生化之源；肾为先天之本，内藏先天之精；肝藏血，主疏泄，故以心俞、肺俞、脾俞、肾俞、肝俞，五脏俞穴调和五脏气血。肝俞、蠡沟、阴廉、行间、曲泉清利肝经湿热。又甲状腺肿大多系肝经郁热，故用疏肝、清热利湿、散结之法可消其瘿肿。

临床分析

月经是有规律的周期性子宫排血现象。月经的主要成分是血，而血又有赖于气的统摄、运行和调节。冲任二脉需要气血充盈保证蓄积和外溢，胞宫受气血灌注才能行经。月经与肝、脾、肾关系密切，肾气旺盛、肝脾调和、冲任脉盛，则月经按时而下。月经失调，广义的泛指一切月经病，狭义的仅指月经的周期、经量、经色、经质的异常。本病属于后者。

月经失调的治疗以调气血、和脾胃、养肝肾为总法。女子以血为本，然气血之间具有互相依存、密不可分的关系。因此，治疗月经失调时，首先要调气血，气血调畅则经脉通畅、五脏安和。脾胃为后天之本、生化之源，水谷依赖于脾的运化才能化为精微物质，同样，脾还有传输和散布精气的功能，将水谷输布全身。因此，脾运化水谷精微功能强大，机体的消化吸收功能健全，才能为气血津液化生提供足够的养料，进行正常的生理活动。和脾胃正是为了调气血。肝藏血，肾藏精而系胞宫，通诸经之血，为冲任之本。肾为肝母，主闭藏；肝为肾之子，主疏泄。两者一开一阖，同处下焦，互相依存，互相影响。月经病多为损伤冲任，冲任损伤必影响肝肾，肝肾有病必影响冲任。因此，在治疗时往往从肝肾入手，治肝肾亦是治冲任。肝肾得养，冲任功能自然得以恢复。

月经先后无定期，或因情志不遂、疏泄不及则后期；气郁化火、扰动冲任则先期；或因禀赋素弱、重病久病使肾气不足，或经血不足、血海空虚则后期；若肾阴亏虚、虚火内扰则先期。

外治六经法治疗本病主穴用背俞穴中的五脏俞穴，因其位于阳气充盛的背部，是脏腑之气输注之处，总督全身脏腑阳气。背俞穴有调整全身脏腑、调治内脏疾病的作用，能够治疗相应脏腑的病证以及脏腑所主组织、器官的病证。在临床治疗过程中，同时针刺五脏的背俞穴，也就扩大了背俞穴的治疗空间，达到对疾病整体调治的目的，再根据患者的具体病情，辨证配穴，补虚泻实，调理冲任，达到事半功倍的治疗效果。

针灸治疗月经不调多在经前 5~7 天，至下次月经来潮前再治疗，可连续治疗 3~5 个月，直至病愈。若行经时间不能掌握，可与月经干净之日起针灸，隔日 1 次，直到月经来潮时止，连续治疗 3~5 个月。

第二节 不孕症

病例 1

沈某，女，29 岁。初诊：2017 年 9 月 30 日。

主诉：原发不孕 4 年，月经稀发至闭经。

病情：患者初潮年龄 16 岁，月经 2~3 个月一行，偶有 6 个月一行，2016 年以前采用人工周期调整月经，停药后又闭经。现已闭经 4 个月，基础体温单相，宫颈黏液结晶不典型。闭经后发胖，头晕心烦，胸闷嗳气，乳房胀痛，身倦腰酸，下肢无力，腹胀，大便秘结，3 日一行。面色黄，唇周发青，有短髭，舌苔白，质紫暗，脉沉弦。妇科检查除宫颈略小外，未见异常。

西医诊断：①原发性不孕；②闭经。

中医诊断：①不孕症；②闭经。（肝郁气滞证）

中医治则：疏肝理气、活血化瘀，佐以益肾。

外治六经法：主穴：心俞、肺俞、脾俞、肾俞、肝俞，针刺，用补法；配穴：中极、太冲、三阴交，针刺，用补法。留针 20 分钟，每日 1 次。连续治疗 7 天。

二诊：治疗后于 11 月 7 日月经来潮，经期 7 天，血色紫黑，血量少，不畅。月经干净 3 天后，再用原法治疗 14 天。

三诊：12 月 8 日自然行经，周期 29 天。

在周期建立 2 个月后，基础体温由单相逐渐阶梯上升，5 天后达 37℃，连续 10 天，在基础体温下降时来月经，且症状皆逐渐减轻。末次月经 2018 年 7 月 5 日，基础体温双相平稳未降。9 月 26 日妇科检查，宫颈光滑，宫体前位增大，7 周妊娠大小，宫体饱满，治愈怀孕。2019 年 4 月顺产分娩一男婴，母子皆健。

按语 本例患者为青年女性，月经初潮年龄较常人晚，且自行经以来经期一直错后，依赖人工周期才能行经，且有发胖、头晕心烦、胸闷嗳气、乳房胀痛、身倦腰酸、下肢无力、腹胀、大便秘结、面色黄、唇周发青、舌苔白质紫暗、脉沉弦等一派肝郁气滞、气血运行不畅、气虚血瘀、肾精亏虚之象。故治以疏肝理气、活血化瘀，佐以益肾。

患者肝气不舒，选肝俞、太冲疏肝理气；肝属木，木旺则克脾土，肝失疏泄，气机郁滞，易致脾失健运，治以脾俞、三阴交扶土抑木；木旺则侮金，以肺俞补益肺气、佐金平木；肝为水之子，而肾为木之母，肝肾同源，滋肾养肝、滋水涵木，选肾俞补益肾气；心为肝之子，母病日久必及子，选心俞补益心气。另取任脉中的中极，共奏养肝益肾、调补气血、通调三焦气机之功。

病例 2

梁某，女，27 岁。初诊：2017 年 4 月 8 日。

主诉：婚后 5 年未孕。

病情：患者自 15 岁月经初潮，每 35~40 天一行，量中等，色紫黑，有血块，经期 4~6 天。经行腹冷、胀痛，喜热喜按，至月经干净后逐渐缓解。平时小腹时常发冷，白带量多而稀，常全身乏力、精神倦怠、头晕眼花，恶寒畏风，每到月经前后感冒。曾在某医院妇科检查，除宫颈中度糜烂外，余无异常。形体瘦弱，面色苍白，精神萎靡，气短懒言，语声低微，四肢欠温，舌淡苔白，脉细弱，尺脉沉迟。

西医诊断：原发性不孕。

中医诊断：不孕症（命门火衰证）。

中医治则：温壮命门，补血调经。

外治六经法：主穴：太渊、太白、神门、太溪、太冲，针刺，用平补平泻法；配穴：关元、中极、气海、血海、三阴交，针刺，用平补平泻法。留针 20 分钟，每日 1 次。连续治疗 10 天。

二诊：4 月 19 日。治疗 10 次后，现月经正来潮，色先紫暗后鲜红，腹痛减轻，腹冷腰酸好转，余症同前。继续前法治疗，加用下腹部艾条灸法，采取温和灸，隔日 1 次。

三~六诊：4 月 29 日至 8 月 4 日。前法加减取穴治疗 3 个月余，数月来经期尚准，量多色红有血块，经行腹痛减轻，每次持续 4 天，精神较前好转，头晕眼花减轻，平时仍觉腰腹冷痛，下肢乏力，白带量多、质地清稀，食欲不振，舌质淡红、苔白，脉细弦，尺脉迟。继续前法治疗，另加艾炷灸法，取穴关元、中极、足三里、三阴交，隔日 1 次。

七诊：9 月 19 日。宗前法治疗 40 多次，此次经来未出现腹痛症状，量中等、色鲜红，腰腹冷痛感明显好转，近日白带减少，质地黏稠。守原法治疗。

八诊：10 月 28 日。停经 52 天，时有恶心，头晕腰酸，食欲不振。嘱患者做妊娠试验。

九诊：11 月 6 日。在某医院检查：子宫增大如妊娠 50 天大小，血妊娠试验阳性，诊断为"早孕"。嘱咐其注意饮食起居。

于 2018 年 12 月 2 日门诊随访，患者于当年 8 月顺产一女婴，母女皆健。

按语 张景岳《类经》云："冲任为经络之海，其起脉之处，则在胞中，而上行于背里。所谓胞者，子宫是也，此男女藏精之所，皆得称为子宫；惟女子于此受孕，因名曰胞。""宫"即是中医学所说的胞宫（女子胞），即包括女性内生殖器官中的子宫、输卵管、卵巢。"寒"即子宫受寒，感受寒邪、过食寒凉生冷等，还包括素体阴寒内盛、阳气不足、肾阳虚寒等。胞宫是女子孕育胎儿的场所，因此胞宫的功能正常是胎儿生长发育的重要因素。另外，与种子发芽生长需要阳光一样，胎儿的发育也需要阳气。《素问·生气通天论》云："阳气者，若天与日。"所以女子阳气充足才能使胎儿正常生长发育。机体的阳气受损，从而造成宫寒不孕。

本例患者为年轻女性，每次行经经血色紫暗，伴腹部冷痛等症状，是命门火衰、胞宫寒冷所致。肾虚真阳不足，命门火衰，不能温煦胞络冲任，故胞宫不能摄精受孕。乏力倦怠，头晕眼花，恶寒畏风，形体瘦弱，面色苍白，气短懒言，语声低微，四肢欠温，舌淡苔白，脉细弱，尺脉沉迟，皆为气血不足之征象。

按外治六经法取十二经原穴中手太阴肺经原穴太渊、足太阴脾经原穴太白、手少阴心经原穴神门、足少阴肾经原穴太溪、足厥阴肝经原穴太冲，以整体调理脏腑气血。关元、中极、气海、血海、三阴交，温补脾肾阳气、健脾益血、调肝补肾，调理脾肝肾三脏。同时配合艾灸法，针灸并用，温阳散寒，共同起到温通经络、温散寒邪、补虚培元、行气活血之功效。气血足，寒气散，故能孕。

病例 3

梁某，女，29 岁。初诊：2016 年 8 月 2 日。

主诉：婚后 4 年未孕。

病情：患者自婚后因家事不顺心，情绪抑郁导致月经紊乱，经期前后不定，行经前 1 周胸闷不适、乳房胀，行经时小腹胀满，自觉腹中有气窜动。平素多愁善感，易怒，夜寐欠安，食欲不振，精神疲惫，胸闷头眩，腰酸腿软。面色不华，舌质淡红苔白，脉弦细。

西医诊断：原发性不孕。

中医诊断：不孕症（肝郁气滞证）。

中医治则：疏肝健脾，养血调经。

外治六经法：主穴：太渊、冲阳、太白、太冲、神门、太溪，针刺，用平补平泻法；配穴：关元、中极、气海、血海、三阴交、百会，针刺，用平补平泻法。留针 20 分钟，每日 1 次，连续治疗 15 天。另加艾炷灸法，取穴关元、中极、足三里、三阴交，隔日 1 次。

二诊：8 月 17 日。治疗半个月后，胸闷好转，夜寐安，食欲稍好，仍觉头晕眼花、腰膝酸痛、精神疲乏，面色不华，舌质淡红苔白，脉细弱。肝木已疏，而气血仍虚弱，治疗应益气养血、理气调经。艾炷灸法取穴同前，改为每日 1 次。

三诊：9 月 16 日。宗上法治疗 1 个月，现正值经期第二天，量中等，色鲜红，有少量血块。近来月经已准，胸闷、乳房胀等症状消失，仍觉腰膝酸软、头晕心悸。此乃肾虚血少、冲任失调，治宜调补肝肾、益精生血、固摄冲任。继续前法治疗。

经调治 4 个月后，随访患者于 2018 年 4 月顺产一男婴，母子体健。

按语　本例患者为年轻女性，婚后因情绪抑郁导致月经紊乱，肝郁气滞，故有经前胸闷、乳房胀、行经时小腹胀满、腹中气窜，多愁善感，易怒；肝气失于调达，则气血运行不畅，引起冲任失调，不能受孕；肝旺克脾，脾失健运，脾虚不能化生气血，故有面色不华、食欲不振、精神疲惫；舌质淡红苔白，脉弦细，均是肝郁气滞之象。

按外治六经法取十二经原穴中手太阴肺经原穴太渊、足太阴脾经原穴太白、手少阴心经原穴神门、足少阴肾经原穴太溪、足厥阴肝经原穴太冲、足阳明胃经原穴冲阳，整体调理脏腑气血。关元、中极、气海、血海、三阴交、百会，温补脾肾阳气、健脾益血、调肝补肾。同时配合艾炷灸，共同起到温通经络、补虚培元、行气活血之功效。

临床分析

不孕症是指性生活正常，未避孕 2 年以上而未妊娠，或曾有妊娠，而后未避孕 1 年以上未受孕者。前者称为原发性不孕，又称"全不产""绝子""无子"等；后者称为继发性不孕，也称"断续"。

发生不孕的原因很多，中医学认为与肾气虚衰、气血不足、肝气郁结、痰湿阻滞，导致冲任失调不能受精成孕有关。现代医学认为本病病因复杂，临床以内分泌紊乱或异常引起的排卵障碍、输卵管病变、宫颈与子宫病变、外阴病变、精子生成障碍、精子运送障碍、自身免疫反应等为多见。本病可分为以下三型：

1. 命门火衰

人体的生长、发育和生育能力有赖于肾气的作用，所以古人称"肾为生殖之本"。肾之所以主司生殖是与藏精功能及命门之火有关，古代文献有"命门者，男子以藏精，女子以系胞"的记载，这说明命门与人体生殖功能有密切关系。所以不孕症的病因病机，首当责之肾和命门，其功能失调多因禀赋素弱、先天不足或房事不节、肾精耗伤所致。《圣济总录》说："妇人所以无子，由于冲任不足，肾气虚寒故也。"肾为先天之本，主藏真阴真阳；肾虚真阳不足、命门火衰，不能温煦胞络冲任，故胞宫不能摄精受孕。故患者往往婚后多年不孕，月经初潮推迟，行经后又常周期延长，经量少、色淡，面色晦暗，体形消瘦，腰酸腿软，带下绵绵如水。特别是小腹冷痛，尤以冬季更明显。妇科检查可有子宫缩小、卵巢发育不良，但也有检查无异常者。这种下焦虚寒型不孕，如傅青主所说"寒冰之地，不生草木，重阴之渊，不长鱼龙，今胞宫既寒，何能受孕？"故治宜温煦命门、摄精受孕。

2. 营血亏虚

妇女有经、带、胎、产等生理特点，最赖营血充养，同时也最易耗损营血，故有"妇女以血为本"之说。朱丹溪说，"妇人无子，是由血少不足以摄精所致"。或因先天不足，或平素体弱，或久病、失血，或脾胃虚弱、化源不足，均可致营血不足、冲任空虚、胞脉失养，不能摄精受孕。临床上往往表现为月经量少而色淡，经期延后，甚至闭经，形体衰弱，面色萎黄，常有头晕目眩、神疲乏力，舌质淡红，舌苔薄白，脉沉细。此种类型多见于子宫内膜发育不全或子宫内膜结核引起的月经过少，甚至闭经不孕。故治疗以大补气血为主，配以益肾之品，补后天亏损，使阴阳并补，气血俱生。

3. 肝郁气滞

肝藏血，主疏泄，宜调达，恶郁结。肝的疏泄功能关系到人体的气机升降和调畅。气机通畅，升降有序，是脏腑功能活动的正常表现；气机不调，升降失常，则表现为某些脏腑的病理变化。在女子，若肝气通达，气血流畅，则月经调，容易受孕；反之，肝气郁结，气滞血凝，冲任不调，会引起月经异常、不孕等。肝郁所致的不孕，多因阴血本亏、肝脉失养，复因情志不畅。

临床表现为经行乳胀，经量少，经行不畅，并常伴有心烦易怒、纳呆、寐少梦多，有时少腹疼痛，舌质偏红，苔薄白，脉弦细。妇科检查可有子宫偏小、后位，或有附件炎、盆腔炎。傅青主云："妇人有怀抱素恶不能生子者，是肝气郁结，治法必解四经之郁，以开胞门之结。"故治疗以养血疏肝解郁之法，使其情志欢畅、机体阴阳调和而有孕育之机。

外治六经法治疗本病主穴选背俞穴中的五脏俞，或十二经原穴。中医学认为人体是一个有机整体，人体在某一局部的病理变化，往往与全身脏腑、气血、阴阳的盛衰有关。因此治疗局部病变，必须从整体出发，才能保持整个机体的阴阳平衡。背俞穴的主治病证除局部病变外，多为相应脏腑病证、相表里脏腑病证和相应脏腑的五官、五体病证等。应用背俞穴在正常条件下可以促进和调整脏腑的生理功能，在病理状态下又可以不同程度地促进脏腑功能恢复生理平衡。《内经》中多篇关于背俞穴主治的描述中，对背俞穴的选用表现为以脏腑辨证取穴为主。原穴是指脏腑原气经过和留止的腧穴。所有的脏腑经络必得原气始能发挥各自的功能，脏腑经络之气的产生也根于原气的滋养温煦。五脏有疾时，往往在相应的原穴部位出现一定的反应，反之，如果原穴部位出现异常变化，也同样可以推知五脏的盛衰情况。临床治疗不孕症时，应仔细辨证，根据不同证型施治，方能取得良好的效果。

第三节　痛经

病例

马某，女，23岁，未婚。初诊：2018年7月28日。

主诉：痛经2年。

病情：患者自2年前某次行经时接触凉水后，每次月经来潮时腹痛、恶心。经量一般，色红，时有血块。饮食、睡眠、二便正常。舌质淡，苔薄白，脉沉细。

西医诊断：原发性痛经。

中医诊断：痛经（寒湿凝滞证）。

中医治则：温经散寒。

外治六经法：主穴：心俞、肺俞、脾俞、肾俞、肝俞，针刺，用补法；配穴：三阴交、气海、关元、中极、足三里、内关，针刺，用补法。留针15分钟，隔日1次。同时配合艾灸法，灸背部五脏俞穴和关元、三阴交以及痛经区域，其中着重灸肾俞穴，隔日 1 次。

于月经前 2 周开始治疗，并于月经前 1 周，在神阙穴贴祛痛温经贴（组成：乳香、没药、桂枝、白芍、鸡血藤、细辛。按一定比例配制。将药物研粉后，用凡士林调和药粉做成穴位贴），每日 1 贴，不超过 4 小时。

连续治疗 3 个月经周期，自治疗第 2 个月开始，每次行经无任何不适感。观察随访 1 年未复发。

按语 中医学认为女性月经期前后，血海由满盈而溢泄，气血由盛实而骤虚，子宫、冲任气血变化较剧烈，易受寒邪、饮食生冷等致病因素影响，导致子宫、冲任气血运行不畅或失于濡养，不通或不荣而痛。

本例患者为未婚青年女性，因经期接触凉水后出现痛经，寒湿之邪客于胞宫，气血运行不畅，不通则痛，故每次行经时出现痛经。

外治六经法治疗本病主穴取五脏俞穴，心俞宁心安神、理气行血，肺俞调补肺气，脾俞健脾利湿，肾俞益肾助阳，肝俞疏肝理气，同调脏腑气血，体现了温经散寒与调理气血相结合的治法，也体现了中医学理论中的核心思想——整体观念。同时配合三阴交健脾利湿、益肾平肝；气海补气理气、调经益肾；关元、中极温肾补阳散寒；足三里健脾和胃、扶正培元、通经活络；内关宁心安神、理气镇痛。祛痛温经贴采用活血化瘀、温经散寒的药物配制，在月经前 1 周，贴于神阙穴，增强疗效。

临床分析

妇女在月经前后或月经期发生小腹及腰部疼痛，甚至难以忍受，影响日常工作生活者，称为痛经，又称"经行腹痛"。本病以青年女性多见。

现代医学把痛经分为原发性痛经和继发性痛经两类。生殖器官无器质性病变者称为原发性痛经或功能性痛经，常发生于月经初潮后不久的未婚或未受孕的年轻女性，常于婚后或分娩后自行消失。由于生殖器官器质性病变引起的痛经称继发性痛经，常见于子宫内膜异位症、急慢性盆腔炎、子宫颈狭窄及阻塞、肿瘤等。另外，本病常与精神因素和神经、内分泌因素有关。

中医学认为痛经的病因病机多由情志不遂，肝气郁结，血行受阻，或经期受寒饮冷、冒雨涉水致寒湿之邪客于胞宫，气血运行不畅所致；或由脾胃虚寒或大病久病、气血虚弱，禀赋虚弱、肝肾不足、精血亏虚，行经后经血更虚，胞脉失养所致。如隋·巢元方《诸病源候论·妇人杂病·月水来腹痛候》曰"妇人月水来腹痛者，由劳伤气血，以至体虚，风冷之气客于胞络，损伤冲任之脉"，指出了痛经的发生是在气血亏虚的基础上，寒邪阻滞而发病。

清·吴谦《医宗金鉴·妇科心法要诀》将痛经的病因总结为:"腹痛经后气血弱,痛在经前气血凝。气滞腹胀血滞痛,更审虚实寒热情"。

外治六经法治疗本病主穴取五脏俞穴,结合配穴实现五脏同调同治,体现了中医学理论中的整体观念。配合祛痛温经贴,使药物从神阙穴吸收,直接作用于脏腑,直达病变部位,提高疗效,发挥温通经气、调和气血、平衡阴阳的功效,且其具有无痛苦、简便易行、安全有效的优点。

第四节 慢性盆腔炎

病例

刘某,女,28岁。初诊:2016年10月15日。

主诉:带下多3年。

病情:患者于3年前第一胎足月产后20天开始发热、腹痛,某医院诊为"盆腔炎"而收住院,经抗生素治疗后好转而出院。其后常感腰胁少腹疼痛,月经周期缩短,量多色红有血块,经前及经期腰腹疼痛加重,不能坚持工作。平时带下量多、色黄味臭,纳差,口干而苦,渴不多饮,心烦易怒,小便色黄,大便不爽,产后3年余未再受孕。末次月经10月4日来潮,月经周期23天,经期持续9天。形体较弱,面色萎黄,舌质淡红、边尖有瘀点,苔黄腻,脉弦滑略数。妇科查体:宫颈充血,分泌物量多色黄;子宫后位,大小如常,活动不良;左侧附件可扪及鹅卵大小肿物,质地软硬不均,压痛明显,活动不良;右侧附件对合良好。

西医诊断:慢性盆腔炎。

中医诊断:带下病(脾经湿热证)。

中医治则:健脾利湿,消癥散结。

外治六经法:主穴:太白,针刺补法;神门、合谷、丘墟、太冲,针刺泻法。配穴:关元,针刺补法;水道、归来、中极、三阴交、八髎、行间、府舍,针刺泻法。留针20分钟,每日1次。治疗2周。

二诊:10月28日。带下量明显减少,颜色变淡黄,臭味有所减轻,口干口苦减轻,无心烦易怒,小便颜色变淡,大便通畅,仍有肿物、压痛明显。配穴加地机、阴陵泉、带脉,地机、阴陵泉用泻法,带脉用补法。治疗2周。

三诊:11月12日。带下量基本正常,颜色变白,不臭,肿块缩小,压痛明显减轻。继前法治疗2周。

治疗结束后随访，已痊愈，且于 2018 年 1 月足月顺产一男婴，母子俱健。

按语 本例患者为青年女性，产后继发急性盆腔炎，经抗感染治疗后好转。然产后体弱，邪去正虚，余热未清、冲任失调，故有腰胁少腹疼痛、月经周期缩短、量多色红有血块、经前及经期腰腹疼痛加重之症；带下量多色黄味臭，纳差，口干而苦，渴不多饮，心烦易怒，小便色黄，大便不爽，体弱，面色萎黄，舌红苔黄腻，脉弦滑数，均为脾虚湿热下注之症。

本病病位在肝、脾，是肝木克土的关系，但与其他脏腑有着不可分割的内在关联，十二经原穴作为主穴治疗本病，体现了外治六经"六经同治，脏腑同调"的思想。取穴脾经原穴太白，健脾和胃、理气化湿；心经原穴神门宁心安神；大肠经原穴合谷调和气血、通经止痛；胆经原穴丘墟疏肝利胆、消肿止痛；肝经原穴太冲疏肝养血、清利下焦湿热；关元、中极固元气、清利湿热；水道清利湿热；归来活血化瘀止痛；三阴交健脾益肾调肝；八髎调理下焦、通经活络；行间疏肝理气、清肝泄热；府舍健脾理气、散结止痛。二诊加地机、阴陵泉以健脾祛湿、行气和胃；而带脉为脾所主，脾主升清，带脉对维持子宫位置有重要作用。

临床分析

带下是指女性阴道内的一种无色无臭的分泌物，大多来自于子宫颈腺体，部分由子宫内膜分泌，或由阴道黏膜渗出，量多少不等，与体内雌激素水平有关，称为白带。自月经后期白带逐渐增多，排卵期最多，排卵后逐渐减少，经前又有所增多，一般妊娠期也较多，这属于正常的生理现象。

带下的量、色、质、味异常，并伴有全身或局部症状者，称为带下病。《女科证治约旨》曰："若外感六淫，内伤七情，酝酿成病，致带脉纵弛，不能约束诸经脉，于是阴中有物，淋沥下降，绵绵不断，即所谓带下也。"

带下病多由冲任不固、带脉失约，以致水湿浊液下注而成。外感湿毒，郁而化热；或饮食劳倦、脾虚运化失常，水湿内停，郁久化热，湿热下注；或素体肾气不足、下元亏虚，或产后房劳，导致带脉失约、任脉不固，而致带下。其中黄带者为脾经湿热，白带者多属虚寒。临床以脾虚、肾虚及湿热下注引起带下病者居多。

外治六经法治疗本病主穴选十二经原穴。人体是一个有机整体，构成人体的各个组成部分，在结构上不可分割，在功能上相互协调、相互为用，在病理上相互影响。人体在某一局部区域内的病理变化，往往与全身脏腑、气血、阴阳的盛衰有关。因此治疗局部病变，必须从整体出发，才能保持生理平衡。

临床中在治疗盆腔炎时，针刺不能直刺炎症和包块部位，可以采用灸法（月经期除外），另外还可以采用针刺五脏俞穴，加神阙穴位贴敷法治疗。

第五节 子宫脱垂

病例

邝某，女，50岁。初诊：2017年9月2日。

主诉：阴中有物下垂4年。

病情：患者4年来因先后5次人工流产，体质虚弱，阴中有物下垂。此后每稍劳累，则下腹重坠，子宫脱出阴道外，时觉头晕，精神不足，四肢乏力，不能上班，卧床休息。形体消瘦，面色苍白，唇色淡，语言低微，气短懒言。舌质淡苔白，脉细弱。

西医诊断：子宫脱垂。

中医诊断：阴挺（气虚下陷证）。

中医治则：补中益气，升阳举陷。

外治六经法：主穴：心俞、肺俞、脾俞、肾俞、肝俞，针刺用补法；配穴：命门、关元、子宫、曲骨、三阴交、横骨、昆仑，针刺用补法。同时配合艾灸，取穴五脏俞穴、百会、气海、长强、八髎，每日1次。

二诊：9月10日。精神转好，纳食正常，子宫体有所回升，诸症减轻。继用上法治疗15次。

三诊：9月24日。经上治疗，子宫基本复位，精神转好，纳食、二便正常，子宫体偶有脱出。继用前法治疗15次。

四诊：10月10日。治疗后十余天未见子宫体脱出，体力恢复，能正常上班。继用前法治疗7次巩固疗效。

五诊：2018年5月20日。诉去年10月份治疗后未见子宫脱垂，精神好，面色红润，体力完全恢复。近日月经期间从事重体力劳动，子宫又复脱垂，伴头晕气短，心悸腰酸。舌质红苔薄白，脉虚弱。宗原法治疗15次。

治疗15天后子宫位置基本恢复正常，纳食增加，体力增强。嘱患者注意休息，避免重体力劳动。

后随访3个月，子宫脱垂一直无复发。

按语 《简明医彀·阴挺》有云："盖阴挺之证，因于郁怒伤肝，积久不舒，肝气亢极，致阴中突出长数寸，痛痒水湿，牵引腰股，小便涩短。"

本例患者为中年女性，因近几年来多次人工流产，气随血脱，严重损伤中气，脾虚气弱，中气受损而致气虚下陷，引发子宫脱垂。头晕，精神不足，四肢乏力，形体消瘦，面色苍白，唇色淡，语言低微，气短懒言，舌质淡苔白，脉细弱，均为脾气虚弱之症。

本病取穴取五脏俞穴，在健脾益气的同时，五脏同调，调整全身脏腑功能，体现了健脾益气与调理阴阳结合应用的治法。配穴以督脉的命门，任脉的关元、曲骨，经外奇穴的子宫，脾经的三阴交，肾经的横骨，膀胱经的昆仑，并配合督脉的百会、长强，任脉的气海，膀胱经的八髎艾灸，针刺的同时配合艾灸，以增强疗效，共同达到补中益气、补肾助阳、升阳举陷、固摄胞宫之效。《外台秘要》一书中指出"诸疗之要，火艾为良，要中之要，无过此术"。艾灸具有辛温走窜、温补阳气、通理气血、行气祛秽之功效，艾灸治疗子宫脱垂是利用其温热性刺激，起到加强机体气血运行、升阳举陷的目的。

临床分析

阴挺又名"子宫脱出""阴脱""阴痔""子宫不收""子肠不收""翻花"等。是指子宫从正常位置沿阴道下降，子宫颈外口达坐骨嵴水平以下，甚至子宫全都脱出于阴道外口。多由气虚下陷，带脉失约，冲任虚损，或多产、难产、产时用力过度、产后过早参加重体力劳动等，损伤胞络及肾气，而使胞宫失于维系所致。

辨证论治分为脾虚、肾虚两型。除子宫下移或脱出阴道口外，兼见劳则加剧、小腹下坠、精神疲惫、四肢无力、带下色白、质稀量多、舌淡苔白、脉虚弱者，为脾虚，治疗以补中益气、升阳举陷为法；子宫下垂、腰膝酸软、小便频数、头晕耳鸣、舌淡红、脉沉而弱者，为肾虚，治疗以滋阴补肾、固摄胞宫为法。

正常情况下，子宫位于盆腔中部，呈前屈位，子宫底平耻骨联合，子宫颈平坐骨嵴，子宫的正常位置主要是依赖盆底肌、筋膜和附着于子宫的韧带支持，如果这些组织受到损伤，不能维持子宫的正常位置，就会发生子宫脱垂。子宫脱垂的原因有很多，现代医学目前普遍认为子宫脱垂是由于分娩损伤、卵巢功能减退、先天发育异常或营养不良等因素导致盆底组织损伤、薄弱或缺乏张力，以及在腹腔压力增加的情况下，加重以上的情况。

现代医学将子宫脱垂分为三度：Ⅰ度，轻型：宫颈外口距离处女膜缘＜4cm，未达处女膜缘；重型：宫颈口已达处女膜缘，阴道口可见子宫颈。

Ⅱ度，轻型：宫颈口脱出阴道口，宫颈体仍在阴道内；重型：宫颈及部分宫体脱出阴道口。Ⅲ度，宫颈与宫体全部脱出阴道口外。治疗该病以手术为主，辅以盆底肌肉训练。但传统手术方式对正常解剖结构的损坏明显；术后阴道不适、疼痛较常见，复发率高，30%的患者需要再次治疗。大量文献证实，通过合理的配穴对患者施以针刺、艾灸等治疗，可调节机体的神经、内分泌、免疫等多种功能从而缓解或治疗子宫脱垂。

本病取穴取背部五脏俞穴，在健脾益气的同时，五脏同调，调整全身脏腑功能，体现了健脾益气与调理阴阳结合应用的治法。另外，背俞穴之间有纵向经气的联系，故上下相邻的背俞穴，由于位置相近，经气相通，主治功效常有相同之处。

第四章　儿科疾病

第一节　小儿厌食

病例

钱某某，女，12岁。初诊：2005年3月24日。

主诉：食欲不振伴消瘦一年半。

病情：患者一年半来食欲不振，周身无力，面色苍黄，日渐消瘦，大便时干时溏，近半年来加重，每餐只吃几口。平素性格内向，不爱与人交流。体重26公斤，稍有腹胀。舌质淡苔白，脉微弱细。

辅助检查：肝功能未见明显异常；腹部超声及胃肠钡餐造影均无器质性病变，仅见有胃肠功能低下的表现；血沉及结核菌素试验均未见明显异常。

西医诊断：神经性厌食。

中医诊断：厌食（脾胃气虚证）。

中医治则：益气健脾开胃。以足太阴经、足阳明经为主。

外治六经法：主穴：胃俞、脾俞、中脘、足三里用温补贴进行穴位贴敷治疗，肝俞用清热贴；配穴：太渊、太溪、太白、神门用指针补法，四缝、板门用推拿法。每日治疗1次，连续治疗7天。其中背俞穴用皮肤针法，从上而下轻轻叩刺，每次叩打10~15分钟，隔日1次。

二诊：3月31日。患者开始进食，腹胀减轻，肠鸣增强，可自行排便。再用原法。加用耳穴压丸，选取脾、胃、肝、小肠、大肠处敏感点。每日按压耳穴3~4次，每次按压3~5分钟，3天后更换另一侧耳穴贴压。

三诊：4月7日。食欲增，有轻度腹泻，体重增加1公斤。1个月后复诊体重比原首诊时增加7公斤，精神可，食欲佳。

按语　患者心情郁闷，情志抑郁，肝失调达，气机不通畅，肝旺乘脾，致脾失健运、胃气失和，脾气不得升清、胃气不得降浊，脾无法充分运化吸收并向上输布水谷精微和津液，胃不能顺利消化食糜及通降食物残渣。饮食纳运功能失常，则食欲不振、食而不化，表现为厌食；脾乃后天之本、气血生化之源，虚则气虚血少，故全身营养障碍，周身无力，面色苍黄；舌质淡苔白，脉微弱细，皆为脾胃气虚之征象。本病病位在足太阴脾经、足阳明胃经，病性属虚，治疗以补益太阴为主。

外治六经法治疗本病以足阳明胃经、足太阴脾经的俞募合穴相配，用脾俞、胃俞健脾养胃，足三里、中脘、太白健脾扶正、运化中焦气机；患者肝气郁结，肝失疏泄，导致土壅木郁，治当抑木扶土，以扶土为主、抑木为辅，以肝俞清肝理气；母病及子，脾气亏虚，气血生化无源，以致肺气虚弱，以太渊补益肺气；脾和肾互生互用，脾气虚损、肾气不足，以太溪补肾益气，培补先天之本；子病及母，配合神门宁心安神。同时四缝穴、板门调整三焦、扶元温肠、通调百脉，有助于改善、恢复消化功能，增进饮食。诸穴配伍以加强脾胃功能，以腐熟水谷，运化精微，化生气血，濡养机体各脏器。耳为"宗脉之所聚也"，脏腑借经络系于耳，脏腑的生理活动和病理变化均与耳密不可分。因此，贴压耳穴脾、胃、肝、小肠、大肠可以刺激相关脏腑、经络，从而调和气血、健脾和胃，达到促进食欲、增加体质的目的。

临床分析

厌食是小儿常见病证，以食欲不振、食量明显少于正常同龄儿为主要临床症状。西医学至今仍缺乏明确的治疗措施，主要采用助消化剂、促胃动力药、微生态制剂、微量元素及维生素制剂等药物，并且通过指导家长科学的喂养方式、调整小儿饮食习惯和结构、配合心理疏导等方法进行治疗。药物治疗虽有一定疗效，但患儿症情易反复，且可出现或轻或重的不良反应。

中医学将本病归为"厌食"范畴，认为喂养不当、他病伤脾、药物碍脾、胎禀不足、情志失调是引起小儿厌食的主要病因。本病病变部位主要在脾、胃，且与肝、肾、肺脏关系密切，病机为脾胃失和、纳运失职。根据多位医家对本病的分型，并参考《中医儿科学》第二版，常将本病分为脾失健运、脾胃气虚、脾胃阴虚三型。治疗原则为补脾运脾开胃，根据证型分为运脾和胃、益气健脾、滋养胃阴。

本病在治疗前应明确诊断，结合病因治疗可取得标本兼顾的疗效。外治六经法治疗本病常以背部五脏俞穴为主穴，加脾胃两经的原穴、募穴、络穴等，秉承"六经同治，脏腑同调"原则，补虚泻实、虚实兼顾、标（食积为标）本（脾虚为本）同治。利用针灸、穴位贴敷、推拿、刮痧、耳穴压丸等外治法刺激腧穴、循行气血、疏理经络、调和阴阳，使厌食患儿脏腑生理功能得以恢复，脾胃互相协调，保证胃之腐熟、脾之运化正常进行。外治六经法有不良反应小、简单安全、作用迅速、易于取效的特点，且穴位贴敷、耳穴压丸、指针（点穴）易教授于家长。

第二节 小儿泄泻

病例

欧阳某某，女，2岁4个月。初诊：2007年12月8日。

主诉：腹泻十余天。

病情：患者十余天前无明显诱因出现腹泻，近1周来清稀水便，每日5~6次，完谷不化，面色无华，精神欠佳，腹胀，小便量少色清，食欲差，外院予西医治疗，未见明显好转。舌淡苔白，指纹色淡。

辅助检查：大便培养为致病性大肠埃希菌"O"$_{128}$。

西医诊断：腹泻。

中医诊断：泄泻（脾肾阳虚泻）。

中医治则：温补脾肾，固涩止泻。以任脉、足太阴经为主。

外治六经法：主穴：中脘、脾俞、天枢、足三里、公孙用温补贴进行穴位贴敷治疗，天枢用维生素B$_{12}$穴位注射。配穴：肾俞、气海、关元，用艾条温和灸10~20分钟，以局部皮肤发红为度；四缝用按揉法。每日治疗1次，连续治疗7天。

二诊：12月15日。患者大便次数减少，每日3~4次，性状较前好转，食欲可。再用原法。加用耳针，选穴脾、胃、大小肠、胰、胆、肾、神门。每日按压耳穴3~4次，每次按压3~5分钟，3天后更换另一侧耳穴贴压。

三诊：12月22日。大便每日1~2次，成形，仍以耳穴压丸巩固疗效，穴位同前。

按语 患者先天禀赋不足、体质虚弱，易感受寒邪，损伤肾阳，命门火衰，火不生土，脾失健运，故见泄泻；阳气不足，无力振奋心阳，故见精神欠佳；阳虚气血运行无力，不能上荣于头面，故见面色无华；肾阳不足，水湿不化，故见完谷不化、腹胀、小便量少色清、食欲差；舌淡苔白，指纹色淡，皆为脾肾阳虚之征象。本病病位在足太阴脾经，病性属虚，治疗以温补脾肾、固涩止泻为原则。

外治六经法选足太阴脾经背俞穴以及募、合、络穴为主穴，配合任脉气海、关元以及肾之背俞穴温补脾肾阳气以固摄阳气止泻。用温补贴进行穴位贴敷治疗，易于药物穿透、吸收，药力可直达病所；温和灸具有促进气血流通、通畅经络、促进脾胃运化以止泻的功能，可温中散寒、补肾健脾、涩肠止泻。天枢为大肠之募穴，可调理胃肠气机、健脾止泻；按揉四缝有同调百脉的功效。耳穴压丸选穴脾、胃、大小肠、胰、胆、肾、神门助运脾胃，恢复小肠泌别清浊之功能，使脾胃能升清降浊，具有健脾强肾、和胃理肠、行气利水的作用。

临床分析

小儿泄泻以大便次数和量较平时明显增多为临床表现。西医学为腹泻病，以对症治疗为主，调整饮食，加强护理，预防和纠正脱水，预防并发症。中医学认为本病多由感受外邪、内伤饮食或脾胃不足、脾胃虚寒所致。其病位在脾胃，涉及于肠，病久及肾。一年四季均可发病，常以秋冬季多发。本病可分为湿热泻、风寒泻、伤食泻、脾虚泻、脾肾阳虚泻、气阴两伤泻。中医治疗以运脾化湿为基本原则。

外治六经法治疗本病常使用足太阴经的背俞穴、合穴、募穴、络穴等特定穴位健脾理气、脏腑同调，与行气畅腹联合应用，体现了益气健脾与调理阴阳结合应用的治法，以及补虚泻实、标本兼治的思想。风寒泻治以温中散寒、健脾燥湿，可选足三里、公孙、长强、神阙、关元、大肠俞；湿热泻治以清热利湿，可选十宣、金津玉液、合谷、内庭、委中、足三里、三阴交；伤食泻治以消食导滞，可选四缝、天枢、足三里、公孙；脾虚泻治以健脾益气，选神阙、关元、气海、足三里、阳陵泉、太冲；脾肾阳虚泻治以温脾肾之阳，可选三阴交、气海、关元、太溪；气阴两伤泻可选太冲、合谷、行间、曲池、气海、足三里。亦可应用推拿、艾灸、穴位贴敷、耳穴压丸、激光穴位照射、穴位磁疗等疗法直接刺激穴位，选用一种至多种上述方法共同作用，起到调理脾胃、平衡阴阳的功效。

第三节　小儿尿频

病例

车某，男，7岁。初诊：2008年5月12日。

主诉：尿频1个月余。

病情：患者1个月前感冒，发热，伴有咳嗽，经中西药治疗后发热减退，咳嗽未痊愈，继而尿频，一日近20次，量少，尿时无疼痛，无尿血及腰痛，小便色微黄，尿常规未见明显异常，入睡后小便不自遗。现患者咳吐黄黏痰，汗出，无发热，眠可，食欲稍差，精神尚可，大便可。舌红，苔薄黄腻，脉濡数。

西医诊断：神经性尿频。

中医诊断：尿频（肾虚湿热证）。

中医治则：固摄少阴，清利湿热。以任脉、足少阴经为主。

外治六经法：主穴：关元、中极、膀胱俞、太溪、太白，毫针刺法用补法。配穴：足三里、大横、三阴交、行间，用平衡贴进行穴位贴敷治疗。每日治疗1次，连续治疗7天。

二诊：5月26日。治疗2周后患者尿频好转，减少至每日10次左右，咳嗽、痰黄黏较前减轻。中极、膀胱俞用穴位激光照射，配合背部足太阳膀胱经刮痧或走罐治疗1次，脾俞、肺俞、肾俞闪罐、留罐，每日1次。

三诊：6月1日。患者小便次数减少大半，每日6~8次，已无咳嗽，脉略数，同时食量增加，面色红润，体力增强，较前体胖。改用尿道、内生殖器、神门、膀胱、肝、肾、耳背肾、脑点进行耳穴压丸，双侧对贴，贴敷后由家长每天对患儿所贴耳穴进行按压7~10次，双侧交替进行，按压力度以患儿能忍受为度。每周更换1次，连续治疗2周以巩固疗效。

按语　患者年幼肾气未充，加之久病咳喘，肺虚及肾，耗伤肾气，肾气虚衰，气不归元引起肾不纳气，故咳嗽日久不愈。正所谓"至虚之处，必是留邪之所"，肾虚之邪，则易感邪，外感湿热之邪侵袭机体，膀胱系津液之府，湿热蕴结于下焦，下注膀胱。湿热阻于肾与膀胱，导致肾与膀胱气化失常，则尿频、小便色黄；舌红，苔薄黄腻，脉濡数，均为肾虚湿热之征象。本病病位在足少阴肾经，病性属虚，治疗以固摄少阴、清利湿热为原则。

外治六经法治疗本例患者主穴选用膀胱俞、关元、中极培补元气、益肾固本，促进膀胱气化功能；太溪、太白为肾经、脾经原穴，运化中焦气机、利尿化浊。配穴中三阴交为肝、脾、肾三阴经的交会穴，环阴器，属肾，络膀胱，同肾与膀胱的气化作用关系密切，针之可统补三阴之气、加强膀胱约束力，与膀胱俞、中极配用，相得益彰，互补其力。本患者久病肺肾两虚，根据母病及子，肝为肾之子，行间为肝经荥穴，治疗泌尿系病证亦有很好疗效；虚则补其母，脾为肺之母，利用足三里、大横补益脾肾、清化利尿。诸穴合用共同调理冲任、温补下元、固精止泄，使膀胱开合有度。脏腑同调，从而达到"阴平阳秘"的目的。

临床分析

神经性尿频是儿科常见的泌尿系统疾病。临床表现以尿频为主，可伴尿急，日间及入睡前排尿次数增加，轻重程度不一，分散注意力可减轻症状。不伴有尿痛、遗尿、排尿困难、发热、浮肿等，实验室检查一般无异常。本病好发于学龄前期和学龄儿童。

中医学将本病归为"尿频"范畴，与脾、肾二脏关系密切，临床上多为本虚标实、虚实夹杂之证，分为脾肾气虚证、肾虚湿热证、肝郁脾虚证。故治疗原则以益气固摄为主，分为：健脾益肾，升提固摄；温肾固摄，清利湿热；疏肝解郁，健脾利水。

外治六经法治疗本病主穴选用足太阴脾经、足少阴肾经原穴即太白和太溪，配合任脉穴位培元固本、膀胱背俞穴促进膀胱气化。《内经》曰"十二经脉者，内属于腑脏，外络于肢节"，阐明了经络是人体体表各部分与内脏器官之间相互联系、相互影响的作用途径。所谓有诸内必形诸外，揣外而知内，治外而调里。由于原穴的特殊位置及作用，临床上脏腑有疾患时，往往刺激相应脏腑的原穴可以治疗脏腑疾患。同时根据"外治六经、内调脏腑"理论，应同时使用五脏原穴治疗疾病，脏腑同治，平衡阴阳。治疗方法常采用针灸、穴位贴敷、耳穴压丸、推拿疗法。同时患者应注意合理饮食，避免高糖高盐；营造宽松舒适的生活环境；注意患者的心理调摄，令其放松情绪，自我控制排尿习惯。

第四节 小儿遗尿

病例

乔某，男，10 岁。初诊：2008 年 9 月 16 日。

主诉：遗尿 7 年。

病情：患者夜间遗尿 7 年余，自 3 岁后，每夜尿至少 3 次，经用多种中西药方法医治均无效。熟睡不易叫醒，天气寒冷时加重，小便清长，面色少华，形寒肢冷，纳眠可，大便正常。舌质淡，苔薄白，脉沉细。

西医诊断：小儿遗尿症。

中医诊断：遗尿（下元虚寒证）。

中医治则：温补少阴，固摄止遗。以任脉、足少阴经为主。

外治六经法：主穴：肾俞、脾俞、肺俞，皮肤针叩刺加拔罐；配穴：关元、中极、三阴交、气海、八髎、膀胱俞，针刺补法。每日治疗 1 次，连续治疗 7 天。

二诊：9 月 23 日。患者遗尿量较前减少，且有两夜未发生遗尿。主穴走罐、留罐治疗及华佗夹脊刮痧治疗交替，隔日 1 次；配穴针刺补法，每日 1 次。

三诊：9 月 30 日，患者已几夜未遗尿，纳稍差，舌脉同前。主穴予温补贴穴位贴敷治疗；配合耳穴压丸，穴位肾、脾、心、神门，每日 1 次。连续治疗 2 周以巩固疗效。

按语 本例患者先天禀赋不足，肾阳虚衰，温煦失职、气化失权致膀胱约束无权，则出现遗尿、小便清长、天气冷时加重；下元虚寒，气血运行无力，不能上荣于清窍，故面色少华；阳虚不能温养腰府及骨骼，则形寒肢冷；舌质淡，苔薄白，脉沉细，皆为下元虚寒之征象。本病病位在足少阴肾经，病性属虚属寒，治疗以温补少阴、固摄止遗为原则。

外治六经法治疗本例患者主穴选用肾俞、脾俞、肺俞，肺为水之上源，肾为主水之脏，肺气宣发肃降均有赖于肾气及肾阴肾阳的促进；脾肾为先后天的关系，先天无法温养后天则导致脾气虚损。中极为膀胱的募穴，通阳化气、清利湿热、益肾调经；关元为小肠的募穴，人体元气的闭藏之地，尿液生成与小肠的分清别浊功能有关；三阴交为肝脾肾三经交会穴，肝脾肾均参与水液的调节与代谢，故针刺此穴可调节肝脾肾三脏对水液代谢的作用；膀胱俞与中极为俞募相配，可振奋膀胱气机；所谓"五脏六腑十二原，十二原出于四关，四关主治五脏，五脏有疾必取十二原"，而气海穴就是十二原之中的原穴；八髎分别位于第 1~4 骶后孔，可以直接刺激骶神经根，被动引起逼尿肌和膀胱内括约肌节律性收缩舒张运动，有利于排尿反射的调节。诸穴合用配合灸法，共达温补肾气、固摄下元之功。走罐、留罐治疗利用循经作用，以经络为渠道，通过经络的传导、转输、联络、渗透及调节作用，能够达到防治疾病的目的；配合刮痧疗法，有调整阴阳平衡、增强机体自身潜在的抗病能力和免疫功能的作用。足太阳膀胱经络肾属膀胱，与心、脑等脏器直接发生联络，与脏腑密切相关，所以华佗夹脊刮痧可以疏通五脏六腑的经气，调整全身气血运行，从而达到扶正祛邪、调整脏腑功能及振奋阳气的作用。

临床分析

小儿遗尿症是指 3 岁以上小儿不能从睡眠中醒来而反复发生无意识排尿行为，睡眠较深，不易唤醒，每周超过一定次数，持续至少 3 个月。西医学称为

"儿童单症状性夜遗尿"。发作频率：3~5 岁，每周至少有 5 次遗尿，症状持续 3 个月；5 周岁以上，每周至少有 2 次遗尿，症状持续 3 个月；或者自出生后持续尿床，没有连续 6 个月以上的不尿床期。

中医学将本病归为"遗尿"范畴，又称"遗溺"。多由禀赋不足、病后体弱，导致肾气不足，下元虚冷，膀胱约束无力；或病后脾肺气虚，水道制约无权；或肝经郁热，迫注膀胱，而发生遗尿。病位主要在肾与膀胱，病变与脾、肺、肝等脏密切相关，性质以虚证为主。临床将本病分为下元虚寒证、肺脾气虚证、脾肾两虚证、心肾不交证。治疗原则以温补下元、固摄膀胱为主，采用温补肾阳，固摄止遗；补肺健脾，固摄小便；健脾益肾，固摄缩尿；清心滋肾，安神固脬等治法。

外治六经法治疗本病以任脉、足太阴经穴及相应背俞穴为主穴，实现"六经同治、脏腑同调"。在补肾固气、约束膀胱之能的基础上达到补肾固元、健脾益肺、开窍醒神、疏肝理气、固脬止遗之功效。多用针刺、艾灸、推拿、穴位贴敷、罐疗等方法。同时应注意切忌恐吓责骂，而应安慰宽容，鼓励患儿消除怕羞、紧张情绪，建立战胜疾病的信心，鼓励患儿进行正常的学习和生活。确保日间饮水量充足，控制患儿晚间液体摄入量，避免饮用含咖啡因的饮料或晚餐过量进食高蛋白、高盐分饮食，并督促患儿睡前排尿，以减少夜间膀胱的贮尿量。白天对患儿进行膀胱憋尿和排尿训练，让患儿自觉憋尿，直到不能忍受再排尿，并指导其重复排尿直至排空膀胱。

第五章 杂病

第一节 便秘

病例

刘某，男，34 岁。初诊：2016 年 2 月 26 日。

主诉：大便秘结 5 年。

病情：患者平素嗜食辛辣厚味，5 年来大便秘结，5~6 日一行，腹胀痛拒按，长期服用通便药，药后少腹胀痛，可排少量干便，情绪烦躁，睡眠不安。10 个月前患右肺肺结核，治疗后病情稳定，无咳嗽、咳痰等。饮食及小便正常。舌质红，苔黄厚腻，脉弦滑，右脉大。

西医诊断：便秘。

中医诊断：便秘（热秘）。

中医治则：泄热导滞，润肠通便。

外治六经法：主穴：心俞、肝俞、肺俞、脾俞、肾俞、大肠俞，针刺，用平补平泻法；配穴：天枢、上巨虚、支沟、照海、合谷、曲池，针刺，用平补平泻法。留针 20 分钟，隔日 1 次。

二诊：3 月 6 日。腹胀、腹痛有所减轻，情绪稳定，睡眠好转，大便 2~3 日一行，仍干燥。舌质红，苔黄腻，脉弦滑。针刺治疗宗前法。另外加穴位贴敷：大黄、厚朴、火麻仁、枳实、冰片等，等份研成粉末，加适量凡士林调和而成。每日 1 次，贴于神阙穴。

三诊：3 月 13 日。腹痛腹胀症状消失，大便 1~2 日一行，稍干燥，舌质红，苔薄黄，脉滑。继续神阙贴敷治疗，巩固疗效。嘱患者注意饮食，少食辛辣油腻之品以防复发。

按语 《灵枢·营卫生会》曰："水谷者，常并居胃中，成糟粕即俱下于大肠。"《素问·灵兰秘典论》曰："大肠者，传导之官，变化出焉。"本例患者嗜食辛辣厚味，化生湿热伏于肠胃，日久燔灼津液，肠燥津亏，大肠传导失职，以致长期便秘、大便干结难下；粪块停于肠间，肠腑壅滞，以致腹胀痛拒按；患者 10 个月前患肺结核，病久损伤肺气，肺与大肠相表里，肺气损伤失于肃降，津液不能下达，可加重便秘症状；热扰心神故有情绪烦躁、睡眠不安之症；舌质红，苔黄厚腻，脉弦滑，右脉大，均为湿热蕴结肠胃之征象。故治以泄热导滞、润肠通便。

本病病位在大肠，病机为大肠传导失常，与肺、脾、肾关系密切。外治六经法取穴取五脏俞穴、募穴，"合治内腑"加用下合穴。俞穴是五脏之气输注于背部的腧穴；募穴是五脏六腑之气结聚于胸腹部的腧穴。俞穴分布于腰背部，主动，属阳；募穴分布于胸腹部，属阴。俞穴、募穴同用，可以调理相应的脏腑功能，从而治疗相应脏腑的病变。大肠俞为大肠腑气传输之处，配其募穴天枢，调理气血，疏通大肠之腑气；上巨虚是大肠下合穴，为合治脏腑之意。另配大肠经的曲池、合谷，属同经的原穴、合穴相配，清肺泄热、调三焦之气；支沟、照海，滋阴清热、降逆通便。配合穴位贴敷，起到通腑泄热、理气除胀、润肠通便的作用。

临床分析

便秘是指大便秘结，排便周期延长，粪便干结，排便艰难，常常数日一行，甚至用泻下药或灌肠才能排便。便秘可发生于任何年龄。随着人们工作压力增大、生活节奏加快和饮食结构改变，患病率逐年增高。

饮食入胃，经过脾胃运化、吸收其中的精华后，所剩糟粕由大肠传递而出，形成大便。若胃肠受损，或燥热内结，或气滞不行，或气虚传导无力、血虚肠道干涩，以及阴寒凝结等，均可导致便秘。《内经》称为"大便难""后不利"。明代张景岳把便秘分为阴结、阳结两类，认为火为阳结，无火为阴结，其病与寒、热、气滞有关。因此，便秘不外寒、热、虚、实四个方面。胃肠实热者，一般素体阳盛或过食辛辣厚味，使肺热下移大肠，导致胃肠积热，耗伤津液，而成热秘；食寒凉生冷，或过用苦寒药物，损伤阳气，脾肾阳气虚弱，温煦无权，阴寒凝滞为寒秘；气机郁滞，忧愁思虑过度或久坐不动，伤及肠胃，肺失肃降，腑气不通，大肠气机郁滞，传导失职，糟粕内停而为气秘；阴亏血少，产后、病后、年老体弱，气血亏虚，或过汗、痢疾损伤阴津，则大肠传导无力，阴血亏虚，肠道干涩，大便干结，为虚秘。便秘治疗以通为原则，实秘以清热润肠通便、顺气导滞为主；虚秘以益气养血、温通开结为法。

外治六经法取穴治疗便秘，选用俞穴、募穴、下合穴相互配合。大肠、脾、肺、心、肝、肾等背俞穴不仅能够调理脏腑气机，而且有疏通经脉、益气生津、扶正之功效，深刺背俞穴可激发脏腑经气，协调周身气血，调理人体阴阳，从而起到滋阴养血、润肠通便的作用。便秘症状虽然单纯，但其实和许多脏腑的生理功能相关。因此，外治六经法治疗便秘，正是从调理多个脏腑功能的角度，实现了对人体功能的调节，使脏腑功能整体得到改善，达到治疗便秘的作用。从现代医学神经生理学方面看，在给予背俞穴针刺激后，该刺激能由神经元纤维传导至相应的脊髓节段，并与内脏支配神经突触发生联系，相互影响，进行电信号与生化信号的整合，具有特异性增效作用。

神阙穴贴敷疗法可治疗多种疾病，最早见于晋·葛洪《肘后备急方》，"若烦闷凑满者……以盐纳脐中上，灸二七壮"。配合神阙穴穴位贴敷，既有药物的直接或间接作用，又有药物对穴位的刺激双重作用，药物经皮肤组织吸收，可减轻药物的毒性及不良反应，且神阙穴具有药物易于穿透、弥散、吸收的特点，一般患者易于接受。

第二节 神经官能症

病例

张某，男，42岁。初诊：2017年5月27日。

主诉：咽喉部异物感2个月。

病情：患者自今年4月起自觉咽喉部不畅，逐渐加重有梗阻之感，食道天突穴处似有物堵住，咯之不动，咽之不下。在某医院处检查疑为肿瘤，心情更加忧郁。于某中医处就诊，认为其工作繁忙，劳累致虚，服中药20余剂，病情未见好转。自觉梗阻之物增大如鸡蛋，妨碍吞咽，甚则微痛，不能吃硬的食物，平素常便秘难解，便秘时伴腹胀痛，咽喉部更不适，不思饮食，胸部不适。伴有头痛头晕，形体渐消瘦，遂来京就诊。在北京某医院检查，食道亦未发现其他异常，只有十二指肠痉挛现象，已除外食道癌。目前自觉症状同上所述，近4天未大便，脘腹胀满，伴嗳气厌食，矢气后舒畅，小便黄，工作劳累后心慌，睡眠不实，多梦。2014年在新疆某医院手术切除肠系膜囊肿。舌质红，苔薄白，脉沉弦迟。

西医诊断：神经官能症。

中医诊断：梅核气（肝郁气滞证）。

中医治则：疏肝解郁。

外治六经法：主穴：合谷、冲阳、太白、神门、太冲、阳池，针刺，用平补平泻法；配穴：百会、内关、气海、三阴交，针刺，用补法。针刺得气连接电针治疗仪，连续波，强度以患者耐受为度，留针20分钟，每日1次。

针刺的同时向患者解释，本病与肿瘤无关，属于非器质性病变，是由于精神因素（长期精神情绪紧张或精神负担等）导致。另外，配合背部膀胱经拔罐疗法，连续治疗7天。

二诊：6月2日。治疗后喉部堵塞感减轻，肠鸣矢气多，腹胀减轻，食欲有所好转，大便每日1次、量少成形，睡眠转安。脉沉弦有力，舌质正常。按前法治疗7次，并对患者进行精神疏导。

三诊：6月9日。治疗后咽部舒畅，腹胀已除，矢气减少，小便不黄，食欲接近正常，大便干燥难解，有时仅能便出杏核大小黑色粪块。脉沉弦细，舌红苔白。耳穴压丸，选取肺、脾、大肠、皮质下处敏感点。采用轻柔按摩法，用指腹轻轻将压贴的穴位压实贴紧，然后轻轻按压，顺时针方向旋转，以有酸胀或胀痛或轻微刺痛为度。每天自行按压耳穴3~4次，每次按压3~5分钟。两耳交替治疗，3天后更换另一侧耳穴贴压。加前法治疗7次。

四诊：6月15日。大便正常，精神好。进食硬食物咽喉部有轻微阻滞感。舌红苔白，脉和缓有力。

按语 本例患者为中年男性，平素性情急躁易怒，病初咽喉有梗阻物，疑为肿瘤，情绪更加抑郁。肝郁不舒，木克脾土，脾在志为思，"思则气结"，气结更甚，导致病情进一步加重。气本是无形之物，聚则似有形而实无形，气机阻滞，肺失宣降，三焦不利，故有咽部阻塞感、胸闷脘胀、大便失调；久则化热，热伤津液；忧郁伤神，故睡眠不实；舌质红，苔薄白，脉沉弦迟，均是肝郁气结之征象。

本病的病位在肝，肝郁日久必克脾土，治宜"扶土抑木"，因此外治六经治疗本病取穴十二经原穴中的肝经原穴太冲、胃经的原穴冲阳、脾经原穴太白，以疏肝理气、健脾和胃；肝为心之母，母病及子，另取心经原穴神门，补益心气、安定心神；大肠经原穴合谷，和胃降气；三焦经原穴阳池，调畅三焦气机。配穴百会、内关、气海、三阴交，平肝升阳、宁心安神、健脾益气。患者病情缠绵，久病入络，拔罐行气活血、疏通经气、祛邪扶正，再配合耳穴压丸协同治疗，进一步提高临床疗效。

此外，治疗过程中反复给患者分析病因，对患者进行精神疏导，取得患者的信任和理解，使患者精神、情绪舒缓、放松，对疾病的治疗和恢复也起到了很大作用。

临床分析

梅核气是指因情志不遂，肝气郁结，痰气互结，停聚集于咽部所致，以咽喉异物感如梅核梗阻、咽之不下、咯之不出、时发时止为主要表现的疾病。临床以咽部中有异常感觉，但不影响进食为特征。常伴有精神抑郁、心烦多疑、胸胁胀满、纳呆、困倦、消瘦等症状。属郁证的类型之一。

本病可见于西医学中的癔病、慢性咽炎、咽部神经官能症等病。

《仁斋直指方》："七情气郁，结成痰涎，随气结聚，坚大如块，在心腹间或塞咽喉如梅核、粉絮样，咳不出，咽不下。"可见梅核气的病机为气郁痰凝。《赤水玄珠·咽喉门》："梅核气者，喉中介介如梗状。"自觉咽部有物梗阻，又无吞咽困难。临床均为患者自感咽部有梅核状物梗阻，吞之不下，吐之不出，而吞咽正常。常兼见情志抑郁、嗳气、失眠，甚至呼吸不畅等症。《古今医鉴·梅核气》："梅核气者，窒碍于咽喉之间，咯之不出，咽之不下，有如梅核之状者是也。始因喜怒太过，积热蕴隆，乃成厉痰郁结，致斯疾耳。"多为郁怒思虑伤及肝脾，以致气滞痰凝、咽部痰气互结所致。

梅核气的病因主要是情志因素，因此，治神调气是治疗的关键，这与针灸的治神调气总则一致，故临床针灸治疗此病疗效明显。针灸理论认为"刺之要，气至而有效"。金元著名针灸学家窦汉卿在《标幽赋》中有云，"气速至而速效，气迟至而不治"。而得气的关键在于"治神"，治神是得气的先导，得气是治疗的关键。正如张志聪在《灵枢集注·得针》中说："气行则神行，神行则气行，神气之相随也，夫行针者，贵在得神取气。"

"咽喉为经脉循行之要冲"，肝经循喉之后，上入颃颡；脾经上膈，夹咽，连舌本，散舌下；胃经从大迎前下人迎，循喉咙；膀胱经上巅，从巅入络脑。心主神志，肝主疏泄，调畅情志活动。这些经络、脏腑与人体情志活动密切相关。

外治六经法治疗本病取穴主穴为十二经原穴中的肝、脾、胃、心、大肠、三焦的原穴，疏肝理脾、舒畅气机；配穴百会、内关、气海、三阴交，调畅患者的精神情志。配合拔罐、耳穴压丸综合治疗，可提高疗效。

第三节　精神分裂症

病例

王某某，男，31岁。初诊：2007年11月3日。

主诉：狂躁2个月余。

病情：患者2个多月前，因家事与家人争执后发狂，奔走谩骂，亲疏不避。于某医院就诊，给予镇静药物治疗后数日，狂躁之症消失而呈现痴呆状，不言不语，不思饮食，逐渐卧床不起，体瘦如柴，面色苍黄，腹陷如舟，大便20余日未解，小便点滴赤涩。按之腹中有硬结粪块，面部表情痛苦，舌质苍老，苔焦燥，脉沉弦细数。

西医诊断：精神分裂症。

中医诊断：癫狂（肝经郁热证）。

中医治则：疏肝清热。以足厥阴经、手阳明经为主。

外治六经法：主穴：合谷、冲阳、神门、腕骨、大陵、太冲，针刺用泻法；配穴：百会、印堂、风池、曲池，针刺用泻法。针刺得气连接电针治疗仪，连续波，强度以患者耐受为度，留针20分钟，每日1次。耳穴压丸，选取神门、肝、皮质下处敏感点。采用轻柔按摩法，用指腹轻轻将压贴的穴位压实贴紧，然后轻轻按压，顺时针方向旋转，以有酸胀或胀痛或轻微刺痛为度。每天自行按压耳穴3~4次，每次按压3~5分钟。两耳交替治疗，3天后更换另一侧耳穴贴压。连续治疗7天。

二诊：11月10日。治疗3次后大便已通，小便较前通畅，精神稍好转，食欲有所改善，舌质苍老苔燥，脉沉弦细。针刺加背部五脏俞穴，用平补平泻法。余继前法治疗7次。

三诊：11月17日。食欲进一步改善，大便少，小便畅，可与人正常进行交流。舌质苍老，苔稍润，脉沉弦细。继前法治疗7次。

后陆续以疏肝、安神、健脾为法，调理数月，患者身体逐渐复原。

按语 本例患者为青年男性，因与家人争执，肝气逆乱，气郁痰火上扰，发为狂证，奔走谩骂，亲疏不避。经镇静药物治疗后，肝气被镇摄，气郁于内，不得调达，失于疏泄，故出现痴呆状、不言不语、不思饮食、卧床不起等；气郁日久化火，故大便20余日未解，小便点滴赤涩；舌质苍老，苔焦燥，脉沉弦细数，均为肝气滞结、热结于内之征象。治宜疏肝清热。

《灵枢》云："愁忧者，气闭塞而不行；盛怒者，迷惑而不治。"本例患者初起宜宣达，而反加镇摄，使肝气郁滞更甚，气郁化火，二便秘结不畅。从脉症以察，虽病多日，症象似为一派虚证，但体质素壮、郁结未解，是"大实有羸状"，必开郁转气可通。

外治六经法取穴取十二经原穴中大肠经原穴合谷、胃经原穴冲阳、心经原穴神门、小肠经原穴腕骨、心包经原穴大陵、肝经原穴太冲，平肝调神、清热泻火；配百会、印堂、风池、曲池，清热合营、开窍醒神。

《素问·阴阳应象大论》有云："故善用针者，从阴引阳，从阳引阴""阴病治阳""阳病治阴",提出灵活变通的治疗方法。神志病如癫狂,"阳病治阴"时,可取背部五脏俞穴,调理经气,引邪外出。背为阳,针刺背部腧穴,以振奋阳气、开心窍、疏肝运脾,整体调理五脏功能,引邪外出。配合耳穴压丸治疗,进一步提高临床疗效。

临床分析

癫狂是指以情感高潮与低落、躁狂与抑郁交替出现为主要表现的脑神疾病。癫与狂都是精神失常的疾患。主要病因病机为阴阳失调,情志抑郁,痰气上扰,气血凝滞。其病变在肝、胆、心、脾。癫是因情志内伤、脏腑功能失调,致痰气郁结、蒙蔽心窍所致,以精神抑郁、表情淡漠、沉默痴呆、语无伦次、静而少动为特征;狂是因七情化火、煎熬津液为痰、痰热壅盛、迷塞心窍所致,以神志错乱、精神亢奋、打骂呼叫、躁妄不宁、动而多怒为特征。因二者在症状上不能截然分开,又能相互转化,故癫狂并称。

癫狂在《黄帝内经》中早有记载,且对其病因病机及治疗均有较系统描述。如《素问·至真要大论》说:"诸躁狂越,皆属于火。"《素问·病能论》又说:"有病怒狂者,此病安生?岐伯曰:生于阳也……治之奈何?岐伯曰:夺其食即已……使之服以生铁落为饮。"对癫狂证的病因、治法和处方,都作了详细的论述。至《难经》则详叙了癫与狂的不同临床表现。如《难经·五十九难》说:"狂癫之病,何以别之?然,狂疾之始发,少卧而不饥,自高贤也,自辨智也,自倨贵也,妄笑好歌乐,妄行不休是也。癫疾始发,意不乐,僵仆直视。"《杂病源流犀烛·癫狂源流》:"癫狂,心与肝胃病也,而必夹痰夹火。癫由心气虚、有热;狂由心家邪热,此癫狂之由。……癫为久病,狂为暴病;癫病多喜,狂病多怒。癫有时人不之觉,是癫之轻者;狂有时人不及防,是狂之骤者。癫病痰火一时忽动,阴阳相争,亦若狂之状;狂病痰火经久煎熬,神魂迷瞀,亦兼癫之状,此癫狂之形势宜辨。"

癫狂证的主要病因病机为气郁痰火,阴阳失调。其病变在肝、胆、心、脾。癫狂初病体实,病理因素不离乎痰,癫因痰气,狂由痰火。临床首应区分癫证与狂证之不同。癫证表现为精神抑郁,沉默痴呆,喃喃自语;狂证表现为喧扰打骂,狂躁不宁。二者在临床上表现有所不同,但是又不能截然分开,癫证可以转化为狂证,狂证日久往往又多转为癫证。故癫狂证在初发病时多属实证,如病情久久不愈,正气渐衰。

现代医学中的各类精神异常及精神障碍疾患,如精神分裂症(包括狂躁型、抑郁型)、反应性精神病均属本证范畴。

针灸治疗癫狂是中医辨证施治的体现,《灵枢·经脉》曰:"盛则泻之,虚则补之,热则疾之,寒则留之,陷下则灸之,不盛不虚,以经取之"。癫证的病因是七情郁结、脾失健运而生痰浊,痰迷心窍所致。治法为化痰开窍、疏肝解郁,用平补平泻法。狂证病因为五志化火,痰火壅盛,扰乱神明。治以泻火逐痰、开窍、急下存阴,用泻法。

外治六经法取穴取十二经原穴。外治六经法强调六经同治,利用原穴作为主穴,旨在其是脏腑的原气输注经过的留止的部位。原穴与三焦有密切的关系,三焦行源于肾间的"原气",输布全身、调和内外、传导上下,关系着脏腑的气化功能,而原穴就是其留止之处,故无论虚实均可取之。原穴具有良好的本经代表性,由于五脏六腑之气表里相通,一旦某一脏腑发生病变导致功能失调时,即取其相应的原穴进行针刺,以疏通经络、调和气血,从而使脏腑功能得以复常。配合五脏俞穴,整体调理五脏功能;结合耳穴压丸治疗,进一步提高临床疗效。

参考文献

［1］严健民.远古中国医学史［M］.北京：中医古籍出版社，2006.

［2］陈邦贤.二十六史医学史料汇编［M］.北京：中医研究院中国医史文献研究所，1982.

［3］臧福科，戴俭国，毕永升.中国推拿术［M］.太原：山西科学技术出版社，1991.

［4］王新华.中医基础理论［M］.北京：人民卫生出版社，2001.

［5］谭新华.中医外科学［M］.北京：人民卫生出版社，1999.

［6］范行准.中国医学史略［M］.北京：中医古籍出版社，1986.

［7］甄志亚.中国医学史［M］.2版.北京：人民卫生出版社，2008.

［8］张吉.针灸学［M］.北京：人民卫生出版社，2006.

［9］任玉让.中医内治与外治［M］.北京：世界图书出版公司北京公司，2000.

［10］裘沛然.中国中医独特疗法大全［M］.上海：文汇出版社，1991.

［11］方剑乔，吴焕淦.刺法灸法学［M］.2版.北京：人民卫生出版社，2016.

［12］朱广旗，王德敬.针灸治疗［M］.北京：中国中医药出版社，2015.

［13］王宏才，白兴华.中古针灸交流通鉴（历史卷·上）［M］.西安：西安交通大学出版社，2012.

［14］孙思邈.备急千金要方［M］.北京：华夏出版社，1993.

［15］陈秀华.中医传统特色疗法［M］.北京：人民卫生出版社，2010.

［16］张奇文.中国灸法大全［M］.北京：人民卫生出版社，2004.

［17］陆德铭，陆金根.实用中医外科学［M］.2版.上海：上海科学技术出版社，2010.

［18］俞大方，曹仁发，吴金榜.推拿学［M］.5版.上海：上海科学技术出版社，1985.

［19］房敏，宋柏林.推拿学［M］.4版.北京：中国中医药出版社，2016.

［20］中华人民共和国国家标准GB/T21709.22−2013，针灸技术操作规范第22部分：刮痧［S］.

［21］杨金生，王莹莹.中国标准刮痧［M］.2版.西安：西安交通大学出版

社，2017.

[22] 中华人民共和国国家标准 GB/T21709.5-2008，针灸技术操作规范第 5 部分：拔罐 [S].

[23] 刘红霞. 皮肤病拔罐疗法 [M]. 北京：中国医药科技出版社，2018.

[24] 黄汝成. 日知录集释 [M]. 长沙：岳麓书社，1994.

[25] 马文辉.《伤寒论》三阴三阳辨证论治理论体系浅析 [J]. 山西中医学院学报，2014，15（5）：15-16.

[26] 黄龙祥. 中国针灸学术史大纲 [M]. 北京：华夏出版社，2008.

[27] 赵争. 古脉书《足臂十一脉灸经》与《阴阳十一脉灸经》相对年代问题考论 [J]. 出土文献，2015，（2）：213.

[28] 洪贯之. 试析《伤寒论·序》及正文中的真伪问题 [J]. 中医药研究，1987，（2）：30-31.

[29] 田思胜.《伤寒例》考析 [J]. 中医文献杂志，1995，（2）：19-20.

[30] 姜春华.《伤寒论》六经若干问题（二）[J]. 上海中医药杂志，1962，（9）：15-16.

[31] 施家珍.《伤寒论》六经病理初探 [J]. 中医杂志，1965，（5）：33.

[32] 鲁福安. 从《伤寒论》六经主证的病理基础看六经与脏腑经络间的关系 [J]. 河南中医，1981，（4）：6-8.

[33] 何志雄.《伤寒论》六经实质探讨 [J]. 新中医，1983，（2）：6-7.

[34] 刘保和. 从气机升降谈六经病的病机 [J]. 湖南中医学院学报，1985，（2）：13.

[35] 陈邦贤. 祖国伟大的医学家——张仲景 [J]. 中医杂志，1955，（4）：50.

[36] 俞长荣. 伤寒论汇要分析 [M]. 福州：福建科学技术出版社，1985.

[37] 牛元起. 关于六经实质的探讨 [J]. 中医杂志，1980，（10）：12.

[38] 徐培平. 伤寒六经营卫观 [J]. 安徽中医学院学报，2000，19（6）：8-9.

[39] 胡友梅. 伤寒与温病诊疗表解 [M]. 福州：福建人民出版社，1958.

[40] 柯雪帆. 阴阳胜复是《伤寒论》的理论基础 [J]. 上海中医药杂志，1980，（4）：14.

[41] 时振声.《伤寒论》的六经与六经病 [J]. 河南中医，1981，（4）：1.

[42] 喜多村直宽. 伤寒论疏义 [M]. 日本：学训堂聚珍版，1951.

[43] 贾春华. 三阴三阳源流 [J]. 中国民族民间医药，2008，（4）：4.

[44] 陆瘦燕. 经络学说的探讨与针灸疗法的关系 [J]. 中医杂志，1959，（7）：13.

[45] 山下九三夫，竹之内诊佐夫. 东洋医学の基础と临床 [M]. 日本：マグプロス出版社，1979.

［46］纽韵铎．金针再传［M］．北京：中国中医药出版社，2014.

［47］刘小斌，邱仕君，郑洪，等．邓铁涛"五脏相关"理论研究［J］．中国中医基础医学杂志，2008，（1）：20-22.

［48］赵辨．临床皮肤病学［M］．南京：江苏科学技术出版社，2011：742.

［49］李曰庆．中医外科学［M］．北京：中国中医药出版社，2010：156.

［50］中华中医药学会皮肤科分会．瘾疹（荨麻疹）中医治疗专家共识［J］．中国中西医结合皮肤性病学杂志，2017，16（3）：274-275.

［51］孙广仁．中医基础理论［M］．北京：中国中医药出版社，2006：67.

［52］中华中医药学会皮肤科分会．湿疹（湿疮）中医诊疗专家共识（2016年）［J］．中国中西医结合皮肤性病学杂志，2018，17（2）：181-183.

［53］周冬梅，陈维文．蛇串疮中医诊疗指南（2014年修订版）［J］．中医杂志，2015，56（13）：1163-1168.

［54］吉冬．基于古代文献对普通感冒的研究［D］．南京中医药大学，2019.

［55］李建生，余学庆．普通感冒中医诊疗指南（2015版）［J］．中医杂志，2016，57（8）：716-720.

［56］李建生，王至婉，李素云，等．普通感冒中医证候诊断标准（2013版）［J］．中医杂志，2014，55（4）：350-351.

［57］刘疆．循经取穴针刺治疗偏头痛的临床观察［D］．黑龙江中医药大学，2011.

［58］山岩．古代针灸歌赋中治疗痛证的处方取穴规律研究［D］．辽宁中医药大学，2007.

［59］周涛．小儿疳证中医临床诊疗指南（修订）研究［D］．南京中医药大学，2018.

［60］王璐．神经性尿频中医诊疗指南制订的研究［D］．南京中医药大学，2018.

［61］袁斌，王璐，赵长江．中医儿科临床诊疗指南·神经性尿频（制订）［J］．中医儿科杂志，2017，13（2）：1-4.

［62］韩新民，汪受传，虞舜，等．小儿泄泻中医诊疗指南［J］．中医儿科杂志，2008，（4）：1-3.

［63］王静．小儿泄泻中医诊疗指南研究［D］．南京中医药大学，2008.

［64］孙占学，李曰庆，张丰川，等．中医外治法源流［J］．中华中医药杂志，2016，31（11）：4416-4419.